U0260987

中国医院评价报告
（2020）

ANNUAL REPORT ON CHINA HOSPITAL EVALUATION
(2020)

医院评价学：从隐学到显学

编委会主任／曹荣桂　廖新波

主　编／庄一强　王兴琳

副主编／刘继兰　李永斌　郦　忠　刘先德　吴庆洲

广州艾力彼管理顾问有限公司

艾力彼医院管理研究中心　　／研创

社会科学文献出版社

SOCIAL SCIENCES ACADEMIC PRESS（CHINA）

《中国医院评价报告（2020）》
编 委 会

主　任　曹荣桂　廖新波

顾　问　（排名不分先后）

刘庭芳	陈晓红	刘继兰	郦　忠	袁向东
阮小明	张振清	王　冬	黄奕祥	赵洪涛
李永斌	黄　力	黄祖瑚	马伟杭	陈建平
张　建	赵升田	安　劬	王国斌	马保根
韦　波	李和平			

主　编　庄一强　王兴琳

副主编　刘继兰　李永斌　郦　忠　刘先德　吴庆洲

编　委　（排名不分先后）

曹荣桂	廖新波	庄一强	刘继兰	李永斌
郦　忠	赵作伟	阮小明	夏慧敏	姜　杰
王　华	马丽平	林桂平	王兴琳	刘先德
吴庆洲	徐权光	曹晓均	卓进德	单　涛
刘兆明	蔡光辉	陈培钿	乐立权	王文辉
刘　莎	梁远萍	陈飞凤		

编辑部　郑会荣　姚淑芳　蔡　华　高　蓉　任耀辉
　　　　　　田　宾　刘建华

广州艾力彼管理顾问有限公司
艾力彼医院管理研究中心

广州艾力彼管理顾问有限公司艾力彼医院管理研究中心（以下简称"广州艾力彼"），成立于 2004 年 1 月 9 日，是一家独立第三方研究机构。"艾力彼"一词是希腊神话中"医神"Asclepius 的中文译名。广州艾力彼整合多年来"中国医院竞争力排行榜"所累积的经验与数据，建立对医院的综合竞争力和专科能力评价体系、星级医院评价、智慧医院 HIC 评价、综合信用评价。广州艾力彼《星级医院标准》于 2019 年获得国际医疗质量协会（ISQua）的国际认可证书，是中国大陆首个获得国际认可的第三方医院评价标准，同时，广州艾力彼还是全球首批获准采用世界银行医疗伦理原则的第三方医院评价机构。此外，经广东省教育厅核准，广州艾力彼正式成为南方医科大学卫生管理学院教学大纲要求的在校生实习基地。

广州艾力彼愿景：以大数据为工具，努力成为中国最佳第三方医院评价机构。

广州艾力彼使命：推动医院管理职业化、医疗数据透明化；通过医院排名、星级医院评价、综合信用评价、管理咨询和艾力彼医管学院，努力推动医院管理职业化；通过大数据挖掘与研究、HIC 排名、智慧医院 HIC 评价（智慧医疗的开端）、北极星——医院运营与绩效对标分析平台，努力推动医疗数据透明化。

广州艾力彼组织开展医院第三方评价、医疗大数据、医院专科发展、医院运行效率、医院投融资及医院发展战略等学术研究；组稿发表医院管理研究论文，先后在各类医院管理杂志发表几十篇医院管理相关论文；承担

《中国医院竞争力报告》蓝皮书的编撰工作。核心成员主编《中国医院竞争力报告》(2016~2019) 系列、《中国医院评价报告 (2018)》《中国民营医院竞争力报告 (2015)》《中国民营医院竞争力报告 (2014)》《医院品牌战略》,主译《美国 JCI 医院评审标准 (第四版)》等十几本专著。从 2016 年起,每年出版的《中国医院竞争力报告》蓝皮书,是根据"中国医院竞争力排行榜",对不同层级、不同类别的约 3000 家上榜医院进行横向和纵向的对比研究、总结分析而成的年度行业报告。广州艾力彼星级医院评价自 2016 年推出以来,截至 2019 年 12 月已有 100 余家医院启动星级医院评价;智慧医院 HIC 评价自 2018 年 4 月推出以来,截至 2019 年 12 月已有 20 余家医院启动 HIC 评价。

主要编撰者简介

庄一强　管理学博士，现为艾力彼医院管理研究中心主任，兼任中国器官移植发展基金会副秘书长、中国医院协会原副秘书长、中国研究性医院学会 QSHE 管理专委会副主委、中国卫生信息与健康医疗大数据学会中医药专委会常委、《医学与哲学》编委、香港医务行政学院 HKCHSE 理事、国内数所著名大学客座教授，开设"医疗大数据与第三方医院评价"课程；发表过几十篇医院管理相关论文；主编《中国医院竞争力报告》（2016～2019）系列、《中国医院评价报告（2018）》、《中国民营医院发展报告（2015）》、《医院品牌战略》，主译《美国 JCI 医院评审标准（第四版）》等。中国医院竞争力综合竞争力和专科能力评价、星级医院评价、智慧医院 HIC 评价、综合信用评价、北极星——医院运营与绩效对标分析、专科质量与安全评价（HQ-share）的研究方法创始人之一。带领团队获得国际医疗质量协会（ISQua）外部评价专委会对《星级医院标准》颁发的国际认可证书，此乃中国大陆第一个获得 ISQua 国际认可的第三方医院评价标准。主持编撰《中国医院协会患者安全十大目标（2014～2015）》。成功指导数家医院股份制改造、完成多家民营医院投融资尽职调查。目前是两家上市、一家非上市民营医院的独立董事。

王兴琳　葡萄牙里斯本大学学院管理学博士，艾力彼医院管理研究中心执行主任、联合创始人；广东省卫生经济学会副会长、绩效管理与评估分会会长；汕头大学医学院附属第一医院管理学客座教授、广州医科大学客座教授。2011～2014 年曾任"中国医院竞争力排行榜"研究负责人，中国医院竞争力星级医院评价评定委员会专家、智慧医院 HIC 评定委员会专家、专科质量与安全评价（HQ-Share）共享平台创始人之一。曾任《中国医院竞争力报告》（2016～2019）系列与《中国医院评价报告（2018）》的副主编、《医患关系思考与对策》副主编、《医院品牌战略》编委；并为《医院品牌营销》作者之一。专注于医院管理研究，为国内上百家医院提供定量、定性管理咨询服务。

刘继兰 HIMSS 全球副总裁兼大中华区执行总裁，国际知名医院管理专家，曾任美国 JCI 首席顾问兼大中华区咨询主任，《中国医院评价报告（2018）》副主编。为全球大约 30 个国家的数百家医疗机构提供了极具影响力的咨询指导，帮助这些医院实现了以安全、质量、效率和医患获得感为目标的卓越转型。著有《国际标准　中国实践》。

李永斌 华中科技大学同济医学院医学博士，中国医院协会副秘书长，副研究员。主要从事医疗质量安全管理培训、医院行业标准规范制定、患者安全目标研究等工作。主持完成国家社会科学青年基金 1 项，主持研制《中国医院协会患者安全目标》，参与编撰《医院管理指南》《中国医院评价报告（2018）》等，所发表论文被 SCI 收录十余篇，参与主办"中国医院质量大会"等品牌学术会议，同时负责《中国卫生政策研究》等学术期刊外审工作。

郦　忠 品质管理硕士，华润 JCI 医院管理研究院执行院长，质量管理专家，医院评审专家。曾任浙江大学医学院附属邵逸夫医院质量管理办公室主任，参与原国家卫计委《等级医院评审标准》、《浙江省等级医院评审标准》和《医院评审追踪方法学工作手册》编写工作，参加国家卫健委、省卫健委等级医院评审检查。复旦大学、上海交通大学院长管理培训班讲师，辅导过多家医院通过美国 JCI 评审，辅导多家医院准备等级医院评审；主译出版《美国 JCI 医院评审标准（第六版）》《美国 JCI 医院评审检查指南

（第六版）》《医疗服务中的失效模式和效应分析》《医疗服务绩效测量工具》《医疗服务绩效数据管理》《高警讯药品管理》。

刘先德 主任医师。曾在公立医院工作二十余年，从临床医师、科室主任、医务科长至副院长，参与并领导三甲医院的创建，创建了医院成本核算体系及绩效核算方案。2006 年在广州中医药大学祈福医院工作，负责美国 JCI 医疗认证管理工作。2009 年任遵义医学院附属珠海医院人力资源部主任。2012 年任东莞康华医院院务部主任，负责三甲医院创建工作及医务、质控、投诉管理、医保、院感等管理工作。2016 年任香港大学深圳医院质量管理及认证部高级经理。

吴庆洲 主任医师，大校军衔，广州艾力彼智慧医院 HIC 首席顾问，广东省卫生经济学会副秘书长兼信息分会副会长，广东省卫健委绩效考核核心专家成员，广东省《现代医院》杂志社副主编，广东卫生经济研究院副院长。曾任解放军广州军区计算机专业委员会主委、联勤部卫生部信息中心主任、广东省医院协会后勤管理专业委员会委员、广东省计算机信息网络协会副会长、中国人民解放军驻港部队医院副院长、中国人民解放军驻港部队卫生处处长、中国人民解放军第 458 医院（解放军南部战区空军医院）副院长。专注于医院管理和智慧医院建设研究，曾负责原广州军区几十家军队医院信息系统组网建设工作，有丰富的信息规划、建设实战经验。

摘　要

　　《中国医院评价报告（2020）》由广州艾力彼管理顾问有限公司艾力彼医院管理研究中心研创，主编为庄一强、王兴琳；副主编为刘继兰、李永斌、郦忠、刘先德、吴庆洲。本研究主要采取定量和定性相结合的方式对我国医院评价体系做出研究。定量方法主要是基于数据分析与挖掘的综合评价；定性方法主要是对医院评价相关的研究、卫生政策、未来发展趋势进行综述，并结合定量研究结果进行全面分析。全书分为总报告、评价技术篇、认证官实务篇、案例篇、附录五个部分。

　　总报告《医院评价学：从隐学到显学》，从医院评价学概述、医院评价的理论与实操、医院评价的未来趋势三个方面对医院评价学的整体情况进行阐述。

　　评价技术篇共有 10 篇文章，分别从医院评价的使命与内涵，医院评价的原则和目标，医院评价的分类、方法和程序，国际视野下的医院认证现状与发展趋势，我国医院评审评价回顾与第三方医院评审评价的社会责任思考等方面，从不同视角对医院评价的发展做出研究。

　　认证官实务篇共有 7 篇文章，分别从认证官的角色与责任，认证官的选拔、培训与淘汰，医院评价中的文件审核和现场检查，德国 KTQ 医院认证实务，追踪方法学在医院评价中的意义与应用等方面从认证官实务与技术应用角度对医院评价的方法与过程进行了讨论。

　　案例篇共有 8 篇文章，分别从摘"星"建"组"星级医院评价加速医院快速反应小组（RRT）建设、智慧医院建设助力"全院一张床"管理模式的落地与实现、携手星级医院评价　完善质量改进体系等方面分享医院在接受医院评价后的心得与体会，从应急代码、快速反应小组、智慧医院建设等方面展示医院在医院评价过程中，如何提升医疗质量与保障患者安全，展示医院认证评价给医院带来的明显改进效果。

关键词： 医院评价　医院评价学　医院认证　认证官

序

随着医疗卫生体制改革工作的深化和现代医院管理制度体系的建设，"以评促建"的医院评价工作越来越受到政府、医院院长和行业从业者的重视。无论是政府的等级医院评审，还是第三方评价都得到越来越多人的关注。

目前，医院评价在内容上主要分为三大类：第一类是以医疗质量和患者安全为核心的评价，例如，中国的等级医院评审、艾力彼星级医院评价、美国 JCI、德国 KTQ、澳大利亚 ACHS 和中国台湾医策会评鉴等；第二类是以信息化和智慧医院建设为核心的评价，例如，国家电子病历系统应用水平分级评价、国家医院信息互联互通标准化成熟度测评、艾力彼智慧医院 HIC 评价、智慧患者服务 4S 评价和 HIMSS；第三类是医院信用评价，例如，艾力彼综合信用评价。

随着医院评价工作的广泛开展和评价工作技术含量日益提高，医院评价逐步发展。我非常高兴地看到这次广州艾力彼主编的《中国医院评价报告》的主题为"医院评价学"，首次在书中系统化和科学化地提出医院评价学的概念，并从医院评价的角色、实践和面临的挑战阐释了医院评价的本质，为我国的医院评价工作打下了良好的理论基础。

欣闻广州艾力彼的《星级医院标准》已于 2019 年获得国际医疗质量协会（ISQua）的国际认可证书，这是中国大陆首个获得 ISQua 国际认可证书的医院评价标准，是中国第三方医院评价建设的里程碑，它填补了中国大陆在医院评价方面的空白，标志着中国在医院评审评价领域已与国际标准接轨。

中国医院协会创会会长、原卫生部副部长

曹荣桂

2020 年 1 月 9 日

目　录

Ⅲ　认证官实务篇

Ⅳ　案例篇

V　附录

总　报　告

General Report

医院评价学：从隐学到显学

庄一强　阮小明　刘继兰*

摘　要： 　医院评价学是研究医院评价实践发展规律的一门学科，是
对医院评价过程中所采用的工具、流程、实操进行提炼从
而形成有关理论、方法和规律的应用型学科。本文主要概
述医院评价学的理论和实操，并探究医院评价的未来趋势。
从医院评价的使命与内涵、原则和目标、评价的社会价值
等角度阐述医院评价学的理论，并从医院评价的分类、方
法与程序和认证官角色的层面解释医院评价学的实操方式。
医院评价未来的发展趋势是医院大数据评价、非现场评价
和印迹追踪评价的结合，而非现场印迹追踪的信息化评价
将是医院评价未来发展的方向。

* 庄一强，艾力彼医院管理研究中心主任；阮小明，湖北省卫健委原副巡视员、湖北省医院协
会原常务副会长；刘继兰，HIMSS 副总裁兼大中华区执行总裁、前美国 JCI 首席顾问兼大中
华区咨询总监。

关键词： 医院评价学　医院评价　评价体系

一　医院评价学概述

（一）医院评价学的定义

在探究医院评价学（Hospital Accreditology）之前，首先必须明确什么是医院评价。从宏观上看，医院评价属于卫生保健认证服务（Healthcare Accreditation Service，HAS）的范畴。医院评价，是在现代科技和医疗技术发展的过程中，院外评估组织（External Evaluation Organization）出于评判被评医院与评价标准吻合度的目的，对医院进行的全面考核行为。医院评价学是研究医院评价实践发展规律的一门学科，研究对象是医院评价的理论、方法、规律。具体而言，医院评价学是对医院评价过程中所采用的工具、流程、实操进行提炼从而形成有关理论、方法和规律的应用型学科。从评价学的分类来看，评价学根据不同维度可分为宏观评价学、微观评价学、广义评价学、狭义评价学、理论评价学、技术评价学、应用评价学等。其中，医院评价学属于微观应用评价学的范畴。

（二）医院评价学的研究内容

医院评价学的研究内容体系可分为理论与方法两个部分。在理论方面，医院评价学主要探究医院评价的本质和体系，研究医院评价的发展、分类、使命和内涵、原则和目标以及社会价值；在方法方面，医院评价学主要研究医院评价的方法和程序，这方面主要涵盖医院评价方法体系、指标、技术、工具、实操应用。

（三）从隐学到显学

医院评价自产生以来，历经数十载的发展和持续改进，截至目前，医院评价的应用已经十分广泛。在发展初期，医院评价只被个别医院应用，其范围及影响力很有限，而如今，很多医院主动通过医院评价来提升医院水平，医院评价的影响力也在逐步扩大。在发展初期，医院评价技术较为单一，不同技术之间较为独立、缺乏关联应用，而如今，依据精细化管理的要求，医院评价技术也更为系统化、标准化。目前医院评价的目的更具战略性。以往，医院评价被大部分医院视作一个改善自身管理的工具，而如今，随着医院评价的自我完善，除了改善医院管理功能之外，医院评价还能给医院提供战略性指导，例如，中国医院竞争力智慧医院 HIC 评价，除了评估医院信息化的水平之外，还通过对医院信息化的评价为医院未来的智慧医院建设提出指导性建议。

随着医院评价活动的标准化、系统化发展，医院评价的理论体系与实操方法也有了研究的基础，在此背景下，医院评价学应运而生。

二 医院评价的理论与实操

（一）医院评价的使命与内涵

医院评价的使命是指医院评价在社会发展中所应扮演的角色和承担的责任，是医院评价存在的理由和意义。明确医院评价的使命，就是要确定医院评价活动在发展过程中的责任与义务。医院为人类的生命健康保驾护航，为保证医院工作高水平开展，医院评价的使命尤为重要。具体而言，医院评价的使命主要有以下两个。一是服务于医疗，以提升医疗质量和保障患者安全为导向，实现以患者为中心的目标；医院评价引导医院聚焦于医疗本质，减少对医院规模、设施的投入，例如，在第三方医院评价上，广州艾力彼星级医院评价、美国 JCI、澳大利亚 ACHS 等均以患者为医院评价的中心，医院评价指标更多聚焦于医院对医疗质量、患者安全、就医流程的管理水平和细节的把控程度，也就是关注医院是否能真正以患者为中心、诊疗过程是否安全、患者就医体验是否良好、资源配置是否合理等方面的问题。二是以持续改进为目标的医院评价活动促进国民医疗健康水平的提高，保障健康系统的稳定性。例如，医院评价根据外部环境的变化、医疗技术的升级、医管信息的发展、医院管理的进步对医院的发展提出新的要求。

（二）医院评价的基本原则和目标

医院评价的基本原则即医院评价的指导思想，是医院评价机构在开展医院评价时所秉持的精神、理念和行为准则，是确保医院评价取得有效成果的指导方向。因此，医院评价应该秉持同一套基本原则体系，具体包括：客观与公正原则、系统与纵贯原则、定量与定性结合原则、线上与线下结合原则、先进性与实用性平衡原则、质量与成本平衡原则。

医院评价的目标是医院评价活动的方向，是确保医院评价活动朝向正确方向发展的基础，具体包括：一是促使医院形成标准化管理机制，医院评价机构通过对医院提出标准化管理要求，引导医院能够从多个维度保障医疗服务的水平；二是改进医院自身管理，使之形成科学合理的指标体系，让医院可以非常清楚地发现自身的长处与短板，通过评价结果找出存在的问题，并根据标准化管理体系的要求采取改进措施；三是给政府和相关部门制定相关政策提供参考，提供国家"医疗地理"的概况，给决策部门提供一张"医疗地理图"，收集和梳理医疗资源的分布情况，为政府相关部门制定最符合医疗现场和需求的宏观政策提供信息。

（三）医院评价的社会价值

医院评价机构作为对医疗机构评价的主体，具有外部监督职能，能更进一步加大对医院的监管力度，同时，依托专业人才队伍和标准体系，医院评价机构可利用数据分析、现场表现等方式为医院提供更为详细具体、客观公正的评价服务。另外，医院评价工作对医院有正向激励作用，能调动医院管理者的主观能动性，使之更加关注医疗质量和技术能力的提升，而不是引导不合理的患者流动。通过构建更科学合理的设计评价指标体系，引导医院科学发展，让医院回归提供医疗服务的本质。

对于第三方医院评价机构来说，其专家团队与医院建立互动的模式，对照法规、政策与标准，帮助医院找出问题，自查自改，促使医院在第三方医院评价机构的指导下不断完善自身建设，而且，引导公众参与对医院的监督和评价，促使医院加强管理，提升服务质量，提升核心竞争力，也让第三方医院评价机构更客观、更公正，获得更多的社会认可与支持。

（四）医院评价的分类、方法与程序

医院评价是由医院外的评价机构开展的外部评价（External Evaluation），具体外部评价机构可包括政府机构、独立第三方机构以及政府委托的第三方机构等。

医院评价可分为主动评价与委托评价。主动评价是医院评价机构在未获得医院邀请的情况下，从公开的渠道搜集医院公开信息，主动对医院进行评价；委托评价是医院委托外部评价机构对本院进行评价。从评价内容看，医院评价分为质量安全标准化评价、信息化建设与智慧医院评价、综合信用评价、序化评价等。

医院评价方法也有不同，从理论方法看，医院评价方法可分为以数据为基础的定量评价法、以专家评议为主的定性评价法以及定量评价与定性评价相结合的综合评价法。从操作渠道看，医院评价方法可分为基于网络的线上评价，即借助互联网工具远程对医院进行评价；现场检查的线下评价，即医院评价机构委派专家前往医院开展现场评价。从实操方法看，医院评价方法可分为文件审查，即医院评价机构的一名或多名专家对评价标准中所涉及的所有文件进行审查；现场检查，即专家对医院开展走访式的实地考察，对医院进行追踪调查，获取医院的现场信息；信息化手段检查，即专家以信息化的工具，获取评价所需要的数据信息，避免现场检查、文件审查对医护人员的日常工作造成干扰，可采用的手段包括商务智能（Business Intelligence，BI）和电子行为印迹追踪（Footprint Tracer）。

医院评价程序主要涉及医院评价机构与医院。整体来看，医院评价程序可分为评价准备阶段、评价实施阶段、评价后的持续改进阶段。其中，评价准备阶段包括成立评价专项小组、培训、准备基础材料、向评价机构提交评价所需要的材料；评价实施阶段包括自纠自查、现场辅导、差距整改、"督导——检查——总结——反馈——改进"；评价后的持续改进阶段包括定量数据监测的持续改进、定性实地检查的持续改进以及专项活动的持续改进。

（五）认证官

1. 认证官角色与职责

医疗机构评审人员在国际上被称为"Surveyor"，在 ISO 认证审核系列标准中被译为"审核员"，国内等级医院评审的人员被称为"评审员"，美国 JCI、澳大利亚 ACHS、广州艾力彼等第三方医院认证机构称其为"认证官"，本文沿用"认证官"的称呼。

"认证官"其实不是"官"，而是为参评医院服务的人。其命名就像 CEO（首席执行官）、CFO（首席财务官）、CIO（首席信息官）等一样，是负责某一方面的负责人。认证官即负责评价医院是否达到评价标准的人。他们一方面要代表医疗评价机构完成对医院现状的客观判定；另一方面则是为医院解答有关评价标准方面的疑惑，达到"教育"的目的，因此，认证官的工作主要通过"评审＋教育"的方式来进行。

认证官的职责在于判定医疗机构是否达到评价标准所要求的内容。医疗机构因所面对的情况不一样，发展方式各有不同，认证官需要把握评价标准的核心脉络，结合医疗机构现状，经过深入调查和走访，对医疗机构做出全面、细致的评价，给医疗机构一个真实、合理的结论，同时评价官还要结合自身的从业经验适当给予医院一些意见和建议，让医疗机构能够正确、完整地看待结果，并对自身未来的发展有更清晰的认知。

医疗机构发展方向的选择不仅影响医疗机构自身的生存发展，而且涉及服务区域里每一个个体的就医体验。因此医疗机构管理者们需要考虑医疗机构的发展方向，所以认证官所提供的意见建议尤为重要。认证官在评价期间对于医院评价标准落实情况的检查，对医疗机构现状和发展的评估需要仔细推敲，力争做到全面准确，这不仅考验了评价标准的科学性，而且考验了认证官的专业性。

2. 认证官的选拔、培训与淘汰

第三方医院评价在 20 世纪初已经出现，目前国际上具有代表性的医院评价组织有美国 JCI、澳大利亚 ACHS、ISO 认证机构（9000 族）等，国内的医院评价主要是卫生行政部门组织的等级医院评审，但是对于评审人员的选拔、培训与淘汰还没有成文的系统性标准。医院评价的一致性、准确性和质量与认证官的选拔、培训、支持和激励相关，因此，认证官的能力、系统性的知识和技术水平必须得到保证。认证团队也应由具有医学、护理及管理专业背景的人员组成，并且需要相关人员在临床经验和管理方面具有一定水平。

对于国家等级医院评审来说，评审委员会将逐步去行政化，政府官员不得在评审委员会中兼职任职，政府部门不得干涉评审委员会工作，各省的等级医院评审工作由该省医院管理评价质控中心进行管理。

JCAHO（美国）、CCHSA（加拿大）、ACHS（澳大利亚）、NZC（新西兰）等国际医院评价机构在认证官的专业背景、角色、合同规定义务及培训方面有很多的共同点，例如，在选拔方面，医院评价机构要求认证官具有 2 ~ 5 年的卫生机构工作经验、具有与高级管理职位相匹配的专业和经历、在医院从事相关工作；在培训方面，医院评价机构对新晋认证官会进行包括认证标准内容、认证过程、沟通、访谈和报告撰写在内的培训。艾力彼医院管理研究中心将认证官分为助理认证官、认证官及高级认证官 3 个级别，在实际工作中还将其分为 A、B、C 三个组别，分别从事医疗、护理、院感、医技、行政、后勤、财务等方面的评价工作，不同组别的认证官要有相应的教育背景，例如，A 组认证官的第一学历必须是临床医学，且有一线临床工作经验和管理经验。同时，艾力彼医院管理研究中心还通过"考试测评""医院现场认证"等方式考察认证人员在管理方面的理论与实践能力。认证人员的考核评价方式分为自我评价、客户评价、公司考核评价，并由以上三部分评价组成综合评价，对各部分赋予相应的考核权重，对于综合能力不能达到要求的成员实行末位淘汰。

认证官是将评价标准的理念贯彻于医疗机构的个体，认证官对评价标准的理解和看法，直接决定医疗机构对评价标准的贯彻和实施，认证官的能力和水平也影响医疗机构的管理质量和效果。只有高水平的认证官才能把有丰富内涵的评价标准准确地融入评价工作中，帮助医院在评价过程中正确、全面地看待自己。

三　医院评价的未来趋势

目前关于医院评价常用的文件审查（文审）、现场检查、追踪检查等方法已经有较多的研究和评价，本部分主要对大数据评价、非现场评价、印迹追踪评价在未来的发展趋势做出分析。

（一）大数据评价

随着云计算、大数据等技术的发展，大数据技术也将应用于医疗行业。医院在日常与患者的交互过程中，势必会留下越来越多的数据信息。随着大量数据信息的积累，大数据工具成为医院评价的必备手段。依托大数据工具，医院评价机构可以从庞大的数据中深入地分析医院的现状与趋势发展。

（二）非现场评价

医院在以医院评价为抓手改善医院内部管理的过程中，需要对内部进行一定程度的整改，在促进质量安全水平提升的同时也为医护人员带来了一些工作上的负担。有不少医护人员反映医院评价有时候存在过度消耗资源的情况，主要体现在医院往往为了改善一个小的管理细节而投入大量的人力、物力，使医护人员承受更多的工作负担。在这种情况下，非现场评价也将成为未来医院评价发展趋势之一，专家通过信息化手段即可完成绝大部分的评价追踪工作，甚至无须到达医院现场就可对医院质量安全进行常规性评价。

（三）印迹追踪评价

未来，医院管理行为将由烦冗的文件记录逐步变为电子化的行为印迹，医务人员、医院管理者将日常的医疗行为、管理行为产生的数据信息及时上报至系统中，信息系统则将其归入对应的监控指标，形成电子化的行为印迹。而认证官借助信息化手段对电子化行为印迹进行追踪，即可完成大部分的评价工作，在一定程度上减少医院评价对医护人员工作的干扰。

综合而言，非现场印迹追踪评价的信息化发展将是医院评价未来发展的主要方向。

参考文献

［1］庄一强、刘庭芳主编《中国医院评价报告（2018）》，社会科学文献出版社，2018。

［2］庄一强、曾益新主编《中国医院竞争力报告（2017）》，社会科学文献出版社，2017。

评价技术篇

Evaluation Technology Reports

医院评价的使命与内涵

庄一强　郑会荣　卓进德*

摘　要： 本文主要探究医院评价的使命与内涵，从医院的定义与重要性出发，对医院评价的重要性与持续改进进行剖析，旨在研究医院评价对医疗行业的作用。医院是人类生命健康的守护者，为保证医院工作的高水平开展，医院评价的使命就显得尤为重要。医院评价的使命是以医疗的本质为导向，通过持续改进医疗机构自身促进公共健康服务改善。医院评价使患者获取较为全面的医疗服务信息，使医疗机构的医疗服务水平整体提升，使医疗监管机构的监管范围扩大，这是医院评价的内涵。

关键词： 医院评价　使命内涵　质量安全

---

* 庄一强，艾力彼医院管理研究中心主任；郑会荣，艾力彼医院管理研究中心认证资源部经理；卓进德，艾力彼医院管理研究中心星级医院评价专家。

一　医院是什么

　　评价是评价机构根据一定的评价标准认识被评价目标的过程，是科学决策的基础。医院评价，就是医院评价机构根据一定的评价标准被评估医院各方面特点与表现的过程。所以在研究医院评价之前，首先要确定被评价目标——医院，也就是回答"医院是什么"这个问题。

　　根据世界卫生组织（World Health Organization）的定义，医疗组织系统是以促进、恢复和保持健康为基本目标的组织，而医院是指拥有专业的医务人员和必要的设备，为患者提供诊疗服务的医疗机构。作为全民健康的重要组成部门，同时也是实现可持续发展目标至关重要的元素，医院通过为患者提供连续的诊疗服务，可有效保障卫生系统的有效运行。

二　医院评价的使命

（一）医院评价通过持续改进医疗机构自身促进公共健康服务改善

　　医院评价的使命源自医院本身的重要性。对于整个社会的健康系统而言，医院拥有一定规模的医疗资源，具有医疗资源协调与整合的功能，同时在支持其他医疗服务提供者（包括初级的医疗服务机构）以及社区公共卫生宣传等方面也发挥重要作用。同时，随着人口结构、医疗技术以及疾病等因素的变化公共健康系统的稳定性会受到挑战，因此医院也会推出新的健康服务。简而言之，医院为人类的生命健康保驾护航，同时也随着科技的进步而进步、伦理的发展而发展。

　　因此，对于一个变化的评价目标，医院评价也应该持续改进，具体而言，医院评价的标准要应对医疗环境和技术手段的变化；医院评价的结果要有时效性，这就是医院评价的使命，即通过以持续改进为目标的医院评价活动促进公共健康服务改善。

　　首先，作为医院发展的风向标，医院评价的标准虽然在一定时期内是不变的，但长远来看应具备一定的弹性，要根据外部环境的变化、医疗技术的升级、医管信息的发展、医院管理的进步对医院的发展提出新的要求。美国医院序化评价的领导者——《美国新闻与世界报道》也会定期更新其医院评价的指标体系，其首席医疗分析师本·哈德（Ben Harder）曾指出，"行业在变化，因此整个行业也支持这种改变。从某种程度上说，评分方法的改变是由这些变化驱动的"。2019 年 7 月，《美国新闻与世界报道》对评分体系进行了更新，对纳入患者体验数据、纳入以患者为中心的医疗结果指标、改变患者数量的统计等 12 项指标进行了调整。而广州艾力彼星级医院评价每三年修订一次《星级医院标准》，其在 2015 年发布第一版《星级医院标准》后，在 2018 年完成了第二版《星级医院标准》的修订。纵观医院评价标准的制定，国际医疗质量协会（International Society for Quality in Health Care，ISQua），是医疗质量与患者安全领域全球性的行业协会。该协会对医院评价机构进行认证，包括对评价标准的认证、对评审员培训项目的认证、对评价机构的认证等。其中，针对医院评价标准所制定的《健康及社会保健标准制定指南及原则》（*Guidelines and Principles for the Development of Health and Social Care Standards*）每四年更新一次，目前已发布第五版。

　　其次，时效性是确保医院评价持续改进的动力，也是医院评价受到评价监督的工具。医院评价作为评估医院表现的工具，是医院发展的有机组成部分，但短期的评价结果并不能确保医院在长期发展中始终与医院评价的方向一致。因此，为了确保医院的发展能有效地与医院评价的目标相结合，给医院评价结果设置有效期是医院遵守医院评价标准体系的必然选择。目前国内外不少医院评价机构均考虑对评价结果设置有效期。广州艾力彼星级医院评价规定，评价结果的有效期是医院通过星级医院评价之日起的三年内，评价结果的有效期仅为三年，医院需要在有效期结束前重新申请广州艾力彼星级医院评价以获得最新的评价结果。因为《星级医院标准》是医院高质量发展的保障，所以要求医院在评价有效期内仍要持续提高医疗质量和提高患者安全水平，以确保通过三年后的复评，国际上其他的医院评价亦是如此。美国 JCI 每隔三年会对已评价过的医院进行新一轮的复审；澳大利亚 ACHS 的评价有效期为四年，且每两年会对医院进行一次定点的检查，每四年进行一次专业机构的检查，通过定期与不定期的检查促使医院持续改进自身服务质量。

（二）医院评价须以医疗的本质为导向

不同的医院评价所采取的方法、过程以及结果的呈现方式肯定不同，但医院评价服务于医疗，自然也要体现医疗的核心与本质，那就是以提升医疗质量和保障患者安全为导向，实现以患者为中心的目标。而且，随着社会经济与医疗服务体系的发展，医院评价就更需要回归医疗的本质，减少对医院规模、设施投入方面的关注，应更加关注医院的质量与患者的安全。这一点在国内外的医院评价体系中均有体现。

2019 年 6 月，国家卫健委为落实《国务院办公厅关于加强三级公立医院绩效考核工作的意见》，发布了《国家三级公立医院绩效考核操作手册（2019 版）》，设置了医疗质量、运营效率、持续发展、满意度评价 4 个方面共 55 个具体指标，例如，在医疗质量方面，考核大医院日间手术占择期手术的比例，缩短患者平均住院时长，使病人更加便捷地得到必要的手术治疗，减少等待时间等。

《国家三级公立医院绩效考核操作手册（2019 版）》主要围绕降低医疗成本、减轻患者负担，通过多维度的评价让医院回归医疗本质。在第三方医院评价方面，广州艾力彼星级医院评价、美国 JCI、澳大利亚 ACHS 等均以患者为医院评价的出发点，评价指标的设定更多侧重于考察医院在医疗质量、患者安全、就医流程方面的管理和对细节的把控，关注医院是否能真正以患者为中心、诊疗过程是否安全、患者就医体验是否良好、医疗资源配置是否合理等，例如，在广州艾力彼星级医院评价中，医疗质量、患者安全、病人就医体验的指标权重就占到了总体评价体系权重的 70%。

三　医院评价的内涵

对于管理者的工作，亨利·法约尔（Henry Fayol）提出了所有管理者都应具备的五大职能——计划、组织、指挥、协调和控制。如图1所示，如今，医院管理者有4种较为常见的职能：计划（Planning）、组织（Organizing）、领导（Leading）和控制（Controlling）。在目标和方案被设置后（计划），任务和结构合理安排后（组织），人员被雇用、培训和激励后（领导），管理者必须评估事情是否按照计划来实行（控制）。控制是管理过程的最后一步，管理者必须监控事先设定的、作为计划过程一部分的目标是否被有效且高效地完成，合理的控制可以帮助管理者寻找具体的绩效缺口和需要改进的方面。

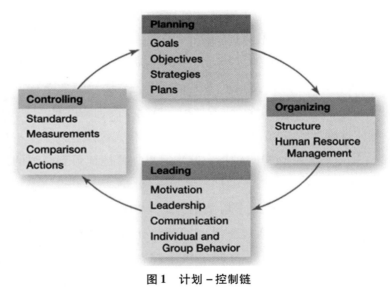

图1　计划－控制链

资料来源：Daniel A. Wren，Arthur G. Bedeian，*The Evolution of Management Thought 7ed*，p. 170。

对于控制的过程需要实施以下4个步骤（见图2）。

①建立测量的标准。

②考察实际绩效。

③比较实际绩效和标准之间的偏差。

④采取管理行动。

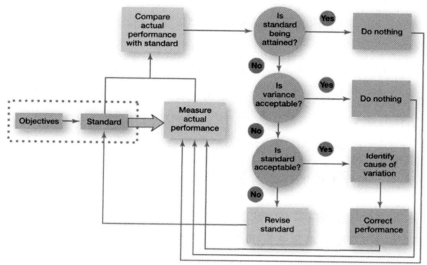

图2 控制过程中需要实施的步骤

资料来源：Stephen P. Robbins, Mary Coulter, *Management 14ed*, pp. 596–618。

同样，医院管理者也需要合理的工具和方法来监控和测量（评价）医院的组织绩效。常见的比如前馈、同期、反馈控制，财务控制，信息控制，平衡计分卡，标杆管理，以及评审认证（如等级医院评审、星级医院评价等）。

（一）患者获取较为全面的医疗服务信息

经济学家 Kenneth Joseph Arrow 指出，医疗服务具有信息不对称性（Information Asymmetry）。医疗服务提供者对患者所需诊疗项目的种类、所用药物数量甚至价格有很大的主导权，例如，患者看病后是否需要复诊、吃什么药、是否应住院手术等，这些基本上都是由医生决定的。因此，医院的医疗服务水平只有得到准确评价，患者才能跨越信息不对称的"鸿沟"，获得更满意的就诊体验。对于患者而言，有效的、有价值的医院评价结果可以反映医院的医疗服务水平和能力，提升医院信息的透明度，降低医疗服务的信息不对称性，帮助患者在有限的专业知识背景下对医院有个整体认识。另外，具有标准体系的医院评价，可激励医院向高标准看齐、向标杆医院看齐，从而促进医院在医疗质量、患者安全与就医体验等方面进行改善，医院在整体提升的情况下，患者也将得到优质的医疗服务。香港医院管理局曾委托相关评价机构做过一项调查，发现医院在接受医院评价后，在护理及情感支持等方面有较大的改进，3800名受访患者的就诊体验满意度也得到了提升。有国外研究表明，在已通过医院评价的医院接受治疗的患者对于临床护理、设施、临床医护人员及整体诊疗效果均表示满意。

（二）医疗机构的医疗服务水平整体提升

医院评价是以医疗服务本质为导向、具有一定标准体系的评估过程。作为衡量医院医疗服务整体水平的工具，医院评价给医院设立了标准或者标杆，从医院层面增强全院人员的医疗服务意识，具体而言，医院评价强调医疗服务本质，即提升医疗质量和保障患者安全，但提升质量安全水平是系统性问题，需要从医院管理上做出根本性改善。评价目标、医院评价结果的公示等能使全院在改进质量安全上统一方向。同时，医院评价的持续改进也要求医院在评价后持续提升质量安全，例如，广州艾力彼星级医院评价提出的"督查总馈进"（督导——检查——总结——反馈——改进）流程，就是让员工把规范变成日常习惯，实现医疗机构常态化管理，而不是突击式改进。日本卫生部门连续两年对638家医院进行调查，发现医院感染控制成效与评价结果显著相关。美国医疗保险和医疗补助中心（CMS）曾对来自4221家医院的134579名患者的信息进行数据分析，发现在急性心肌梗死治疗方面，在已通过医院评价的医院接受治疗的患者更有可能获得更高质量的护理。

（三）医疗监管机构的监管范围扩大

医院评价向社会公众提供了一个客观的遴选机制，医院评价结果可为医疗保险部门、卫生部门等相关监管机构提供参考。对于监管部门而言，医院评价活动督促医院回归医疗服务的本质，使之履行医疗服务的核心职能，为医疗监管打下良好的基础，同时还为医疗监管部门提供医院在基础设施、医疗服务水平等方面的信息，对医疗机构的管理提供前期的辅助。另外，医院评价活动也有助于医疗监管机构了解全国医院的整体结构和布局，有利于医疗卫生资源的合理分布和高效配置。

参考文献

［1］庄一强、刘庭芳主编《中国医院评价报告（2018）》，社会科学文献出版社，2018。

［2］庄一强、曾益新主编《中国医院竞争力报告（2017）》，社会科学文献出版社，2017。

［3］曾益新：《关于把建立医院分类评价体系作为公立医院改革切入点的建议》，《中国卫生政策研究》2012 年第 4 期。

［4］陈卉：《国外公立医院第三方评价对我国的启示》，《海南大学学报》（人文社会科学版）2017 年第 1 期。

［5］李创、罗乐宣等：《医院评价标准的国际比较研究》，《中国社会医学杂志》2019 年第 1 期。

［6］Alkhenizan, Abdullah and Charles Shaw. , "Impact of accreditation on the quality of healthcare services: a systematic review of the literature," *Annals of Saudi medicine*, 2011, 4 (31).

［7］Sekimoto M. , Imanaka Y. , Kobayashi H. , Okubo T. , Kizu J. and Kobuse H. , "Impact of hospital accreditation on infection control programs in teaching hospitals in Japan," *Infect Control*, 2008 (36).

［8］Al-Qahtani M. F. , Al-Dohailan S. K. , Al-Sharani H. T. , et al. , "The impact of the status of Hospital Accreditation on Patient Satisfaction with the Obstetrics and Gynecology Clinics in the Eastern Province, Saudi Arabia," *Journal of Medicine and Medical Sciences*, 2012, 3 (10).

医院评价的原则和目标

庄一强　郑会荣*

摘　要：　为保证医院评价有所成效，医院评价的原则和目标是确保医院评价朝正确方向发展的基础。本文主要通过探究医院评价该秉持哪些原则和该实现哪些目标，讨论医院评价现在及未来的正确发展道路。

关键词：　医院评价　评价原则　评价目标

一　医院评价的原则

医院评价的原则是医院评价的指导思想，是医院评价机构在开展医院评价的时候所秉持的精神、理念和行为准则，是确保医院评价达到有效成果的指导方向。因此，医院评价应该秉持同一基本原则体系，具体情况如下。

（一）客观与公正原则

在医院评价的过程中，医院评价机构要严格按照评价标准，从医院的基本特征和实际工作出发，实事求是、客观公正地评价医院。客观是指医院评价机构或评价者在进行医院评价时要以客观的事实为基础，不掺杂个人主观臆断，既不能夸大或贬低医院所取得的成绩，也不能掩饰问题；公正是指在评价医院时，医院评价机构或评价者要秉持同一原则，对被评价医院一视同

---

* 庄一强，艾力彼医院管理研究中心主任；郑会荣，艾力彼医院管理研究中心认证资源部经理。

仁，不偏不倚，使之在评价标准面前一律平等。从客观与公正原则的角度考虑，以数据为基础，评价者可从数据当中了解医院的真实情况，进一步避免潜在的人为主观判断失准。因为真实数据所呈现出来的、所表达的是医院的客观情况，而且大数据分析还能挖掘出医院更深层次的问题。只有客观公正地评价每一个医院，才能使最终评价的结果符合医院的实际情况，医院也才能根据客观的评价结果自我审查所存在的问题，认识到自身的不足，并结合评价结果改进医院管理，让医院评价发挥应有的作用。

（二）系统与纵贯原则

医院评价是对医院全面工作的整体评价，尽管评价的核心是医疗服务质量、患者安全，但也必须全面系统地评价医院的整体情况。所谓系统原则，便是要从医院的整体性、有机联系性、动态性等特点出发，遵循全面的观点，使评价具有概括性与准确性。即便一家医院的医疗服务质量与患者安全都做得很好，但若不注重医护人员的职业健康安全、不按规定处理医疗废弃物，那么这样的医院也无法称得上一家合格的医院。所谓纵贯原则，就是要以发展的眼光评价医院，引入时间的概念连续地对医院进行评价，评价机构通过不断积累的评价信息，从时间轴上纵向分析医院的发展历程，用沉淀下来的信息不断矫正医院的评价结果。例如，艾力彼医院管理研究中心发布的"中国医院竞争力排行榜"，每年对中国医院竞争力进行一次评价，充分体现系统与纵贯的原则。

（三）定量与定性方法结合原则

医院评价不仅需要秉持全面性、系统性原则，而且需要充分考虑医院的多个评价维度。从评价方法角度来看，定量与定性相结合的方法是保障医院评价全面性的方法之一。定量评价主要以数据为基础对医院进行评价，例如，中国医学科学院医学信息研究所发布的"中国医院科技影响力排行榜"、艾力彼医院管理研究中心发布的"中国医院竞争力排行榜"等；定性评价主要以专家评议为主对医院进行评价，例如美国JCI、艾力彼医院管理研究中心、DNV 等医院评价机构委派专家到医院检查医院与相关评价标准的符合程度。定量分析和定性分析具有统一性，两者之间相互补充，尤其在医院评价的时候，以定量分析为主要手段的评价方法可凭借大量的信息快速"描绘"出医院的轮廓，并为后续研究提供横向对比分析的基础；而以定性分析为辅助手段的评价方法可为医院评价加入一些数据以外的信息，使医院评价结果更加立体全面。

（四）线上与线下结合原则

由于信息技术发展与时空局限之间的矛盾，医院评价也应秉持线上与线下结合的原则开展评价工作，以便更加高效、全面地获得评价所需信息。线上评价，就是基于网络的信息化评价，是指医院评价机构与医院之间通过信息化工具进行评价信息的传输，跨时间、跨空间地完成线上测评。线下评价，就是基于现场的评价，包括实地走访、查验等。随着医院信息系统的升级改造，信息化的评价必然是未来趋势之一。作为医院评价方，只有结合线上与线下两种评价办法，例如，医院评价机构通过线上追溯电子信息印迹，线下不定期核查，才能与医院的发展同步，体现医院评价引导医院发展的价值。

（五）先进性与实用性平衡原则

引导医院高质量发展是医院评价的目标之一，但对于被评价的医院来说，设立一个遥不可及的目标并不具有实际意义，例如，一家县级医院定下新一年的目标是向北京协和医院看齐，这显然是不合适的。这也是医院评价需要考虑的另外一个原则——先进性与实用性平衡原则。评价标准有高低，评价结果也有优劣，先进性代表医院所要达到的最高质量，实用性代表最合适医院发展的标准。最先进固然是最好的，但不一定是最合适的，医院评价需要考虑如何平衡先进性与实用性，也应在引入先进性原则的基础上充分考虑医院的现实情况，给医院提供一个最适宜的参考。例如，艾力彼医院管理研究中心发布的"中国医院竞争力排行榜"，便采用了"分层分类"的概念，纵向上将医院分为顶级医院、省部级/省会市属/计划单列市级医院、地级市级医院、县级医院，横向上将医院分为中医医院、肿瘤医院、康复医院、医养结合医院、社会办医医院、儿童医院、妇产医院。这种分层分类的评价给医院提供了最清晰的定位以及最合适的参考标准，有利于医院在现有条件下向同层级的前列医院看齐。

（六）质量与成本平衡原则

作为提高医院医疗服务质量与保证患者安全的抓手，医院评价的标准也需要充分考虑质量与成本平衡的原则。所谓最优的医疗服务质量与患者安全，理论上是指医院可全方位地保证医疗服务质量与患者安全，但最优的医疗服务质量与患者安全也一定需要投入高昂的成本，这一标准并非所有医院都可企及。因此，医院评价从制定标准到设置指标体系，再到最终的实施，都应该考虑可及性原则，即考虑如何平衡质量与成本之间的约束关系。从全球来看，全球很多发展中或欠发达国家和地区的医院虽有提高医院水平的愿望，但因经济能力有限无法投入大量资金来改善医院的整体条件。在这种情况下，医院评价更需要从质量与成本平衡原则出发，为成本受限的医院提供最适宜的改善指引。

二　医院评价的目标

（一）促使医院形成标准化管理机制

作为提供公共医疗服务的主体，医院所面对的公共健康环境实际上是一个不确定的、动态的外部健康环境。资源有限的医院要面临复杂多变的疾病和无限的患者所带来的挑战，如何保证医疗行为可预测、医疗服务保质保量是医院亟待解决的问题。在这种情况下，医院评价提出的标准化管理机制就为医院解决问题提供了抓手，引导医院从多个维度保障医疗服务的水平。例如，"中国医院竞争力排行榜"提出的"医疗技术、资源配置、医院运行、诚信服务、学术影响力"五个维度；"世界卫生组织欧洲医院绩效评价项目"提出的"临床效果、效率、员工为导向、响应治理、安全性、以病人为中心"六个一级指标；广州艾力彼星级医院评价提出的"专业化管理（Management）、医疗质量与安全（Quality & Safety）、患者服务与就医体验（Service）、财务管理与费用控制（Finance）"四个维度；美国JCI提出的"以患者为中心"等。这些评价维度和指标是医院及医护人员应该遵循的共同准则，具有强烈的导向性，目的就是通过医院评价促进医院形成标准化管理体制，即评价什么，就表现什么，无论是定性评价还是定量评价，无论是线上评价还是线下评价，其目的都是通过恰当的方式评估医院运营的情况和找出医院存在的问题，引导医院有序发展。

（二）改进医院自身管理

由于医疗服务的特殊性，医疗服务质量与患者安全一直是医院评价的核心内容。从整体来看，医院评价就是利用各种工具测评医院管理和医疗行为标准的符合度，而测评的目的就是寻找二者之间的偏差，实时纠偏，不管是系统层面还是个体层面，也不管是医院整体还是个别医护人员，都应达到相应的标准。对于医院评价来说，其目标就是通过科学合理的指标体系，让医院可以非常清楚地发现自身的长处与短板，通过评价结果对比发现自身存在的问题，并根据标准化管理体制的要求采取改进措施。广州艾力彼星级医院评价对医院提出"三个凡事"和"五字原则"。"三个凡事"是指凡事要有规章制度、标准化流程，凡事要有责任部门、责任人，凡事要有时效性；"五字原则"是指"督查总馈进"，即"督导——检查——总结——反馈——改进"原则，这些要求通过医院评价可改善提升医院内部的管理能力，通过宏观的顶层管理来指导微观的细节管理，确保医院的自身获得持续改进。

（三）为政府和相关部门制定政策提供参考

在现代决策体系中，政府对医院宏观管理体系的构建和完善、医疗资源的配置、学科队伍的建设、重点专科的评估等，均要制定公正、科学、客观的政策。而这也是医院评价的目标之一，即为政府在制定与医院相关的政策时提供科学参考。从行业层面来看，全行业的医院评价可以为政府提供"医疗地理"的概况，即给决策部门提供一张"医疗地理图"，描述医疗资源的分布情况，方便政府制定最符合医疗需求的宏观政策。在具体层面，医院评价机构也可协助卫生部门对区域内的综合医院、专科医院进行评价，更好地提升区域内医院的学科发展水平，例如，艾力彼医院管理研究中心与原卫生部合作的评价项目；与厦门市卫健委合作的厦门市二级以上医院综合实力及三级医院专科实力评估项目；与深圳市卫健委合作的深圳市公立医院竞争力评价项目；与深圳市卫生健康发展研究中心合作的"粤港澳大湾区医疗机构绩效管理研究——以广州、深圳公立医院为例"课题项目；与珠海市卫健委合作的市级临床重点专科建设项目。随着国家医疗保障局的成立，医保部门也通过医院评价为医院支付医保报销费用提供建议。2019 年，艾力彼医院管理研究中心与广东省医保局合作研究了广东省基本医疗保险定点医疗机构评价体系，与广州市医保局合作研究了"合理评估机制及标准研究"课题项目。由此可见，医院评价工作也可在政府制定宏观政策的过程中扮演提供决策参考的智库角色。

参考文献

［1］庄一强、刘庭芳主编《中国医院评价报告（2018）》，社会科学文献出版社，2018。

［2］庄一强、曾益新主编《中国医院竞争力报告（2017）》，社会科学文献出版社，2017。

医院评价的分类、方法和程序

庄一强　郑会荣*

摘　要： 本文主要探究医院评价的分类、方法和程序。从评价行为来看，医院评价分为主动评价与委托评价；从评价内容看，医院评价分为质量安全标准化评价、信息化建设评价与智慧医院评价、综合信用评价、序化评价等。评价方法也有不同，从理论方法维度来看，医院评价可分为定性评价、定量评价、综合评价；从操作渠道维度来看，医院评价可分为线上评价、线下评价；从实操方法维度来看，医院评价可分为文件审查、现场检查、信息化手段检查。

关键词： 医院评价分类　评价方法　评价程序

一　医院评价的分类

医院评价服务于医疗的本质，其最终目的是促进医疗服务体系的完善。在此指引下，目前国际上有不少国家开展了医院评价活动，既有面向国内医疗机构开展的医院评价活动，也有国际性的医院评价活动。医院评价活动或为医疗行业提供行业标准，或为医院发展提供参考标杆，在医院的发展过程中发挥引导性作用。

---

* 庄一强，艾力彼医院管理研究中心主任；郑会荣，艾力彼医院管理研究中心认证资源部经理。

（一）评价行为：主动评价与委托评价

医院评价由医院外的评价机构负责组织开展，即外部评价（External Evaluation），外部评价机构具体可包括政府机构、独立评价机构以及政府委托的第三方机构等。从评价行为看，这些医院评价可分为主动评价与委托评价。主动评价，就是评价机构在未获得医院邀请的情况下从公开的渠道收集被评医院的公开信息，主动对医院做出评价，比较典型的例子包括《美国新闻与世界报道》发布的"美国最佳医院排行榜"、艾力彼医院管理研究中心发布的"中国医院竞争力排行榜"、复旦大学医院管理研究所发布的"中国医院综合排行榜"。一般来讲，对于主动评价，医院评价机构是不收取费用的。委托评价，就是医院委托外部评价机构对本院进行评价，比较有代表性的包括美国 JCI、澳大利亚 ACHS、广州艾力彼星级医院评价等。对于委托评价，委托方委托外部评价机构开展评价活动，需要支付评价费用，委托方可能是医院，也可能是医院投资人。

（二）医院评价内容分类

1. 质量安全标准化评价

质量安全标准化评价是推动医院标准化管理强有力的工具，此类型的医院评价一般由医院之外的外部评价机构进行评价，评价医院的医疗质量与患者安全的管理体系是否符合一定标准。这类型的医院评价通过评价医院对医院管理、医疗服务等指标的实现程度，促使医院不断提高医疗质量与保障患者安全，增加公众对医疗服务的信任。

然而，如何切实保障质量安全是此类评价的重点。以目前在国内已经开展的几项医院评价项目为例，国家卫健委主导的等级医院评审强调"质量、安全、服务、管理、绩效"五个要素。已获得国际医疗质量协会（International Society for Quality in Health Care，ISQua）认可证书的医院评价，包括美国 JCI、广州艾力彼星级医院评价、澳大利亚 ACHS 等则强调对与质量安全相关的指标赋予高权重，例如，广州艾力彼星级医院评价标准包含"专业化管理

（Management）、医疗质量与安全（Quality & Safety）、患者服务与就医体验（Service）、财务管理与费用控制（Finance）"四个维度，其中医疗质量与安全、患者服务与就医体验等指标的权重占据了评价体系70%的权重，强调以患者为中心的原则。而在国际上，日本医疗机能评价、加拿大医院评价等评价体系也提出了要促进医院建立持续改进质量安全的医院文化。

2. 信息化建设评价与智慧医院评价

艾力彼医院管理研究中心认为，新中国成立以来中国大陆的医院已经经历了两次调整，第三次调整即将来临。第一次调整发生在20世纪50年代，随着高等院校和医学院校的院系调整，部分教会医院被重新组合。第二次调整是从改革开放以来，尤其是近15年以来，随着资金投入规模的扩大和服务能力的提升，医院得到快速发展。第三次调整是随着"云大物移智"（云计算、大数据、物联网、移动医疗、人工智能）和5G技术的普遍应用，信息化建设助力医院实现"变道超车"。

随着大数据时代的到来，医院的发展也悄然进入智慧医院的发展阶段。智慧医院的发展共分为三个阶段：第一阶段是以需求为导向，医院改善患者就医体验及提升医院运行效率，实现系统之间的相互联通；第二阶段是以数据驱动、辅助决策为核心，医院提升医疗质量、临床科研应用水平及员工满意度，实现全院数据共享；第三阶段是以趋势分析和决策干预为目的，以患者价值为导向，医院持续提升临床诊疗能力、提高管理成效，实现院内院外医疗健康大数据整合。

在发展过程中，医院评价也根据医院信息化建设的发展衍生出信息化建设评价与智慧医院评价。在信息化建设评价中，医院评价包括国家卫健委医管所组织的电子病历系统应用水平分级评价、国家卫健委统计信息中心组织的医院信息互联互通标准化成熟度测评、HIMSS EMRAM评价。而在智慧医院评价中，医院评价发展出了新的业态，包括国家卫健委医管所组织的智慧患者服务4S、艾力彼医院管理研究中心发布的智慧医院HIC评价、HIMSS发布的AMAM。其中，艾力彼医院管理研究中心的智慧医院HIC评价的结果分0至8级，共9个等级，从医院管理与业务应用、新技术整合应用以及相互联通与数据应用3个维度对医院信息化、智慧化程度进行评价。

3. 综合信用评价

医院作为支撑公共卫生健康体系的重要角色，自然需要对患者提供诚信可靠的诊疗服务。在传统意义上，综合信用评价大多数面向企事业单位，较少涉及医疗机构。但随着社会服务体系日渐完善，具有重要社会属性的医疗机构也应被列入综合信用评价的范围内。在此背景下，一些针对医院的综合信用评价体系也先后出现，这些评价体系以"信用"为准则，评估医院在提供医疗服务过程中是否严守道德底线、是否以信用为原则保障患者权利。

艾力彼医院管理研究中心作为首批采用世界银行医疗伦理原则的医疗评价机构，积极践行医疗伦理原则，推动医疗服务体系完善，将EPIHC与其他指标相融合，制定出以"综合信用评价"为准则的指标体系，从合法执业、公共信用、行为合规、机构治理、信息透明、社会责任六大维度评估医院的执业信用情况。开展医院综合信用评价的机构目前还有中国非公立医疗机构协会、中国诚信信用管理股份有限公司。

4. 序化评价

信息的序化，是指利用一定的科学规则和方法，通过对信息外在特征和内容特征进行排序，实现无序信息流向有序信息流的转换，从而使信息集合达到科学组合并实现有效流通，促进用户对信息的有效获取和利用。对于医院评价而言，序化评价则是指通过既定的指标体系医疗评价机构对不同水平的医院进行排名，最终呈现的排序结果可为医院改善服务质量提供参考。《美国新闻与世界报道》从1990年开始对美国境内的医院进行排名，每年发布"美国最佳医院排行榜"，至今已覆盖约5000家医疗机构。而在中国，医院排名也有超过10年的历史，从2010年开始，不管是复旦大学医院管理研究所发布的"中国医院综合排行榜"，还是中国医学科学院医学信息研究所发布的"中国医院科技影响力排行榜"，抑或艾力彼医院管理研究中心发布的"中国医院竞争力排行榜"，这些医院排名结果均在业界引起了较大的反响，医院管理者通过序化评价找到自己医院所处的位置，并通过与排名靠前的医院比较，发现差距，从而不断提高医院的管理水平。

5. 其他标准化评价

除了上述医院评价外，还有一些通用的标准化评价。例如，国际标准化组织（ISO）的标准化管理评价是改善医院管理的常用参考标准。ISO 9000族标准已经应用于医院管理评价方面，并获得了积极成效。国家卫生健康标准委员会下设 21 个标准专业委员会，在医疗、公共卫生、信息等方面也制定了行业标准，其中，医疗服务标准专业委员会就是负责制定有关医疗服务质量安全、技术、绩效评估以及合理用药等方面的标准。医院品管圈从2005 年发展至今，主要通过应用与推广现代管理工具提高医院管理水平，现也形成一定规模。除此之外，标准化评价中还有其他专项评价，例如，DRGs 疾病诊断相关分组评价、HQMS 评价、北极星——医院运营与绩效对标分析平台、医院绩效考核等。

二　医院评价的方法

医院评价的方法有很多，但每一种方法都有各自具体的实操方式或模型。总体而言，可以从以下三个维度来分类。

（一）理论方法维度：定量评价法、定性评价法、综合评价法

一般而言，医院评价在理论方法维度可分为三类：一是以数据为基础的定量评价法，例如，中国医学科学院医学信息研究所发布的"中国医院科技影响力排行榜"、艾力彼医院管理研究中心发布的"中国医院竞争力排行榜"、英国国民医疗服务体系绩效评价等，定量评价法通过分析相关数据评价医院的整体水平；二是以专家评议为主的定性评价法，例如，美国 JCI、广州艾力彼星级医院评价等会委派专家到医院通过现场访谈，检查评价医院管理与相关标准的符合程度；三是定量评价法与定性评价法相结合的综合评价法，例如，《美国新闻与世界报道》结合医院在诊疗结构、诊疗流程、诊疗结果等方面的指标数据以及专家评价的分数，发布"美国最佳医院排行

榜"，复旦大学医院管理研究所结合专科声誉（权重占80%）及科研成果数量（权重占20%）对医院进行排名。

（二）操作渠道维度：线上评价、线下评价

医院评价方法在操作渠道维度可分为两类：一是基于网络的线上评价，即医院评价机构借助互联网工具远程对医院进行评价，这种线上评价的优点是方便、高效、可跨越空间上的障碍，医院评价机构与医院之间仅需要建立网络上的信息联系渠道，医院评价机构通过网络获取评价所需的数据信息，再通过大数据分析便可实现线上测评；二是基于现场检查的线下评价，即医院评价机构委派专家前往医院通过一系列检查工具开展现场评价，线下评价的优点主要体现为评价机构的专家团队通过现场走访查验，对医院的整体水平能够有更深入、更准确的了解。

（三）实操方法维度：文件审查、现场检查、信息化手段检查

医院评价方法在实操方法维度可分为三类：一是文件审查（以下简称"文审"），即医院评价机构的一名或多名专家对评价标准中所涉及的所有文件进行审查，通过对文件的梳理，发现医院在管理中存在的问题，其中涉及的文件覆盖医院管理的所有范畴，例如，规章制度、工作手册、指南、流程图、会议记录等；二是现场检查，即医院评价机构的专家对医院开展走访式的实地考察与追踪调查，获取医院的现场信息，其中，所用到的追踪调查方法包括个案追踪法与系统追踪法，在采用个案追踪法时，评价专家根据评价的目的和任务，沿着患者从入院到出院的诊疗路径，通过追踪患者的诊疗路径评估医院整体服务的连贯性，检查医院在提供医疗服务的过程中是否做到"以患者为中心"，在采用系统追踪法时，评价专家从单一流程切入，对医院管理中的某一模块进行追踪，例如，感染控制、药物管理、数据应用、环境安全等，侧重评价诊疗服务的质量与医院对各种诊疗规范、临床路径的执行力；三是信息化手段检查，即评价专家用信息化工具，获取评价所需的数据信息，避免现场检查、文件审查对医护人员的日常工作造成干扰，其中包括商务智

能（Business Intelligence，BI）方法和电子信息印迹追踪（Footprint Tracer）方法。BI 方法主要是通过数据库核查、逻辑校验、数据清洗、分析等方式核查医院数据中隐藏的问题；电子信息印迹追踪方法指的是评价专家通过信息系统追踪医院日常管理行为所产生的数据信息，这要求医院利用信息技术将医院日常管理行为所产生的数据上报至系统中，形成电子信息印迹。

医院评价实操方法的演进可分为六个阶段。

第一阶段是现场检查与现场纸质文件审查相结合阶段。在第一阶段里，评价机构所采用的方式方法较为传统，主要依赖检查小组到现场开展检查工作，文件审查也停留在检查纸质文件阶段。

第二阶段是现场检查与现场文审（纸质文件及电子文件）相结合阶段。在第二阶段，部分纸质文件已演变成为电子文件，但由于空间上的要求，检查小组仍需到达现场对电子文件进行审查。

第三阶段是现场检查与非现场文审（纸质文件及电子文件）相结合阶段。在第三阶段，现场文审演变为非现场文审，纸质文件可通过邮寄、电子文件可通过网络传输，文件审查可通过非现场方式开展。

第四阶段是现场检查与非现场文审（电子文件）相结合阶段。在第四阶段，文件基本可以以电子文件形式进行存档，非现场文审则对电子文件进行审查。在此阶段，其他非文审的检查仍需前往现场开展。

第五阶段是少量的现场检查、电子信息印迹追踪和非现场文审（电子文件）相结合阶段。在第五阶段，现场检查逐步减少，而非现场的电子信息印迹追踪将开始增多。

第六阶段是非现场的电子信息印迹追踪与非现场文审（电子文件）相结合阶段。在第六阶段，非现场电子信息印迹追踪将完全代替现场检查，与非现场文审（电子文件）相结合，达到非现场评价的真正效果。

可见，医院评价在 5G 时代的发展目标是非现场、可量化。

（四）未来的医院评价方法

随着数字时代的到来，未来的医院评价方法将结合定量评价法、线上评价与信息化手段检查这三个重要评价方法，逐步向非现场电子信息印迹追踪的信息化评价发展，在一定程度上减少医院评价对医护人员日常工作的干扰。具体而言，医院管理的相关记录由烦冗的文件逐步变为电子信息印迹，评价专家借助信息化手段对电子信息印迹进行追踪即可完成大部分的评价工作，甚至无须到达医院现场也可对医疗服务的质量安全进行常规性评价。而为保障医院评价的持续性，评价专家借助 BI 技术和信息技术，根据数据的监测情况，不定期对医院进行现场检查，对其数据和质量改进报告进行评估，可以更有针对性地提高医疗服务的质量安全水平。

三　医院评价的程序

对于医院评价来说，评价程序是否合理、评价过程是否规范是决定医院评价能否获得最终成效的重要因素。在医院评价中，评价程序涉及的对象主要包含医院评价机构及医院，双方在医院评价的过程中需要进行密切配合与互动，才能使医院评价获得效果。整体来看，医院评价程序可分为评价准备阶段、评价实施阶段、评价后的持续改进阶段。

（一）评价准备阶段

在评价准备阶段，也就是在正式开展评价之前，医院评价机构和医院需要提前做好准备工作。具体有以下 3 个方面。

第一，成立评价专项小组。作为被评机构，医院应根据评价要求成立评价专项小组，安排人员对评价工作进行跟进，并确定分工，打好与医院评价机构互动配合的基础。比如，在等级医院评审中，医院通常会成立"三甲办"或"创三办"；在美国 JCI 评价中，大部分医院会成立 JCI 工作小组。

第二，培训。根据评价体系和要求，医院应对相关人员进行培训，培训方式主要有两种类型。一是内训，即院内培训，主要是医务人员自学评价标准。二是外训，主要是邀请外部专家对医院相关人员进行培训。

第三，准备向评价机构提交评价所需的材料。医院需要在评价规定时间内收集、整理评价机构所需的材料，根据不同的评价类型，材料可以是规章制度、会议记录、工作手册或运营数据等。整理这些材料是为了体现医院在各个方面的运营管理情况，方便医院评价机构了解。

（二）评价实施阶段

第一，自纠自查。在评价实施阶段初期，医院可根据评价体系对医院内部进行自我检查，按照评价标准的要求自行改进，纠正一些比较明显的差错与问题，也可借此机会动员医务人员配合医院评价工作。

第二，现场辅导。评价工作的顺利开展离不开医院对评价体系的深刻理解以及与评价机构的密切配合。因此，医院需要邀请评价专家到医院进行现场辅导，对评价体系进行解读，同时评价专家通过各类检查方法，实地考察并指出医院目前的表现与评价标准的预期之间存在的差距，以现场辅导的形式指出医院改进的方向。

第三，差距整改。医院评价的目的之一是推动医院改进管理。为此，医院在对比评价体系与标准后，了解自身所存在的问题后，对医院进行整改。

第四，"督查总馈进"，即遵循"督导——检查——总结——反馈——改进"操作步骤。医院在整改、弥补当前的不足之后，还应将其内化为制度，将"持续改进"的理念形成一种成文规范与一种医院文化。

（三）评价后的持续改进阶段

医院评价结果的出炉并非此项评价工作的终点。质量安全标准化评价、序化评价、信息化建设评价与智慧医院评价、综合信用评价等医院评价的结果仅体现医院当前的水平和定位，但这并不是评价的唯一目的。其真正有意义的目标在于，评价结果可促使医院形成标准化管理体系，让医院能够根据评价结果持续改进医疗服务质量。因此这个阶段所采用的主要方式有以下几个。

第一，数据监测方面的持续改进。医院应定期对医院自身的数据进行监测，根据监测结果发现问题并采取改进措施。而医院评价机构也应扮演监督医院持续改进医疗服务质量的角色。例如，广州艾力彼星级医院评价在评价结束后定期向医院提供各方面的执行信息，通过此方式监督医院继续按照《星级医院标准》持续改进医疗服务质量。

第二，实地检查方面的持续改进。为巩固评价工作的成效，医院可不定期邀请评价专家对医院开展走访式的实地现场检查，通过综合分析结果为医院的持续改进指明方向。

第三，专项活动方面的持续改进。当前，医院也常开展一些专项评价活动，比如院感检查专项活动、患者安全专项评价、品管圈等。这些专项活动应深入聚焦某一领域，例如，院感、护理、药物管理、后勤等，这也是医院从多维度提高医院管理水平的一个抓手。

参考文献

［1］庄一强、刘庭芳主编《中国医院评价报告（2018）》，社会科学文献出版社，2018。
［2］庄一强、曾益新主编《中国医院竞争力报告（2017）》，社会科学文献出版社，2017。

国际视野下的医院认证现状与发展趋势

庄一强　刘先德　卓进德　单涛　刘兆明　蔡光辉　郑会荣*

摘　要： 自1951年美国医疗机构评审联合委员会在美国国内开展医院认证以来，不少国家也先后开展了医院认证项目，极大地提升了医疗质量与患者就医的安全水平。本文主要以国际视野，分析当前国际医院认证的普遍现状与共同点，对国际医疗服务体系的变革进行观察，由此分析医院认证在未来变革浪潮中的发展趋势。目前，强调以质量安全为目标，注重"以患者为中心"的核心价值观，以及一套标准应用于所有医疗机构是全球医院认证的共同点和普遍现状。医院认证将充分体现"患者全病程"的特点，借助信息化手段追溯医院管理产生的电子信息印迹将是医院认证在未来的发展趋势。

关键词： 医疗健康　医院评价　医院认证

一　全球医院认证普遍现状与共同点

（一）强调以质量安全为目标，注重"以患者为中心"的核心价值观

医院认证是医院提高医疗质量安全的工具，是对一个医院管理体系进行

---

* 庄一强，艾力彼医院管理研究中心主任；刘先德，艾力彼医院管理研究中心星级医院认证专家；卓进德，艾力彼医院管理研究中心星级医院认证专家；单涛，艾力彼医院管理研究中心星级医院认证专家；刘兆明，艾力彼医院管理研究中心星级医院认证专家；蔡光辉，艾力彼医院管理研究中心星级医院认证专家；郑会荣，艾力彼医院管理研究中心认证资源部经理。

优化的过程。国际医疗质量协会（International Society for Quality in Health Care，ISQua），也曾明确医院认证的实质是自我评价和外部同行评价的结合体，主要是为了促使医院达到既定标准以及保证医院具有持续改善医疗服务的能力，是医院质量安全管理的保障。正因如此，全球各地的医院认证多以提高医疗质量和保障患者安全为宗旨，围绕该宗旨制定覆盖医院管理多个方面的认证标准。根据 ISQua 提供的资料，医院认证共分为 3 类，分别是政府主导的医院认证、政府委托第三方开展的医院认证及独立机构开展的医院认证，其中政府主导的医院认证约占医院认证总量的 30%。不管是于 1951 年最早开展医院认证的美国医疗机构评审联合委员会，还是 1995 年才成立的日本医疗机能评价机构，均强调"质量安全"是医疗服务的底线。纵观国际上医院认证的发展，随着患者需求的复杂性增强，医院认证的重点也不局限于实现简单的质量安全目标，而是融入了更多患者需求层面的理念，即在医院认证标准中通过"就医体验""患者权利""就诊环境管理""患者满意度管理"等指标体现"以患者为中心"的医疗服务理念。ISQua 在最新版的《健康及社会保健标准制定指南与原则》中新增了一条标准——"医院需要提供服务来教育患者及支持患者如何保持和改善健康状况"，强调医院除了为患者提供诊疗服务之外，还应该通过多种形式教育患者后续如何更快恢复健康，比如提供减压建议、饮食指南、训练指南等。这体现了 ISQua 也在指引医院认证加大对"以患者为中心"理念的落实力度。

（二）"一刀切"色彩较为明显，一套标准应用于所有医疗机构

医疗服务机构是由多个子类机构组成的整体。从医疗服务机构的构成来看，医疗服务机构除了医院之外，还有诊所、体检中心等，而本文所讨论的医疗服务机构也可从多个层面进行细分，例如，从服务内容上看，医疗服务机构可分综合医院与专科医院；从办医性质上看，可分公立医院与社会办医医院，而且即便同是综合医院，规模大小也有区别，服务质量也分多个层次。然而当前国际上的医院认证机构在对不同的主体进行医院认证时大部分是采用一套标准，强调医院的共性，忽略了不同医院之间的差距与特性。例

如国际医疗卫生机构认证联合委员会（Joint Commission on Accreditation of Healthcare Organizations，JCAHO）针对医院认证所采用的《JCI 医院认证标准》，面向所有医院都适用，即以同一套标准去评价美国本土外其他国家和地区的医院。

二 全球医院认证面临的变局——快速变革中的医疗健康趋势

（一）社会变革：人口老龄化催生新医疗服务模式

随着医疗技术的进步，全球人均期望寿命有所延长，随之而来的是世界各国人口老龄化发展和疾病谱的改变。根据世界卫生组织 2019 年发布的《2020 - 2030 年健康老龄化行动十年》，到 2030 年，全球 60 岁及以上人口的数量将从 2017 年的 9.62 亿人增至 14 亿人；而到 2050 年时，全球老年人口将达到 21 亿人，预计约占那时全球总人口的 1/5。此外，发展中国家的人口老龄化速度正在加快，民众对卫生服务（尤其是康复护理服务）的需求显著增加，医疗服务体系也在面临调整，国家卫健委 2019 年 11 月发布的《关于建立完善老年健康服务体系的指导意见》要求，到 2022 年二级及以上综合性医院设立老年医学科的比例达到 50% 以上，80% 以上的综合性医院、康复医院、护理院和基层医疗卫生机构成为老年友善医疗卫生机构。外部环境变化不仅促使医院内部进行调整，而且推动了医院认证的新一轮发展。

（二）医院变革：医疗服务整合型发展

随着现代民众对疾病预防和健康的需求不断增加，医院所提供的医疗服务不再局限于简单的诊疗服务，而是为民众提供健康领域内各方面的服务，医院的服务理念也从"以疾病为中心"向"以健康为中心"转变，医院对原本界限比较清晰的健康服务进行重新整合，形成整合型医疗服务。

从全球来看，在欧美国家和地区的实践尝试下，整合型医疗服务逐步发展起来，不少国家和地区的医院将包括健康促进、疾病预防、治疗和临终关怀等在内的各种医疗服务进行整合，根据患者的健康需求，协调各级、各类医疗服务机构，为患者提供全生命周期的连续性服务。在这种情况下，医院认证机构便需要思考如何去评价一个整合型医疗服务体系，换言之，当对医院开展认证时，医院认证机构需关注医院更大范围的服务行为，并在此基础上对医院进行评价。

（三）技术变革：信息技术迅猛发展

当前，以云计算、大数据、物联网、移动互联网和人工智能等为代表的信息技术正在给社会带来新的发展。同时，快速发展的信息技术也在重构医疗服务格局。在全球各地，以信息技术为驱动器的医院正在完成跨越式发展，例如，广东省第二人民医院成立的广东省网络医院自 2016 年建立以来，已接诊逾 1000 万人次，人工智能的运用促使优质医疗资源下沉；广州市妇女儿童医学中心运用互联互通、人工智能技术全面提升医院的运营管理水平。在通过信息化提升医院竞争力的同时，医院的内部管理也引入"互联网 +"理念，诊疗流程、文件管理、授权管理等程序逐步通过信息化手段变得更加规范。此外，"信息孤岛"被打破后，院内、院际的信息共享程度也得到了极大提升。

三 全球医院认证的发展趋势

（一）"因地制宜"，有针对性地提升认证标准

随着医院的发展，不同类型的医院应有与其类型对应的特性，医院认证机构在医院认证过程中需要关注的层面应该是不同的。在这种情况下，"一套标准走天下"的医院认证模式也需要做一定程度的改变。目前国际上的医院认证，只有包括日本医疗机能评价机构在内的极少数医院认证机构，会

针对不同医院制定差异化的标准。比如，日本医疗机能评价机构在最新修订的医院认证标准中，首次将医院细分为普通医院、地区医院、康复医院、慢性病护理医院和精神病医院 5 类，并且在指标设置上做了有针对性的区别。例如，在针对康复医院的评价标准中，日本医疗机能评价机构在"质量持续改进措施"的基础上增加了"采用新的医疗器械、治疗方法和技术时要关注其安全和道德"的新要求，而在针对精神病医院的评价标准中，该机构在"通过团队协作实施医疗保健"方面调整了多项指标，增加了 26 个评价要素。有鉴于此，医院认证标准将向更灵活的方向发展，一是医院认证机构将设立更依赖情境、更加关注特定区域、更为灵活的认证标准，且认证结果也与医院的实际条件相关。二是医院认证体系将从"设立高标准高要求"的模式转换为"设立基本要求"的模式，通过罗列一些需要达到的基本要求确保医院提供最基本的服务，同时罗列"负面清单"，即列出禁止医院采取的行为，让医院根据自身条件采取适合的行动来保障医疗服务的质量安全。

（二）"以患者为中心"，医院认证将充分体现"患者全病程"

医院在未来发展过程中将更加突出整合型医疗服务的特点，医院认证如果仅关注诊疗服务就必然会遗漏医院的其他服务及完成情况。因此，从全局出发，未来医院认证将从"患者全病程"角度体现"以患者为中心"的特质。"患者全病程"也就是患者疾病恢复的整个流程，包括疾病认知、疾病诊断、疾病治疗、依从与后续管理。这也是从更为综合的角度评估医院对患者的价值。从这个发展趋势看，未来的医院认证将会纳入更多与"患者全病程"相关的标准条文，比如增加一些有关社区照护、疾病预防、再住院、康复等方面的标准；同时，医院认证也将更加强调患者对医院整体服务的反馈情况，因此也将纳入一些评估患者对医疗服务质量安全满意度的指标。

（三）医院认证借信息化手段追溯电子信息印迹

当前，认证官主要通过查阅文件、现场访谈、追踪评价等方式评估医院符合认证标准的程度。医院以医院认证为依据对医院内部进行一定程度的整改，这在提升医疗服务的质量安全水平的同时也为医护人员带来了一些工作上的负担。有不少医护人员反映医院认证有时候存在过度消耗资源的情况，医院往往为了改善一个小的管理细节而投入大量的人力、物力，同时使医护人员承受更多的工作负担。

随着数字时代的到来，未来的医院认证也将向非现场电子信息印迹追踪的信息化认证发展，这能在一定程度上减少了医院认证给医护人员日常工作带来的干扰。具体而言，医院管理的相关记录由烦冗的文件逐步改变为电子信息印迹，认证官借助信息化手段对电子化行为印迹进行追踪追溯即可完成大部分的认证工作。而且，评价"患者全病程"将成为医院认证的关注点，"患者全病程"涵盖病人入院前、住院中、出院后等环节，只有信息化的健康记录才能完整体现医院在"患者全病程"中的角色与作用。一是利用信息技术，医务人员将医院认证的指标体系嵌入医院的信息系统中。医护人员、医院管理者将日常的医疗行为、管理行为所产生的数据信息及时地上报至系统当中，信息系统则将其归入对应的监控指标，形成电子信息印迹。认证官通过信息系统即可完成绝大部分的认证追踪工作，甚至无须到达医院现场也可对医疗服务质量安全进行常规性评价。二是在持续改进层面，考虑到医院规模、类型的不同，医院可借助信息共享平台对比发现与其他同类型医院的差距，尤其是对比临床医疗方面的指标。比如，北极星——医院运营与绩效对标分析平台，就给医院提供了分层分类对比的窗口，医务人员在系统中填入各类指标即可看到所在医院与同层级或同类型医院的差距，从而编写质量改进报告，而认证官与医院每年至少开展一次改进讨论会，对医院的数据和质量改进报告进行评估，更加有针对性地提高医疗质量安全水平。

参考文献

[1] 陈卉：《国外公立医院第三方评价对我国的启示》，《海南大学学报》（人文社

会科学版）2017 年第 1 期。

［2］高欢、王华、冉利梅：《国外医院评审评价发展历程》，《中国医院》2013 年第
　　1 期。

［3］邓剑伟、杨艳、杨添安：《如何实施医疗服务质量第三方评价：日本 JCQHC 医
　　院审查政策及其借鉴》，《中国行政管理》2018 年第 2 期。

我国医院评审评价回顾与第三方医院评审评价的社会责任思考

阮小明　柯贤柱*

摘　要： 本文回顾总结了我国医院评审评价工作的社会责任导向；梳理了医院评审评价工作社会责任导向中存在的问题；分析了医院履行社会责任的重要性和必要性；提出应有效履行医院社会责任，进行科学、客观的评价与多维监督；结合国内外实践经验对我国第三方医院评审评价社会责任进行思考与展望。随着国家不断明晰医院评审评价方面的政策，以及现代医院管理制度的逐步形成，第三方医院评审评价也将是今后医院评审评价工作的新趋势，因此，建立健全符合国情、科学、客观、公正、动态的第三方医院评审评价机制与治理机制也将是改革者和推动者今后努力的目标与方向。

关键词： 医院评审评价　社会责任　第三方医院评审评价

一　中国医院评审评价责任

（一）医院评审评价定义

医院评价，国际上通称"医疗机构评价"（Healthcare Organization

---

*　阮小明，湖北省卫健委原副巡视员、湖北省医院协会原常务副会长；柯贤柱，湖北省肿瘤医院主任。

Accreditation），是一个医疗机构外的组织对医疗机构进行评估，判定受评医疗机构在质量与管理等方面与评价体系标准的符合程度。

医院评审是我国基于中国卫生服务体系的特点，由政府主导开展的针对医疗机构的评价工作，主要是对医疗质量与安全的方针和目标、医疗机构的现状、适宜性、充分性和有效性进行评价的一种方法。

（二）医院评审评价工作的责任导向

医院评审评价工作是以外部力量促进医院质量改进和对行业质量监控的有效方法，是对医院质量管理的外部监督。较多的国家通过医院评审评价来促进医院医疗质量的持续改进和绩效的提高。政府希望通过制定与医疗机构相关的国家标准，实现医疗资源的优化配置，从而建立健全保证与改进医疗服务质量的制度。而医院希望通过医院评审评价找出自身工作的问题和不足，借助相关咨询解决存在的问题，加强全体医护人员参与度与沟通程度，同时医院借助医院评审评价提高服务质量改善患者的就医体验，巩固医疗机构的核心竞争力。于患者而言，医院评审评价能反映他们对医院服务质量等方面的综合需求，有助于患者获得最佳的就诊体验。医院评审评价的目的是提高医疗服务质量，提升医院管理水平，促进医院标准化、规范化、科学化和现代化建设与发展。

国内医院评审评价工作走过了较长的实践探索之路，我国从 20 世纪 80 年代末开始探索符合我国国情的医院评审评价体系，实施医院分级管理，组织医院评审，有效地促进医院提升了医疗质量与服务水平，提高了各级医院运营效率与工作人员的积极性，获得了社会各界的认可。2011 年我国启动了新一轮的医院评审评价工作，它以完成医改任务、改进医疗服务和品质为重点，对医院进行多维度的评审评价。新一轮医院评审评价工作以坚持公益性为原则，引入持续改进质量的科学管理方法与统计学方法对所评医院开展全样本质量评价，医院评审评价利用追踪方法学从患者视角对医院实行定性与定量相结合的评价，避免盲目检查、盲目追踪，保证在有限的现场评价时间里，有针对性地对医院进行追踪检查，及时发现医院所存在的问题，并找到问题存在的原因，为医院提供持续改进的方法。

新一轮的医院评审评价工作将以患者为中心，推进医院管理发展，发挥"以评促建、以评促改、持续改进"的引导作用。

2005年以来，原卫生部开展的主要医院评审评价项目有"医院管理年活动""医疗质量万里行活动""百姓放心医院创建活动""优质医院创建活动""平安医院创建活动""'三好一满意'活动""大型医院巡查活动""优质护理服务示范工程"等。这些医院评审评价活动有力地推进了医院质量与安全水平的提升，让老百姓真正获得较好的就医体验。

在医院评审评价标准建设方面，国家先后下发《医院管理评价指南（试行）》《医院管理评价指南（2008年版）》《三级综合医院评审标准（2011年版）》《二级综合医院评审标准（2012年版）》《医疗质量安全核心制度要点》等标准，逐步健全了国家层面的医院评审评价体系，有利于医院进行科学管理，"以患者为中心"的服务宗旨不仅降低了医院的运营成本，而且提高了医院经济效益和服务水平。

部分高校和医院管理研究所自2005年以来，也开展了与医院评审评价排名相关的工作，例如，中国医学科学院医学信息研究所发布的"中国医院科技影响力排行榜"、复旦大学医院管理研究所发布的"中国医院综合排行榜"、艾力彼医院管理研究中心发布的"中国医院竞争力排行榜"等。这些在国内较有影响力的医院序化排名和综合评价，正在逐步得到社会和医院的认可。

在医院专项质量评价体系建设方面，国家先后对临床路径、医疗安全（不良）事件管理、合理用药、单病种质量、医学影像安全放射和核医学安全、病案质量控制与评价、多学科诊疗模式（MDT）、三级公立医院绩效考核、DRGs管理与评价等制定了相关评价标准。医院专项质量评价体系为医院建立了内部专项管理标准，促进了医院专项质量的规范管理和安全管理，使我国医院在专项系统化管理上得以发展。

医院专科质量是医院质量的重要环节。为提升医院专科质量，国家先后制定并下发了一系列医院专科质量控制与评价标准，内容涉及肿瘤专科、院前院内急救（急诊）、手术麻醉（围术期）、重症医学、临床检验、用药安全、精神病专科、传染病医疗、护理质量、血液净化、医院感染管理、康复、医院行政后勤管理等方面。根据各专科的不同特征，医院专科质量评价的侧重点有所不同，评价方在评价时采取采集客观数据、个案和过程跟踪、人员访谈、现场随机抽查等方式，有效保证了医院专科质量评价的水平。

在医院临床研究应用评价工作方面，我国先后发布了《国家临床重点专科管理评分标准》《医疗技术临床应用管理办法》等。

在医院医疗服务能力标准评价工作方面，我国制定并发布了中国医院医疗质量指标评价体系（CHQIS）、《三级综合医院医疗服务能力指南（2016年版)》、国家医学中心和区域医疗中心认证与评价等标准。

在电子病历建设方面，2018年发布的《关于印发电子病历系统应用水平分级评价管理办法（试行）及评价标准（试行）的通知》，详细列述了各级医院电子病历要达到的级别，将电子病历评级分为0~8级，共9个等级，该通知要求所有的二级医院均参与辖区内的电子病历系统应用水平的评级工作。为加强医院与患者间信息的互联互通，提升各级医院医疗服务智慧化水平，2019年下发的《医院智慧服务分级评估标准体系（试行)》，将医疗机构的智慧医院建设和改善医疗服务评估分为0~5级，共6个等级，要求所有的二级以上医院参与该项评估工作。

（三）医院评审评价的责任导向中存在的问题

经过多年的实践与推进，我国的医院评审评价工作所取得的积极成效有目共睹，但医院评审评价工作的责任导向作用未充分发挥。例如，各级医院缺少评审评价压力、未激发内生动力，医院和医院管理者未真正理解医院评审评价对促进医院科学管理和健康发展的重要作用，抵触医院评审评价工作或盲目"达标上等"。在医院评审评价标准建设上，综合医院、中医院、妇幼保健院等医疗机构的评审评价自成体系，制度设计尚未统一，影响评审评价结果的公正性和结论的可比性。有些医院的评审评价工作是在行政干预下进行的，医院评审评价组织较为松散，对医院指导不充分，科学统一的医院评审评价制度和机制尚需完善。医院信息化建设缓慢，与医院评审评价工作对数据分析的要求存在较大的差距。同时医院评审评价标准更新滞后，新的质量、安全、服务、管理、绩效的政策和要求未在标准中充分体现。

美国 JCI 评价标准以医疗质量和患者安全为关注焦点，HIMSS 评级标准侧重于医院的信息技术建设与应用，截至 2018 年 11 月，我国通过美国 JCI 认证的医疗机构有 100 余家，HIMSS EMRAM 评级在六级以上的医院有 50 余家。美国 JCI 评价和 HIMSS 评级虽然促进了医院质量与信息化水平的提升，保障了患者的就诊安全，但也存在威胁我国医疗卫生数据安全的巨大风险。虽然美国 JCI 评价是医院走向国际化医疗市场的通行证，但高额的评价费用不利于医疗资金的合理应用。虽然美国 JCI 评价、HIMSS 评级的先进理念和评价技术可学习、可借鉴，但医院管理者也应规范管理，提升医疗服务质量，满足民众健康需求，建立一系列适应我国国情的医院评审评价体系和制度。

医院评审评价工作对医院应发挥正向激励作用，调动医护人员的主观能动性，使之更加关注医疗质量和技术能力的提升工作，而不是引导不合理的患者流动。医院评审评价机构应更科学合理地设计评价指标体系，以医疗质量相关的指标为核心。因为评价排名数据信息的准确性、完整性以及可靠程度直接影响排名结果的科学性和权威性，所以充分科学的信息收集、整理和统计不仅是排名质量的基础，而且信息数据收集过程中的安全性也需要得到保证。医院评审评价工作对各家医院的优势专科评价也应有所区别，排名的目的是让医疗机构既了解其他医院先进的一面，也要了解自身的短板、薄弱点和不足之处，找到自身可持续发展的努力方向。

二 如何评价公立医院的社会责任

（一）相关概念

"医院的社会责任"来源于"企业的社会责任"，公立医院的社会责任是由国家或国有企事业单位创办的具有公益性质的非营利性医院，在依法实现为社会提供医疗保障和公共医疗服务以及本身可持续发展的基础上，为满足特定的社会需求，为社会、患者和内部职工所担负的效益责任、法律责任、社会道德责任和慈善责任。

（二）公立医院履行社会责任的重要性及必要性

公立医院的主要任务是为社会大众提供医疗卫生健康服务，因服务对象较多，每个人对医疗服务的需求不同，所需要的医疗服务质量与种类也不相同，这些需求就构成了医疗服务市场化的前提，也形成了医院走向市场化运行的原始动力，如果公立医院在提供医疗服务过程中过度追求经济利润，不承担或较少承担社会责任，将背离其公益的本质属性，而滑入逐利的轨道，最终失去社会的信任与认同，不被服务对象接纳，不利于公立医院自身的生存与发展。因此，应将社会责任纳入公立医院发展评价与考核指标中，确保公立医院不偏离公益性的方向，使之在生存与发展中不忘公益性服务的本质。

在近20年的发展中，受市场经济和企业改革政策的影响，我国的公立医院也不同程度地引入了企业化管理模式。一方面，公立医院引入企业经营服务理念，使公立医院低效率、高收费、服务差的不良状态得到有效改善；另一方面，有些公立医院引入企业化运营竞争模式，盲目扩大在医疗市场的占有份额，以获取高收入、高利润为主要目标，弱化了公立医院应尽的社会责任，这种只追求经济效益的短视行为背离了医疗服务的公益性初衷，使极少数医务人员的职业道德逐渐丧失，医疗卫生行业的服务理念逐渐淡化。公立医院社会责任的本质是要求医院在社会发展中，继续坚守道德准则，约束自身行为，它既体现公立医院的服务宗旨与文化价值，也反映公立医院日常服务行为和管理监督政策的内在要求。所以，履行社会责任、重视社会效益，是我国医疗卫生行业良性发展的必然要求。

公立医院的本质属性是公益性，公益性决定了公立医院要更加重视社会责任，公立医院在经营活动中承担和履行社会责任就是公益性的具体表现。公立医院应与社会建立良好互动，构建和谐医患关系，增进社会理解，获得社会的信任与尊重。公立医院在发展自身的同时，还要对患者、员工、社会负责。强化公立医院的社会责任管理，就要统筹好公立医院社会效益与经济效益，从根本上保证公立医院为民众提供医疗卫生服务的主流意识不动摇，使医患沟通顺畅，增进人文关怀，不断改善医患关系，摒弃医疗逐利，坚持公益性。从而使公立医院更好地从经济、法律、伦理和慈善方面履行社会责任，转变公立医院在民众心目中的形象，凸显公立医院在社会系统中的价值，提升其社会效益。

大量相关研究结果显示，组织履行社会责任的好坏，不仅影响组织社会诚信度的高低，而且关系到组织能否取信于民，影响组织能否建立良好健康的公众形象和能否长期维持市场的稳定。为此研究人员认为组织社会责任履行的好坏与其经济绩效的好坏之间呈正相关。履行社会责任是公立医院院内文化建设的一部分，形成公立医院的新型文化价值体系，并将其融入公立医院管理中，可增强医疗服务提供者的社会责任感。公立医院应以公益性为导向营造医院文化氛围，并建立多种渠道将公立医院的社会责任向患者、向社会传播，让社会大众接受公立医院、认可公立医院、依赖公立医院，使公立医院树立良好的社会形象，赢得良好的社会声誉。

（三）公立医院履行社会责任的监督与评价

社会责任涉及的层面较广较深，运用科学的方法来评价公立医院所承担的社会责任有利于公立医院更好地履行社会责任，推动公立医院健康可持续发展。因此，建立由政府、社会参与，医院自评相结合的多维度监督考评体系对公立医院社会责任的履行具有重要的现实意义。

目前我国还没有客观、成熟的公立医院社会责任评价指标和评价体系。原卫生部下发的《医院管理评价指南（试行）》《医院管理评价指南（2008年版）》，设立了5个有关医院社会效益的评价标准，但都是定性的衡量标准，没有明确的量化考评指标。在《三级综合医院评审标准（2011年版）》《二级综合医院评审标准（2012年版）》的相关条款中明确了医院要坚持公益性，设定了"应急管理、对口支援基层医院、为农村培养人才、承担突发公共卫生事件的预防和救治任务、开展健康教育与公益性的社会活动"

等条款任务指标，都是要求公立医院履行医疗行业社会责任的要求。

政府是监督公立医院履行社会责任的主要力量，要明确公立医院的服务宗旨、设置条件和标准，建立责权明晰的监督评价制度，并以政策文件的形式加以规范，给予积极履行社会责任的公立医院适当的政策倾斜，鼓励公立医院主动承担社会责任。

政府须加强对公立医院资金投入的监管，财政拨款作为公立医院生存和发展的基础和补充，政府需要对其进行监督和考评，可将财政拨款的监管结果加入对公立医院综合评定中。

医疗卫生服务的覆盖程度和质量与社会群众的健康状况相关，所以全社会都应参与、支持公立医院改革，对公立医院运行的各环节进行监督。充分发挥新闻媒体、组织、患者等对公立医院的监督作用，促使社会各界主动监督公立医院履行社会责任的情况，以提高医院院务活动的透明度，同时也利于公众为医院发展献计献策，形成立体式、全方位的公立医院社会监管机制。在构建公立医院社会责任评价指标体系时应遵守系统、科学、可操作原则，客观、科学地评价公立医院的社会责任履行情况。

宏观上，公立医院既要履行政府的公共卫生服务职能，也要为人民群众提供基本医疗服务，这是公立医院对国家卫生要求的必要回应，也是公立医院社会效益的体现。微观上，公立医院要提高管理水平，为人民群众提供优质、高效、便捷、价廉的医疗服务，同时体现良好的资源利用能力，这就是经济效益的体现。由此不难看出，公立医院既体现了国家或集体所要求的公益性，也体现了公立医院是经济效益的产出组织，这也正是公立医院履行社会责任的本质表现。

三　医院社会责任评价指标体系探索

（一）建立医院社会责任评价指标体系的意义

积极务实地承担社会责任对公立医院的可持续发展来说非常重要，

它有利于公立医院创造竞争优势，有利于公立医院调整医患关系，有利于公立医院获得较高的社会声誉。因此，不定期对公立医院开展社会责任评估，可促使公立医院在治病救人过程中，倾听社会真实呼声、明确自身不足、查找自身差距、确立改进方向。虽然国内外目前还缺乏既科学有效又符合时代需要的医院社会责任评价指标体系，但有必要对其进行相关的理论研究，我国对医院社会责任评价指标体系建设的研究还处在探索阶段。因此，有必要开展对医院社会责任评价指标体系的实践研究，界定公立医院社会责任的定义、内涵和具体指标，满足时代对公立医院健康服务的需要。

（二）医院社会责任评价指标体系的探索

有学者通过对新时期公立医院的社会功能、社会责任，以及不同时期公立医院相关社会政策的解读，认为医院社会责任评价指标体系的作用是帮助管理者对医院生存与发展制定正确的政策和战略。此外，也有学者认为构建医院社会责任评价指标体系应遵循系统性、科学性、客观性以及可操作性原则，将评价总体目标系统性地分解细化为三级指标，从内外两个层面出发，构建员工、业绩、患者、政府、环境和医保部门等方面的指标。北京大学教授李玲认为，公立医院除了遵循一般医院和一般非营利性医院的管理制度之外，还要在维护医疗服务和融资公平性、提高医疗服务的宏观和微观效率、承担政策性职能等方面体现公益性。

原卫生部下发的相关文件，明确了公立医院是政府创办的公益性事业单位，不以营利为目的，坚持公立医院的公益性，要求公立医院在提供医疗卫生服务时，必须把社会效益放在首位。这是从宏观与微观层面对公立医院的定位，明确了公立医院的办院方向和应承担的社会责任。《医院管理评价指南（2008 年版）》从完成政府指令性任务、突发事件医疗救助、社会卫生服务指导、支援农村和社区、支援边疆卫生、指导下级医疗机构技术、履行公共卫生职能、承担重大灾害事故紧急医疗救援任务等方面来考评公立医院，这是对公立医院在社会责任和义务政策上的要求。

（三）三级公立医院绩效考核对社会责任的导向作用

2019 年 1 月，国务院办公厅下发的《关于加强三级公立医院绩效考核工作的意见》，从国家层面对三级公立医院加强绩效考核，引导三级公立医院落实社会功能定位，为人民群众提供高质量的医疗服务。该文件所设计的评价指标体系包括医疗质量、运营效率、持续发展、满意度评价 4 个维度，共 55 项评价考核指标，没有提及业务规模，并且明确提出医院要走质量效益型发展之路，这直接体现了"质量、效率、发展和满意"是三级公立医院发展的方向。

在医疗质量方面，三级公立医院要明确诊治疑难重症疾病的功能定位，关注医疗服务质量安全，确保临床合理用药，优化医疗服务流程。坚持医疗服务安全质量优先的导向，合理合规使用药物，坚持贯彻落实基药制度，将"医疗质量"作为监控重点，防止医院走盲目扩张的狭隘发展之路。

在考核指标设计方面，通过设立医疗质量控制、合理用药、检查检验同质化等指标，该评价指标体系考核医院医疗质量和医疗安全，通过有代表性的单病种质量控制指标，考核医院重点病种、关键技术的医疗质量和医疗安全情况；通过出院病人微创手术占比、出院病人四级手术比例等指标，考核三级公立医院是否以疑难复杂手术、微创手术为重点收治患者；通过设立大型医用设备维修保障及质量控制管理指标，推动公立医院实行更为精细化的成本管理；通过设立门诊患者预约诊疗率、预约后平均等待时间及电子病历系统应用水平分级等结果性指标，考核医院管理流程、资源调配等多种信息化建设情况。公立医院的主要任务是向人民群众提供高质量的医疗卫生服务，本质上也是在承担社会责任。

在运营效率方面，该评价指标体系设计了收支结构的 6 项评价指标，例如，人员支出占业务支出比重、万元收入能耗支出、收支结余、资产负债率等，可见公立医院实行规范化、精细化管理是其内在发展的需求，也是承担社会责任的基础。关心各类员工成长、保障员工合法权益、提供合理的福利待遇以及建立有效的激励制度，既属于医院的道德责任，也可以视为其应承担的法律责任。同时坚持公立医院控制医疗费用增幅的导向，虽然近几年随着医保覆盖面的扩大和报销比例的不断提高，医疗总费用中患者自费的比重不断下降，但是由于医疗总费用总体水平的较快提升，患者承担的医疗费用不但未降低，反而有所提升。然而医疗费用的降低需要国家加大财政投入健全公立医院补偿机制，这并非公立医疗机构本身可以解决的问题，但是公立医疗机构至少应从患者利益出发，向患者提供适宜的医疗服务，减轻患者的经济负担。坚持降低医院能耗的导向，属于社会责任中的"社会效益"部分，该评价指标体系制定了与经营绩效有关的"合理运营和经济效益"指标，是从公立医院出资人这个利益相关者角度出发做出的探索。

该评价指标体系设计持续发展维度的指标以引导公立医院实现可持续发展、鼓励科研成果转化，促使医院正向发展。设立麻醉、儿科、重症、病理、中医医师占医护人员总量的比重、医院接受其他医院（尤其是对口支援医院、医联体内医院）进修人数、住院医师参加医师资格考试通过率、承担培养医学人才的工作成效等指标以引导公立医院在实现经济效益的同时要履行培养人才的社会责任，尤其是对重点专业与紧缺人才的培养。同时设置学科建设评价指标，例如，每百名卫生技术人员科研项目经费、每百名卫生技术人员科研成果转化金额等，引导公立医院重视持续发展的动力。值得一提的是，该评价指标体系将"公共信用综合评价等级"作为考核评价指标，体现了公立医院与外部机构诚信合作对利益相关者的影响，符合社会责任的内涵要求。

该评价指标体系将"满意度评价"作为考核评价指标，使之作为一项外部评价指标来衡量医院内部的持续性质量与服务水平，该指标不仅关注服务对象的满意度，而且关注服务提供者的满意度，较为全面地考虑患者、医院员工等方面的需求，更加体现了公立医院的社会责任。

三级公立医院绩效考核工作对公立医院的发展影响至深，是一项庞大的系统工程。在考核程序上设有医院自查自评、省级年度考核、国家监测分析3个维度，充分发挥公立医院在考核评价工作中的主动性与积极性。设置与社会责任直接相关的26项评价指标，是为了引导公立医院的发展方向与人民的需要和政府的医改方向保持一致，履行好政府办医职责。并将社会责任的考核要求层层传导至医院科室和医务人员，把人民对医疗服务的要求、政府办医方针与期望准确传递给公立医院，公立医院再通过内部考核的方式下传到各科室、个人，这将引导公立医院做出正确的社会责任行为。把公益性的办院方向放在前面，可更好地落实以人民为中心的医疗服务理念。

（四）构建医院社会责任评价指标体系的展望

公立医院社会责任的影响因素分内部和外部两个方面，内部影响因素包括医院的财务能力、医院的性质、医院自身的规模、医院内部的文化、院长的道德责任感或社会责任感、医院的治理结构等；外部影响因素包括社会责任相关法律及标准的制定、国家的医疗补助制度及国家对医院的补偿机制建设、经理人市场的完善、相邻地区医院的影响、第三方组织的监督、非营利组织的发展、上级卫生行政部门的监督考核等。医务工作者既是医院社会责任的主要履行者、提供者，也是社会责任的探索者和受益者，他们对医院社会责任影响因素的理解与执行，将在某种程度上直接决定医院对社会责任的履行效果。

社会责任的履行程度直接影响民众对医院的信任程度，也将影响民众对医院的认可支持程度，这不仅关系到医院自身的生存，而且关系到医院的可持续发展。建立一套科学有效的社会责任评价指标体系能够系统地评估公立医院社会责任的履行程度，正确引导公立医院的办院方向。医院社会责任评价指标体系的客观性、科学性直接影响医院评审评价结果的效度与信度。建立公立医院社会责任评价指标体系应遵循系统性、科学性、可操作性、定量评价方法和定性评价方法相结合的原则，使该评价指标体系更具综合性和导向性，达到较好的社会责任评价效果。

四 第三方医院评审评价的社会责任

（一）第三方医院评审评价定义

一个机构对自身的评审评价为第一方评审评价，上级管理机构对下级机构的评审评价为第二方评审评价，由这两个主体之外的某个主体发起的评审评价为第三方评审评价。由第三方进行的评审评价国际上也称为外部评审评价。第三方医院评审评价指的是由政府及医疗机构之外的一个组织对医疗机构进行评估，判定医疗机构与质量和管理等方面标准的符合程度。

政府、医疗机构之外的第三方医院评审评价机构，行使外部监督职能，弥补卫生行政部门的监管不足，有利于医院评审评价的客观公正，使评价结果也更具公信力。同时第三方医院评审评价工作大多由拥有专业人才队伍的专业团体进行，这些专业团队在制定评价指标或标准、分析评价数据、判断评价结果等方面更具客观性、专业性，不仅能够提高医院评审评价的科学水平，而且有其他评价方式所不具有的优势。

（二）第三方医院评审评价国际经验

国外的第三方医院评审评价历经近 70 年的发展已趋成熟，目前已应用于全世界多个国家和地区。其核心理念是从对患者进行人文关怀的角度推进医疗服务质量、患者就诊安全的持续改进。国际上有第三方医院评审评价组织是独立的、非官方的、非营利性的，医院必须接受第三方医院评审评价机构的评价才可继续运营。国外较为完善的第三方医院评审评价机制可以确保医院评审评价工作的公正性、客观性与专业性，同时第三方医院评审评价机构对医院评审评价标准与评审评价方法不断完善，对医院评审评价专家进行同质化培训，对医院评审评价过程进行动态的、关联性的管控等，得到政府、社会与受评医院的高度认同。国际化的第三方医院评审评价促进了不同医院间管理同质化的健康发展，其成熟经验与运行模式值得我国医院评审评价机构借鉴学习。

（三）第三方医院评审评价国内实践

国内第三方医院评审评价走过了多年不平坦的探索之路。自 2004 年盛京医院委托第三方医院评审评价机构对医院的满意度进行测评以来，先后有云南、广东、海南、吉林、浙江、上海等地的医疗机构委托第三方医院评审评价机构开展医院评审评价工作，均取得了丰富的经验与出色的成绩，全面提升了医院的规范化管理水平，例如，2008 年海南医院评鉴暨医疗质量监管中心的第三方医院评审评价模式；2012 年以来原国家卫计委委托医院管理研究所对全国多家省部级医院进行医院评审评价指导；艾力彼医院管理研究中心推出的广州艾力彼星级医院评价、智慧医院 HIC 评价；云南省医院协会委托第三方医院评审评价机构对云南省境内的医院开展评审评价工作。2011 年原卫生部下发的《医院评审暂行办法》、2015 年国务院办公厅下发的《关于城市公立医院综合改革试点的指导意见》、2017 年 9 月国务院下发的《关于取消一批行政许可事项的决定》等文件，也明确将授权第三方机构或组织实施医疗评审评价工作，政府只作为医院评审评价规则的制定者和监督者，这为我国开展第三方医院评审评价工作奠定了政策基础。

（四）第三方医院评审评价的社会责任与思考

我国的公立医院是政府卫生服务职能的延伸，政府出资办院，并制定法律和政策以监督公立医院的合规运行，如果再对其进行评价很难做到客观公正。因为医院的评审评价工作是一项系统、复杂、专业性较强的工作，所以需要第三方医院评审评价机构以符合国家政策与健康需求导向的标准，依靠专业的评价专家队伍来完成这项复杂的工作。虽然我国已不同程度地开展了第三方医院评审评价工作，并取得了一定成效，但卫生行政部门对第三方医院评审评价工作持观望态度。因为卫生行政部门首先考虑的是第三方医院评审评价机构是否会偏离卫生政策方向，其次考虑的是第三方医院评审评价组织是否严密，人员的专业性能否得到保证，重要的是第三方医院评审评价机构能否守住道德底线，不受经济利益的驱使。这些社会风险是实施第三方医院评审评价不得不考虑的深层次问题，也是第三方医院评审评价工作推进缓慢的直接影响因素。

实施第三方医院评审评价是落实《医院评审暂行办法》《关于城市公立医院综合改革试点的指导意见》《关于取消一批行政许可事项的决定》等文件关于探索第三方医院评审评价机制的精神；是转变政府在医疗卫生领域的

管理职能，即由过去的行政管理、微观管理向行业管理、宏观管理转变，发挥行业协会等第三方机构间接管理的作用，真正让"放管服"在卫生领域发展起来。

实施第三方医院评审评价也是政府培育和监管卫生行业的实践过程。业内学者呼吁加快建立政府监督、医院自评、第三方独立评价的中国式医院评审评价模式，出台促进第三方医院评审评价机构优胜劣汰的法律和政策，用良好的体制机制鼓励第三方医院评审评价健康运行。卫生行政部门对第三方医院评审评价机构能否承担有效评价医院的重任持观望态度，这更需要解放思想，加大改革力度，培育基础较好的第三方医院评审评价机构，提供所需的物质保障，允许先行先试，在探索中强化监管，完善运行机制和治理机制，营造有中国特色的第三方医院评审评价的制度环境。

第三方医院评审评价可有效促进医院医疗服务质量的改进和提高。我国多年来对医院的监管大多采用的是卫生行政部门定期检查与评价，虽然在一定程度上促进了医疗质量与安全性的提高。但由于临时组建的检查队伍不专业，医疗机构接受的是运动式检查，做的是应付性的准备，所以医院难以得到系统指导、培训、咨询和技术支持。第三方医院评审评价专家团队经过系统化、同质化、规范化培训，可为医院提供及时的咨询、培训与个性化指导，与医院建立有机的互动模式，帮助医院对照法律、政策与标准，找出问题，自查自改，促使医院在第三方医院评审评价机构的指导下完成评价前期、中期、后期的持续改进。同时，第三方医院评审评价也可将社会公众引入对医院的监督与评价中，建立信息公开、社会多方参与的监管机制，促进医院加强管理，改进质量与服务，增强核心竞争力，让政府的宏观决策得以实现，也让第三方医院评审评价更客观、更公正，以获得更多的社会认可与支持。

目前我国开展第三方医院评审评价的条件是成熟的，首先，国家的政策已经明确了要建立第三方医院评审评价机制，即在全国探索由卫生行政主管部门、医保机构、社会评估方、专家代表共同参与的第三方医院评审评价机制，行使对医院的评价与监管权力。其次，在新一轮的医院评审评价工作中，较多的专家与学者通过广泛、深入地研究与探索，获得了丰富的医院评审评价经验。加之我国在医院信息化方面的投入与建设，使开展医院评审评价所需的质量与安全数据能被及时获取，让基于医院大数据的分析与评价成为现实。同时国外成熟的第三方医院评审评价经验也可被我国医院评审评价机构借鉴。随着关于医院评审评价的政策不断明晰，以及现代医院管理制度的逐步形成，第三方医院评审评价也将是今后医院评价工作发展的新趋势，建立健全符合国情、科学、客观、公正、动态的第三方医院评审评价机制与治理机制也将是改革者和推动者今后努力的目标与方向。

参考文献

[1] 高欢：《构建我国第三方医疗机构评价组织的研究》，硕士学位论文，华中科技大学，2011。

[2] 夏云：《复旦大学附属华山医院医疗质量管理现况及对策研究》，硕士学位论文，复旦大学，2007。

[3] 邬静艳、杨泉森：《医院评价的国际经验及完善我国医院评价体系的设想》，《中国医院管理》2012年第10期。

[4] 李青：《基于 AHP - 模糊综合评价模型的健康体检中心评价指标体系研究》，硕士学位论文，中南大学，2009。

[5] 何有琴、刘岩、刘亚民等：《国外医院评审的历史与经验及其对我国医院评审的启示》，《卫生软科学》2007年第6期。

[6] 顾福来：《我国医院评价体系的研究》，硕士学位论文，大连理工大学，2009。

[7] 贾婧：《专科医院评价指标体系的构建与应用研究——以山东省5家眼科医院为例》，硕士学位论文，山东大学，2018。

[8] 曹建文、刘越泽：《医院管理学》，复旦大学出版社，2010。

[9] 李永生：《论社会主义市场经济与医院的社会责任》，《中国医院管理》2006年第1期。

[10] 黄锐、陈迎春、冯占春等：《我国公立医院利益相关者研究》，《中华医院管理杂志》2011年第8期。

[11] 胡贵毅：《企业社会责任理论的基本问题研究——基于企业价值创造与利益分配的视角》，硕士学位论文，上海交通大学，2010。

[12] 黄亚平、雷婷婷：《我国企业社会责任评价指标体系的建立》，《中国统计》

2009 年第 6 期。

[13] 奚松：《公立医院社会责任的边界与价值诉求》，《中国医院》2009 年第 4 期。

[14] 刘肖宏、田立启、魏仁敏：《公立医院社会责任的研究构思》，《齐鲁医学杂志》2009 年第 1 期。

[15] 苏红：《公立医院与社会责任》，《卫生经济研究》2008 年第 7 期。

[16] 饶克勤：《国际医疗卫生体制改革与中国》，北京医科大学出版社，2011。

[17] 李斌、任荣明、韩辉：《利益相关者视角下的公立医院社会责任》，《西南国防医药》2012 年第 4 期。

[18] 徐爱军、施燕吉、杨学伟等：《医院社会责任行为表现体系的确定研究》，《中华医院管理杂志》2012 年第 9 期。

[19] 赵斌、姚俊：《基于社会责任的公立医院可持续发展研究》，《中国卫生经济》2009 年第 4 期。

[20] 李玲、陈秋霖、张维等：《公立医院的公益性及其保障措施》，《中国卫生政策研究》2010 年第 5 期。

[21] 郑大喜：《公立医院公益性测量与评价体系研究》，《中国卫生质量管理》2010 年第 5 期。

[22] 国家卫生健康委员会：《国务院办公厅关于加强三级公立医院绩效考核工作的意见》，2019。

[23] 马丽平：《我国医院评审评价机构设置之我见》，《中国医院管理》2010 年第 10 期。

[24] 李清、李岩、张俊：《第三方医院评价体系构建探析》，《医院管理论坛》2016 年第 10 期。

[25] 杜克琳、张开宁、范萍等：《全球第三方医院服务质量评审文献研究》，《管理世界》2018 年第 1 期。

[26] 俞国培、马谢民、李岩等：《对构建中国第三方医院评审机构的思考和建议》，《中国医院管理》2014 年第 1 期。

[27] 马丽平、赵明刚、郭艳红等：《中英两国医疗质量评价比较研究》，《中国医院管理》2015 年第 10 期。

[28] 徐洁：《第三方认证，规范路在何方？》，《中国医院院长》2018 年第 7 期。

我国医疗机构信用评价体系建设的政策环境与发展策略

李永斌*

摘　要： 社会信用评价体系是推进国家治理体系和治理能力现代化建设的重要实践，能够在创新社会治理方式、转变政府职能、加强事中事后监管中发挥重要作用，为经济社会发展提供有力的道德支撑和制度保障。为满足人民群众多层次、多样化的健康服务需求，我国逐步形成了公立医院与社会办医协调发展的基本格局。在内外部因素的共同作用和影响下，我国医疗机构的信用自律与行业治理体系建设显得尤为重要。

关键词： 医院评价　信用评价　医疗机构信用　诚信评价

　　孔子曰："人而无信，不知其可也。"诚信是人类共同的价值追求，也是社会良性运行的重要基石。当前，我国正处在实现中华民族伟大复兴的关键时期，经济正从高速增长阶段向高质量发展阶段转变，对风险管控能力的需求也越加迫切。

　　社会信用体系是推进国家治理体系和治理能力现代化建设的重要实践，能够在创新社会治理方式、转变政府职能、加强事中事后监管中发挥重要作用，为经济社会发展提供有力的道德支撑和制度保障。

---

　　* 李永斌，中国医院协会副秘书长。

在卫生健康领域，我国自古就有"济世救人"的医学人文精神与"尊医重道"的和谐发展共识。为满足人民群众多层次、多样化的健康服务需求，我国逐步形成了公立医院与社会办医协调发展的基本格局。在内外部因素的共同作用和影响下，我国医疗机构的信用自律与行业治理体系建设显得尤为重要。

一　理论释义

（一）诚信、信用与征信

"诚信"即诚实守信，是属于道德范畴的概念，因此具有道德规范和道德品质两层含义。"信用"是随着商品流转与货币流转分离而产生的概念，是社会经济主体的理性行为和能力体现。"征信"是征信机构依法收集、整理、保存、加工信用信息，并对外提供信用报告、评估、咨询，进行信用管理的活动。[1] 诚信、信用与征信三者之间相互作用、相互影响、紧密联系，共同构成了社会信用体系建设的核心内容。诚信是一切信用形式的共同基础，信用是诚信原则在社会经济主体活动中的基本体现。诚信和信用是社会发展的目的，征信是实现这一目的的手段。[2]

（二）信用体系及信用评价

信用体系是为保证社会各方兑现信用承诺的一系列安排的总称，包括制度机制、机构平台、监管治理等方面，其核心是以法律和道德为基础，惩戒失信行为，褒扬诚实守信行为，促进经济和社会的健康发展。信用评价的目标就在于通过内部管理（自律）和外部评价（治理）推动行业建立信用体系，树立行业良好的信用形象，使行业内外部的信用行为和信用能力处于最佳状态。[3]

---

[1]　中华人民共和国国务院：《征信业管理条例》，2013。
[2]　中国人民银行：《中国征信业发展报告（2003－2013）》，2013。
[3]　《社会信用体系与征信体系的区别》，信用中国，https://www.creditchina.gov.cn/xinyongyanjiu/yanjiuxinyongzhishi/201901/t20190129_145536.html。

二 国际经验与国内实践

（一）国外信用管理与征信模式

信用系统与征信体系建设在欧美国家和地区已有100多年的历史。由于各国和各地区社会基础、经济水平、法律架构等方面的特点和差异，所形成的信用机制在组织形式、运行规则和监管体系等方面有着明显不同。目前国际上主要有政府主导模式、市场主导模式、行业协会模式和混合发展模式四种信用管理与征信体系模式（见表1）。

从宏观政策体系架构层面看，美国和欧盟国家（如德国等）通过专项立法的方式，例如，《消费者信用保护法》《公平信用报告法》《信用修复机构法》等，为信用体系的有效运行营造规范的法律环境。而部分亚洲和南美洲国家和地区则多采用分散立法、按需监管的方式对行业机构加以约束和管理。

表1 国际主要信用管理与征信体系模式

	政府主导模式	市场主导模式	行业协会模式	混合发展模式
典型国家	德国、法国、比利时、意大利等	美国、英国	日本	印度、韩国、新加坡
运作主体	政府、央行、金融及监管机构	商业机构	行业协会征信机构	政府、市场、第三方兼而有之
设立目的	金融监管及风险防范	信用评级	信用评级（以会员信息共享的方式）	监管与信用评级
特征	强制性、非营利性	自愿性、营利性	自愿性、营利性	非强制性，允许私营机构盈利
数据来源	渠道狭窄，多为政府监管的金融机构	渠道众多，各类授信机构、公共服务机构等	会员机构上报	渠道众多
开放程度	低，通常仅向金融机构开放	高，向社会公开	中，向会员企业公开	依据使用的数据而不同

资料来源：中国医院协会。

综观国外信用管理与征信体系建设的成功经验，一是建立完善的征信法律法规体系，为信用管理与征信体系建设提供有力的政策保障；二是明确政府和市场双驱动的机制，推动行业的监管治理；三是注重技术标准和评价体系的应用，使公众认可和支持。

（二）我国信用管理与征信体系发展

1. 政策基础

社会信用体系作为社会主义市场经济体制和社会治理体系的重要组成部分，是社会发展与文明进步的重要标志。习近平总书记在国内外多个重要场合多次重点强调诚信的重要性，提出"推进社会诚信体系建设，让失信者寸步难行"，为诚信的时代价值的发展提供了基本遵循。①

党的十八大以来，我国加快推进社会信用体系建设。党的十八大报告明确提出，"加强政务诚信、商务诚信、社会诚信和司法公信建设"；党的十八届三中全会提出，"建立健全社会征信体系，褒扬诚信，惩戒失信"；《中共中央　国务院印发关于加强和创新社会管理的意见》提出，"建立健全社会诚信制度"；《中华人民共和国国民经济和社会发展第十二个五年规划纲要》（以下简称"十二五"规划纲要）提出，"加快社会信用体系建设"的总体要求；2013 年《征信业管理条例》（国务院令 631 号）与《征信机构管理办法》〔中国人民银行令（2013）1 号〕相继发布；2014 年 1 月，国务院常务会议通过《社会信用体系建设规划纲要（2014—2020 年)》，加快部署建设社会信用体系、构筑诚实守信的经济社会环境；2016 年底，《关于加强个人诚信体系建设的指导意见》《关于加强政务诚信建设的指导意见》相继发布，社会治理创新体系逐步健全。

2019 年 7 月，国务院办公厅印发的《关于加快推进社会信用体系建设构建以信用为基础的新型监管机制的指导意见》〔国办发（2019）35 号〕

---

① 《国务院关于印发社会信用体系建设规划纲要（2014—2020 年）的通知》，信用中国，https：// www.creditchina.gov.cn/biaozhunguifan/zonghexingbiaozhunguifan/201801/t20180117_106667.html。

明确提出，以加强信用监管为着力点，创新监管理念、监管制度和监管方式，建立健全贯穿市场主体全生命周期，衔接事前、事中、事后全监管环节的新型监管机制。至此，我国以信用为基础的新型监管体系架构基本成型。

2019 年 10 月 31 日，党的十九届四中全会通过的《中共中央关于坚持和完善中国特色社会主义制度、推进国家治理体系和治理能力现代化若干重大问题的决定》，为推进国家治理体系和治理能力现代化提供了总体方略，同时也为社会信用体系发展创造了新的历史机遇。

卫生健康领域积极响应信用体系建设要求。2015 年 6 月，原国家卫生计生委发布的《社会信用体系建设规划纲要（2015—2020 年）》提出，全力落实社会信用体系建设的工作要求，将医疗卫生机构信用管理、医务人员信用管理、人口计生领域信用管理、行业诚信作风建设、行业政务诚信建设、服务相对人信用管理 6 方面信息纳入卫生健康信用体系建设的主要内容。2016 年 10 月，国务院印发的《"健康中国 2030"规划纲要》中明确要求："推进综合监管，加强行业自律和诚信建设。"2017 年 2 月，原国家卫生计生委、国家中医药管理局联合印发的《关于加强卫生计生系统行风建设的意见》中指出，"建立卫生计生系统信用体系；实行自我监督和行业自律"等相关要求。2018 年 8 月，国务院办公厅印发的《关于改革完善医疗卫生行业综合监管制度的指导意见》〔国办发（2018）63 号〕中明确要求："建立健全医疗卫生行业信用机制；充分发挥信用体系的约束作用、行业组织的自律作用以及专业化组织、社会舆论和公众的监督作用。"[1]

（三）体系建设

如图 1 所示，2012 年以来，我国逐步建成国家信用管理与征信体系，它主要是以国家为主导的公共征信系统，是以政府、社会、行业第三方等多方共同参与，国家和地方线上联动为基本特点的体系模式。其中一些有代表

---

[1] 国务院办公厅：《关于改革完善医疗卫生行业综合监管制度的指导意见》，中国政府网，http://www.gov.cn/zhengce/content/2018 - 08/03/content_ 5311548.htm。

性的时间节点包括 2014 年 2 月，国家企业信用信息公示系统上线；2015 年 6 月，"信用中国" 官网平台正式上线，该平台由国家发展和改革委员会、中国人民银行指导，国家信息中心主办；2016 年，由新华社中国经济信息社主办并承建的 "新华信用" 平台上线，这是国家级信用信息平台，该平台主要负责信用案例归集工作；值得关注的是在卫生健康领域，国家公共信用信息中心联合有关信用服务机构，于 2018 年 12 月首次按照 "优、良、中、差" 评级标准对 8000 余家公立医院进行了信用评价。

近年来，我国社会信用体系建设取得较快、较好的发展，统一社会信用代码基本全覆盖，守信联合激励和失信联合惩戒制度体系基本建立，统一的信用信息共享平台基本建成，市场营商环境持续优化。但在一些方面，社会信用体系与社会经济发展不匹配、不协调、不适应的矛盾仍较突出。一是社会征信系统尚未形成，守信联合激励和失信联合惩戒机制尚不健全，守信联合激励不足，失信成本偏低；二是社会诚信意识有待提高，履约践诺、诚实守信的社会氛围尚未形成；三是信用管理与服务体系不成熟，信用服务行为不规范，公信力不足，信用信息主体权益保护机制缺位。[①]

（四）行业实践

为响应国家信用体系建设战略部署，发挥行业指导、自律、协调和监督机能，中国医院协会自 2018 年起开展了医疗机构信用体系建设工作。该项工作遵循 "自愿、公允、公正、公开" 的基本原则，以国家关于社会信用体系建设的相关文件为指导，以政府监管机构对医疗机构资质、考核、认证、准入的相关规定为依据，针对医疗行业的专业性、复杂性等特点，为医疗行业搭建统一规范的医疗机构信用管理与评价系统平台（见图 2）。

目前，该系统平台建设工作已完成前期规划，在系统平台建设、指标框架研究、评价模式制定等方面取得了阶段性成果。在系统平台建设方面，

---

① 《国务院关于印发社会信用体系建设规划纲要（2014—2020 年）的通知》，信用中国，https://www.creditchina.gov.cn/biaozhunguifan/zonghexingbiaozhunguifan/201801/t20180117_106667.html。

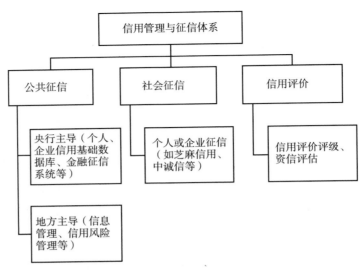

图1 我国信用管理与征信体系架构

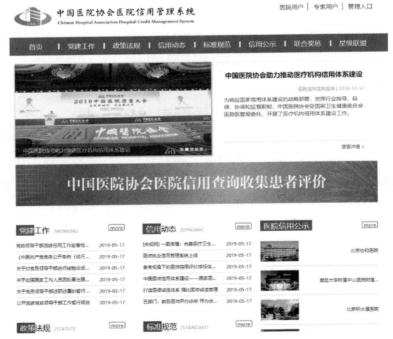

图2 中国医院协会医疗机构信用管理与评价系统平台界面

资料来源：中国医院协会官网。

已完成整体框架的顶层设计和应用模块的开发，包括信用信息归集、记录、报告、查询、公示、信用评价、教育培训、预警质控、后台管理、统计分析等子模块，辅助行政监管，提供决策支持。随着医疗卫生事业的不断发展和医疗卫生体制改革的不断深化，医疗机构信用管理与评价系统平台致力于更好地履行行业管理服务职能，为卫生健康信用信息管理提供实证依据，为医疗机构诚实守信发展提供有力支撑。

三 医疗机构信用管理评价模式

（一）发展目标

我国医疗行业应按照深化"放管服"改革的行政新理念和满足现代医院管理的新需求，以建设"健康中国"和深化医改为指引方向，以质量、安全、服务和效益为核心，以标准为引领，以评价为抓手，以征信为支撑，推动建立具有新时代中国特色的医疗机构信用管理评价模式，为行业监管和政策落地提供依据，为医院质量安全的持续改进提供助力，为人民群众看病就医提供参考。

（二）基本原则

医疗机构信用管理评价模式着力突出"质量、成效、特色"的基本理念，坚持以下"四个结合"的基本原则。

一是评价手段方面，该模式以正向激励与合理约束相结合为基本原则。坚持正向激励为主、合理约束为辅，通过构建"宽严并济"的行医环境，弘扬诚信行医，约束惩戒不良执业行为。

二是在评价方法方面，该模式以信用积分制与等级评定相结合为基本原则。信用积分是对医疗机构进行信用评价的基础。同时，等级相同的机构可通过信用积分进行专项对比，更精确地反映其不同维度的信用情况，为持续改善信用状况提供指导。

三是在结果反馈方面，该模式以系统改进与个性化指导相结合为基本原则。医疗质量安全是医疗机构管理的核心内容，也是医疗机构诚信执业的普遍要求，树立质量基准和标杆，有利于推动医疗机构系统改革。同时根据医疗机构的特定需求，提供改善信用状况和提升医疗质量水平的个性化指导方案，可指导诊疗流程改进和制度完善。

四是在评价应用方面，该模式以行业自律与行政监管相结合为基本原则。充分发挥行业组织的作用，突出公益性和第三方的特点，制定医疗机构自律规则，加强行业诚信作风建设，推进行业自律建设。同时，通过信用体系建立与卫生健康行政部门信息共享机制，探索建立信用修复机制，为行政监管提供助力与协作。

（三）评价方法

在评价方法方面，该模式采取"采信、评信、用信"的递进逻辑架构，并有效利用相关数据。"采信"是指采集医疗机构信用方面的相关信息；"评信"是指对采集的信用信息进行赋值，从行政评定、同行评议、患者评价、社会评价等维度进行信用评价；"用信"是指场景化地使用医疗机构执业信用数据，通过医疗机构信用积分和等级对医疗机构进行正向激励和合理约束。

评价对象主要包括所有自愿参与评价的医疗机构及特色科室，评价内容主要包括自评材料的定性评价和客观指标的定量评价。数据信息来源包括两个方面：一是需参评对象自行填报的资料，包括基本信息表、组织简介、参评指标自评文字材料、制度模式总结及佐证资料等；二是需抓取或上报的数据信息，包括社会公示信息、质量安全数据、公共诚信舆情（主要包括行政处罚或社会奖励信息）、满意度评价等。

（四）指标体系

指标体系主要分为医疗质量与安全、管理模式与创新、诚信执业与声誉、运营效益与社会责任四大板块、15个二级指标及若干三级指标组成，并对核心模块进行赋值，建立医疗机构信用管理评价模型。通过对不同指标设立权重系数，实现多维度量化评价，满分分值为1200分（见表2）。信用评价结果的分值作为医疗机构等级评定的基础信息。

表2　医疗机构信用管理评价模式指标体系框架

一级指标	二级指标	三级指标	指标说明
（一）医疗质量与安全（300分）	质量文化（100分）	环境设施（建筑布局,采光通透;通风良好;照明,感染与非感染区;免费健康宣传资料;方便超市、自助服务机）	定性,正向值
		行为文化（咨询台;员工衣着整洁;文明用语;主动服务意识）	定性,正向值
		制度文化[服务质量控制小组;医院组织结构清晰,责任明确;药品管理（高警示药品、抗菌药物管理规范）;医疗垃圾分类;快速消毒机制]	定性,正向值
		医院愿景、服务宗旨、文化建设（院训、职业精神、质量行为倡导）	定性,正向值
	质量管理（100分）	结构管理:仪器设备准确度和计量年检,数据源出口和数据信息准确性	定量,正向值
		过程管理:心肺急救技能培训效果;择期手术死亡患者根因分析	定性,正向值
		结果管理:并发症、医院内感染、不良事件管理	定性,少为好
	质量水平（基于病种评价）（100分）	结果:基本疑难度（CMI等）	定量,正向值
		结果:死亡率、并发症和院内感染率	定量,负向值
		结果:出院患者例均费用	定量,负向值
		结果:出院患者平均住院日	定量,负向值
（二）管理模式与创新（200分）	党建工作（100分）	制度建设（组织、权责、目标）	定性,正向值
		制度落实（监督、问题处理）	定性,正向值
	管理模式（50分）	管理模式（方式、工具）	定性,正向值
		管理效果（数据分析、满意度前后比对）	定量,正向值
	制度创新（50分）	问题导向的制度建设及监管方法创新	定性,正向值
		国内或区域内领先的制度	定性,正向值
（三）诚信执业与声誉（400分）	依法执业（100分）	医疗机构宣传与执业信息（机构和个人）的一致性	定性,正向值
		人员资质、人员授权、人员专项技术	定性,正向值
	规范诊疗（100分）	诊疗指南/临床路径制度建设	定性,正向值
		诊疗指南/临床路径制度落实	定性,正向值
	诚信医保（80分）	医保欺骗不良事件	定性,无为好

续表

一级指标	二级指标	三级指标	指标说明
（三）诚信执业与声誉（400分）	同行评价（60分）	科研获得资助项目和资金总额	定量，正向值
		国家核心期刊发表论文且无论文负面事件	定性，正向值
		同行评议调查结果（声誉）	定性，正向值
	学科建设（60分）	优势学科群、知名专家团队	定量，正向值
		学科团队结构	定性，正向值
		学科领先性（国家、区域）	定性，正向值
		国家级或区域级人才数量/获奖人数	定量，正向值
（四）运营效益与社会责任（300分）	运营绩效（100分）	医疗服务量（门诊、住院、手术、疑难患者、3级以上手术）	定量，正向值
		医疗收入与成本	定量，正向值
		负债情况	定量，负向值
	医联体（50分）	结果：制度建设、签约情况	定性，正向值
		过程：预约号源、上下转诊率	定性，正向值
	分级诊疗（50分）	结果：患者次均费用、超大处方占比、患者自付比例、药耗占比等	定量，负向值
	社会责任（100分）	公益性指标（灾害、应急、扶贫、支援等）	定性，正向值
		满意度指标（政府－国家级荣誉、行业－行业满意度、社会－患者满意度）	定量，正向值

资料来源：中国医院协会。

参考文献

[1] 国务院：《征信业管理条例》，2013。

[2] 中国人民银行：《中国征信业发展报告（2003－2013）》，2013。

[3] 《社会信用体系与征信体系的区别》，信用中国，https：//www.creditchina.gov.cn/xinyongyanjiu/yanjiuxinyongzhishi/201901/t20190129_145536.html。

[4] 《国务院关于印发社会信用体系建设规划纲要（2014—2020年）的通知》，信用中国，https：//www.creditchina.gov.cn/biaozhunguifan/zonghexingbiaozhunguifan/2018

01/t20180117_106667. html。

［5］国务院办公厅：《关于改革完善医疗卫生行业综合监管制度的指导意见》，中国政府网，http：//www. gov. cn/zhengce/content/2018 - 08/03/content_ 53115 48. htm。

［6］《国务院关于印发社会信用体系建设规划纲要（2014—2020 年）的通知》，信用中国， https：//www. creditchina. gov. cn/biaozhunguifan/zonghexingbiaozhunguifan/2018 01/t20180117_ 106667. html。

医院综合信用评价提升医院风控能力

庄一强　徐权光　陈忠　陈飞凤　乐立权　梁远萍*

摘　要： 本报告分析了医院信用体系建设的意义与现状，凸显第三方综合信用评价的重要性。医院诚信为实施健康中国战略，全方位、全周期保障人民健康提供有力支撑。虽然医院综合信用评价在我国起步较晚，但意义重大。艾力彼医院管理研究中心作为第三方医院评价的权威机构，于2019年研发综合信用评价项目，致力于提升医院风险预警与管控能力，赋能医院良性发展。

关键词： 信用体系　风险管控　公共信用

一　医院信用体系建设的意义与现状

（一）推动医院信用体系建设，顺应现代医院管理要求

2019年7月，国务院办公厅印发的《关于加快推进社会信用体系建设　构建以信用为基础的新型监管机制的指导意见》提出，要以加强信用监管为着力点不断提升监管能力，进一步规范市场秩序，推动高质量发展。加快推进社会信用体系建设是深入贯彻落实党的十九大和十九届二中全会、

---

* 庄一强，艾力彼医院管理研究中心主任；徐权光，艾力彼医院管理研究中心副总裁；陈忠，艾力彼医院管理研究中心总经理；陈飞凤，艾力彼医院管理研究中心助理；乐立权，艾力彼医院管理研究中心副总经理；梁远萍，艾力彼医院管理研究中心助理。

三中全会精神的重要举措，对增强社会成员信用意识，营造优良运营环境，提升国家整体竞争力都具有重要意义。

医院信用是社会信用体系的重要组成部分，也是医院的无形资产。医疗机构之间的竞争不仅是先进设备与技术的比拼，综合信用和品牌影响力也是重要的竞争方面。2018 年 8 月，国务院办公厅印发的《关于改革完善医疗卫生行业综合监管制度的指导意见》提出，医疗机构要按照健全现代医院管理制度的要求规范管理制度、建立监管机制，并自觉接受行业监管和社会监督。引导医疗机构加强各环节自律，提高医疗机构诚信经营水平、风险管控能力和公共信用。国家卫生健康委医管中心发布的《国家三级公立医院绩效考核操作手册（2019 版）》中第 52 条"公共信用综合评价等级指标"也对医院信用体系建设提出相关要求。

大医精诚，医者仁心。许多医者本着对生命的敬重，以信用为基石严格约束自身行为。但随着医疗经济的发展，个别医疗机构工作人员为追求经济效益不惜触碰诚信的底线，做出有违道德与法律的事情。若医院管理层缺乏风险管控意识，极可能使机构面临运营风险，同时加深医患矛盾。据某省医疗保障局公告，2019 年，某大型省部级医院因存在虚记多记手术缝线等耗材费用、过度检查、过度医疗等严重违规行为，被追回违规医保基金并处罚金共计 3000 多万元。过后，医院对几名院级领导及违规科室的十几名中层干部给予了通报、党内警告、行政警告、批准教育、扣罚绩效奖金等处分。由此可见，医院面临的内外风险很多，强化医院对风险的管控能力是提高医院管理水平的重要举措，因此综合信用评价应运而生，助力医院提升风险管控能力。

（二）国内外商业信用评级与医院综合信用评价

目前国际与国内商业信用评级分类如下。

债券评级。以标准普尔（Standard & Poor's）和穆迪（Moody）为代表，这类公司主要通过财务报表和交易信息对发债机构和上市公司进行信用评级和风险评估。国内主要有中诚信和大公国际等，它们对企业债券、金融债券、结构融资债券等进行信用评级。

企业背景与征信调查。以邓白氏（dun & breadstreet）为代表，这类公司采集，整理，保存，加工自然人、法人及其他组织的信用信息，并对外提供信用报告、信用评估、信用信息咨询等服务，帮助客户判断、控制信用风险，进行信用管理的活动。国内主要有新华信等公司，为客户提供征信服务，例如信用记录、信用调查、信用评分、信用报告和信用评级等。

保险公司评级。以贝氏（A. M. Best）为代表，这类公司通过分析财务实力和经营状况为金融以及医疗保险公司提供全方位的信用评级服务。目前，国内还没有专注于保险公司评级的信用评级公司。

个人信用评分。以艾贵发（Equifax）和益博睿（Experian）为代表，这类公司主要为个人用户提供个人信用信息查询和分析服务，帮助他们查询自己的信用报告和信用评分，实时了解和主动地管理他们的个人财产。目前国内还没有此类信用评分公司。

虽然国内外从事信用评级的第三方机构众多，但它们主要是对商业机构进行信用评级，较少针对医疗机构进行综合信用评价。为营造良好的医院综合信用评价环境，深化"放管服"改革，政府鼓励第三方专业机构开展规范的医院综合信用评价工作，并将信用等级向社会公布。

（三）艾力彼综合信用评价诞生

艾力彼医院管理研究中心（以下简称艾力彼）是全球首批践行世界银行医疗伦理原则（Ethical Principles in Health Care，EPIHC）的第三方医院评价机构。2015 年推出"中国上市医疗服务企业排行榜"，其中包含企业社会责任维度（Corporate Social Responsibility，CSR），引导上市医服企业加强企业社会责任建设。2019 年，艾力彼在"中国医院竞争力排行榜"中增加"综合信用"作为排名指标，该指标包含公共信用、社会责任、品牌影响度和机构治理。

艾力彼多年来从事医院排名、评价等工作，积累了大量医疗资源和行业经验，为综合信用评价的开展提供有利条件。2019 年，艾力彼结合现代医院管理制度、法律法规对医院资质、执业范围、考核以及监管要求，世界银行医疗伦理原则、国家三级公立医院绩效考核指标要求和国内外综合信用评价的相关标准等，研发出适用于考核医疗机构综合信用的标准并推出此项目。

二　艾力彼医院综合信用评价

艾力彼利用科学、客观的评价方法和工具，确保医院综合信用评价过程的科学性和评价结果的准确性。评价对象为与公立医院和社会办医医院不同级别的国内医疗机构，评价工作由艾力彼医院管理研究中心主导并承担，医院负责配合评价项目的准备、协调、沟通等工作。

（一）医院综合信用评价对医院的价值

①系统性提高医院风险预防与管控能力。

②通过规范医院管理制度和服务流程，提升医院核心竞争力。

③提升医院品牌影响度和公众形象。

④提高医保机构对医院的信任度。

⑤提高商业保险公司对医院的信任度，扩大合作空间。

⑥在并购和改制过程中提升投资人对医院的价值判断，提高估值。

⑦作为群众和患者选择就医的参考依据。

（二）医院综合信用评价原则

医院综合信用评价，就是对综合信用指标在医疗机构的实现程度进行评价，其应遵循客观性、一致性、独立性原则。

客观性：评价机构按照合理的程序和方式，客观、真实地收集信息和资料，进行科学分析和结果评价；评价过程中评价机构不先入为主，不带任何主观偏见。

一致性：评价程序、方法，应与艾力彼公开的程序和方法一致。

独立性：认证官根据所收集的信息和资料，独立做出评价，不受评价对象或其他外部因素的影响。

（三）医院综合信用评价方法与结果

1. 评价方法

评价机构根据医疗机构的特点，结合定量与定性、线上与线下的手段，按含有综合信用结构面、过程面、结果面的评价标准，采用追踪方法、信息印迹评价方法，完成项目评价。

（1）追踪方法

近年来国际医院评价中出现的一种体现以患者为中心的评价方法，所采用的是过程管理的方法。追踪方法对患者在整个医疗过程中获得诊疗护理及后勤支持等服务的经历进行追踪，分析医疗行为本身对病人的影响。追踪方法包括个案追踪和系统追踪。

首先，认证官在现场调查过程中，通过面谈及查阅文件（如医疗质量管理、医德医风建设、内审制度、机构治理、患者投诉管理等）方式，了解医院是否开展及如何进行系统性风险管理。

其次，认证官以个案追踪方式，实地访查前线工作人员以及医院各部门的执行状况，了解各个计划及规章制度的落实程度。认证官一旦在某环节发现了问题，就会转入系统追踪，分析出现的问题是个案还是系统问题。如果是系统问题，还要评价医院是否有触发风险管理的机制。

最后，各个认证官以会议形式讨论和交换评价结果，若有问题再深入追查有疑问的部分，最后得出项目的评价结果。

（2）信息印迹评价方法

评价机构从医院信息管理系统、BI 系统等，抽取电子病历、病案管理、临床路径管理、处方审核、药品管理、耗材管理、成本核算、财务管理等相关信息，关注系统性高风险指标（如药价、治疗性用药费用、辅助性用药费用、高值耗材费用等），利用信息化、大数据、人工智能等技术，找出违规医疗行为（如没有依法执业、大处方、大检查、诊断不及时、治疗不得当、不合理收费、虚假广告、骗保等）的记录或痕迹。

评价机构从政府部门（如卫生健康委、医疗保障局、市场监督管理局等）的信息发布平台，查找相关行政部门针对评价对象的处理函、警告函、违法失信等公示信息。

评价机构从第三方企业信用查询平台，查找评价对象的失信记录。

评价机构从医疗服务投诉举报平台追踪患者对评价对象在医疗服务行为、医疗管理、医疗质量安全等方面存在的问题所提出的意见、建议或投诉，评估评价对象在调查、处理和结果反馈等方面的执行情况。

2. 评价结果

医院综合信用评价结果共分五个等级，从最高等级到最低等级依次排列为：AAAAA 级、AAAA 级、AAA 级、AA 级和 A 级。评价结果的等级越高，表示医院综合信用的水平越高；等级越低，表示医院综合信用的水平越低。

医院综合信用评价委员会对项目组提交的评价报告及其相关资料进行审核，提出意见并确定评价对象的评价等级，评价对象将被授予等级证书、标牌。

（四）医院综合信用评价标准

艾力彼在遵循信用评价普遍原则和立足于国内法律法规的基础上，以客观性、一致性和独立性为出发点，结合医疗行业的特征，构建了包括依法执业、机构治理、公共信用、信息透明、行为规范五个维度的综合信用评价标准（见图1）。

该评价标准以医疗大数据为抓手，坚持定性与定量相结合的分析方法，是一套对医疗机构信用进行全方位、可执行的综合信用评价体系。下面对评价标准的五个维度分别展开介绍。

1. 依法执业

依法执业是医疗机构按照医疗卫生管理法律法规及政策的要求提供

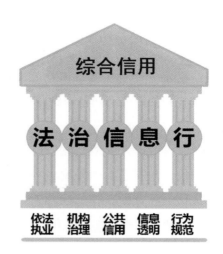

图1 综合信用评价标准五大维度

资料来源：艾力彼医院管理研究中心。

医疗服务。依法执业的主要内容为评价医疗机构是否遵守党和国家的卫生工作方针、政策以及相关法律法规。例如是否遵守《医疗机构管理条例》《执业医师法》《护士条例》《传染病防治法》《药品管理法》《医疗事故处理条例》《广告法》《医疗技术临床应用管理办法》《医疗保障基金使用监管条例（征求意见稿）》等医疗卫生管理方面法律法规。确保医疗机构做到熟知并严格贯彻执行相关法律法规，推进医疗机构依法合规经营执业。

2. 机构治理

机构治理主要评价医疗机构是否具备完善的治理体系和现代化管理能力。包括科学管理治理、财务治理、医疗服务质量治理三个方面的内容。

（1）科学管理治理

按照国家卫健委颁布的《全国医院工作制度及人员岗位职责》等各项管理制度的要求，医院结合实际制定、完善院内各项规章制度，基本建立权责清晰、管理科学、治理完善、运行高效、监督有力的现代医院管理制度。

（2）财务治理

包括医疗机构的财务监管、内部审计、运营稳定性、财务风险水平等财务监督和财务指标状况方面的内容。

（3）医疗服务质量治理

医疗服务质量是医院诚信服务的基础，也是医院的生命线，医疗机构应建立切实有效的医疗质量把控制度，对医疗质量全程控制，并做到持续改进。例如，医院按国家规定采购药品、耗材、器械，严把质量关；按卫生主管部门的规定，做好院内感染管理与控制工作；合理使用抗生素等。

3. 公共信用

公共信用是评价方对医疗机构的社会责任、品牌形象影响度、历史信用记录及"一票否决四要素"等方面进行评价。社会责任是考察医疗机构社会公益活动的参与度，例如，医院在医疗扶贫、"一带一路"医疗、对口支援、"施予受"器官捐献志愿者登记人数等方面具有正面影响的事项。品牌形象影响度重点考察医疗机构的获奖情况、满意度、行业影响力等情况，符合标准的相应给予加分。历史信用记录是指医疗机构近期是否存在违法、行政处罚等不良行为记录信息，评价方根据存在不良记录信息的具体情况对医疗机构扣分。"一票否决四要素"是指医疗机构存在严重违法违规的行为，包括三年内有骗保行为、欺诈病人（虚假检查、无病收治、乱收费等）、虚假医疗广告和一级甲等医疗事故。评价方对于确认存在"一票否决四要素"情况的医疗机构给予信用降级的评定。

4. 信息透明

信息透明是评价机构对医疗机构信息公开情况的检查评估。主要内容包括以下三个方面。

第一，公开透明对社会公布的信息。包括医疗机构的基本情况、就诊相关的服务信息以及其他法律法规规定的需要公开的信息。

第二，公开透明对服务对象公布的信息。包括医疗机构公示的各种服务收费项目、标准等；实行医疗服务价格公示制度，提供患者费用查询服务，提供住院费用一日清单，确保费用信息透明；医疗机构有相关制度保障患者及其家属充分了解其权利；按照规定提供医疗文书等信息资料服务等。

第三，公开透明对内部职工公布的信息。包括重大决策、重要人事任免、重大项目安排及大额度资金使用情况、职工权益保障情况等信息。

5. 行为规范

行为规范是评价方对医疗机构提供诊疗服务过程中的行为是否规范合理所进行的检查评估。主要内容包括以下三点。

（1）诊疗规范

建立健全医院各部门、各科室各项规章制度，各级各类人员岗位职责和准许开展的各种诊疗护理常规以及技术操作规程，并严格遵守。坚持依法执业，认真执行诊疗规范，做到因病施治、合理检查、合理用药、合理收费。

（2）费用规范

严格执行国家医疗服务价格标准，杜绝不合理收费和骗保行为。控制门诊、住院患者人均费用以及医院药品收入与业务总收入的比例在合理范围，减轻患者负担。加强诚信自律，不得索要、收受患者红包，不得索要、收受各种形式的回扣、开单提成，不得推诿、拒诊批准执业范围内的患者。

（3）服务规范

做到文明服务，尊重患者权利，维护患者权益；畅通医患沟通渠道，完善投诉处理机制和医疗纠纷处理的途径和程序。

三　展望

以客观性、一致性、独立性为出发点的医院综合信用评价，可以提高患者、政府以及其他供应商对医院的信任度，增强医院风险预防与管控能力，避免因为失信而产生不可控风险，有利于医院长远发展。

参考文献

［1］庄一强、刘庭芳主编《中国医院评价报告（2018）》，社会科学文献出版社，2018。

［2］国务院办公厅：《关于加快推进社会信用体系建设　构建以信用为基础的新型监管机制的指导意见》，2019。

［3］国务院办公厅：《关于改革完善医疗卫生行业综合监管制度的指导意见》，2018。

［4］Emilian-Constantin MIRICESCU. *The Role of Rating Agencies in Inter – national Financial Market*, 2015.

［5］Ekins Emily McClintock and Calabria Mark A. Regulation, "Market Structure and Role of the Credit Rating Agencies," *Policy Analysis*, 2012（704）.

智慧医院及智慧医院评价的未来发展

吴庆洲　曹晓均　陈培钿　庄一强*

摘　要：　本文主要介绍国内外智慧医院、智慧医院评价的发展过程和
国内智慧医院发展存在的不足和困难，同时展望智慧医院建
设及智慧医院评价的未来。智慧医院评价在考核智慧医院技
术应用建设的广度和宽度的同时，强化了医院的数据治理和
应用能力，提高了智慧医院建设管理成效，为医院的医疗服
务、医院管理、科研教学管理等提供辅助决策应用。未来智
慧医院 HIC 评价将在大数据及人工智能等方面进一步探索，
促使医院将经验、知识、数据转化为生产力，以数据驱动医
院发展，助力中国智慧医院的建设发展。

关键词：　智慧医院　智慧医院 HIC 评价　医院评价

一　智慧医院发展历程

"智慧医疗"作为"智慧城市"在医疗保健领域的扩展，通过信息技术
全方位链接医院内外的医疗健康服务环境，实现对人类健康信息的全生命周
期管理，为疾病的预防、保健、诊断、治疗及康复等提供更智能的辅助支
持，智慧化将是未来 10 年医院重要的发展方向。

---

* 吴庆洲，艾力彼医院管理研究中心智慧医院 HIC 首席顾问；曹晓均，广州市妇女儿童医疗中
心数据中心副主任；陈培钿，艾力彼医院管理研究中心智慧医院 HIC 管理部总监；庄一强，
艾力彼医院管理研究中心主任。

（一）国外智慧医院的发展历程

国外智慧医院发展起步较早，起源于 20 世纪 50 年代中期的美国医院信息化建设。从医院财务管理应用信息化建设开始，信息技术不断促进美国医保报销结构模式的演变；随着 SNOMED、HL7 及 DICOM 等标准的发布，信息技术逐步应用于临床领域，使得各医院形成以患者为中心的电子病历、计算机辅助决策、统一医学语言等信息系统，对医院提升各项医疗服务工作效率、保障医疗质量安全发挥了重要作用。随着近 10 年物联网、移动互联、大数据及人工智能等技术与医疗健康的融合创新，移动医疗、远程医疗、个人健康数据远程监测等一系列应用逐步被开发使用，这些应用通过关键指标和数据分析，监控、预测人们的健康状态，极大地改善了人们的医疗健康服务体验，推动了医疗服务模式的发展。总结回顾欧美发达国家和地区数十年来的发展历程，发现它们在信息标准、法律法规的制定和执行，信息技术研发、应用、推广等方面采取了一系列保障措施，使得各医院在医疗服务信息化、智能化建设方面达到了一定的深度和广度。

（二）国内智慧医院的发展历程

国内智慧医院的发展同样源自医院信息化建设。国内智慧医院建设开始于 20 世纪 70 年代，发展历程大体分为信息化、互联网化、智慧化三个阶段。

信息化阶段即数字化医院建设阶段，实现了从单机版财务收费信息系统软件建设，到全院以医疗"医、护、技"业务为核心的临床信息系统建设，以医院"人、财、物"管理为中心的运营管理系统建设，再到打通各系统间壁垒，满足数据交互的异构信息平台建设。信息系统建设实现了医院业务开展和管理方面的数字化，提高了医院效率，在某种程度上也提升了医院医疗质量，保障了医疗安全。

随着社会整体技术和信息化程度不断提高，国内智慧医院建设进入互联网化阶段。4G、移动互联及移动支付在医疗健康领域的应用使移动医疗、远程医疗、"互联网＋医疗"等得以更好地实现。从互联网就医模式改变为互联网诊疗模式，使得患者的医疗健康服务体验在互联网化过程中也得到了极大的提升。目前我国在医疗移动支付及患者移动服务等方面处于国际领先水平，互联网技术在助力国家实行分级诊疗政策、改善医疗服务等方面发挥着巨大作用。

近年来，随着大数据、云计算、物联网、人工智能、区块链、5G 等技术的不断成熟，信息技术对医疗健康事业的影响越发明显，国内智慧医院建设逐步进入智慧化阶段。我国在临床辅助决策支持系统、医疗人工智能、健康物联网和基于大数据的精准医疗等方面的探索与国外保持同步。在"卫健委＋医保局"的管理模式下，国家医药卫生体制改革将不断深化，健康医疗大数据的应用、智慧医院的建设也将使医院信息化建设进入全新的发展阶段。

（三）国内智慧医院发展存在的不足和困难

国内智慧医院建设水平的不断提高，为医院医疗和管理水平的提升提供了强有力的保障，但回顾我国医疗行业的发展历程，不可否认，我国医院的信息化发展水平相较欧美发达国家和地区还存在一定的差距。我国人口众多、幅员辽阔，地区间医疗水平存在较大差距。医疗健康服务需求的特殊性和复杂性造成了医院系统的建设是以满足业务开展为前提而不是以标准规范为导向，同时医疗信息化专业人才缺乏、部分医院管理者对于信息化作用认识不足，加之医院信息化投入远低于欧美发达国家和地区等，总体上导致我国智慧医院建设水平同样存在地区间差异，智慧医院建设的整体水平也不能满足当前医院发展的需要。尽管国家近几年来连续出台多个与智慧医院建设相关的政策及标准，但标准执行及相关评价体系仍在不断完善中。

二 智慧医院评价发展现状

虽然目前世界各国的医疗健康体系和服务模式不尽相同，但它们在以新技术应用推动医疗健康服务发展、提高医疗服务效率、降低医疗费用支出、提升医疗质量、保障医疗安全、保持国民身体健康等方面的目标是一致的，这意味着智慧医院建设水平关乎医院的未来发展竞争力，因此医疗行业需要一套较为全面、客观的标准来评价智慧医院建设，整体提升智慧医院的建设水平。

（一）国外智慧医院评价的发展现状

美国等部分发达国家的智慧医院建设因起步早且融入了标准化建设，所以信息化及智慧医院的相关评价建设起步也相对较早，美国医疗信息与管理系统协会（Healthcare Information and Management System Society，HIMSS）就是在美国电子病历系统及许多编码标准体系建设背景下成立的。

从 2005 年开始，HIMSS 旗下的 HIMSS Analytics 先后推出电子病历应用模型（Electronic Medical Record Adoption Model，EMRAM）、门诊电子病历应用模型（Outpatient-Electronic Medical Record Adoption Model，O-EMRAM）、数据分析能力应用成熟度模型（Adoption Model for Analytics Maturity，AMAM）、医疗连续性成熟度模型（Continuity of Care Maturity Model，CCMM）4 套针对医院信息系统的成熟评价模型。4 套模型均采用 0~7 级共 8 个级别的分级方式，分别对医院信息化在不同应用场景或方法下的建设情况和应用水平进行分级评价。

除 HIMSS Analytics 的评价模型外，目前国外还有 Gartner 电子病历功能分级评价、电子病历有效使用分级评价、基于 HL7 的 IHE Connectathon 测试，以及加拿大 HIT 测评与认证等针对医院信息化的评价。众多评价在不同国家和地区，从不同层面，针对信息化建设的某个方面、某类系统等进行评估，通过较深入的量化考察与比较，形成比较细致的评估结果，从而推动国外医院信息化及智慧医院的发展。在以上这些评价模型和评分标准中，目前国内使用较为广泛的主要是 HIMSS Analytics 的 EMRAM 和 O-EMRAM。

（二）国内医院信息化评价的发展现状

国内医院信息化评价正式开始于 2011 年，由原国家卫生部医政司发起，由医院管理研究所组织对各医院电子病历系统的功能应用水平进行评价。目前最新评价标准（2018 版）共划分为 9 级（0~8 级），其中，0~3 级属于初级水平、4~5 级属于中级水平、6~8 级属于高级水平。电子病历系统的功能应用水平分级标准重点考察以下方面：①电子病历系统所具备的功能；②系统有效应用的范围；③电子病历应用的技术基础环境；④电子病历系统的数据质量。2019 年 3 月，国家卫生健康委办公厅发布了《医院智慧服务分级评估标准体系（试行）》，指导全国各地推进智慧医院建设和改善医疗服务。该标准体系建立了医院智慧服务分级评估标准，旨在指导医院以问题和需求为导向持续加强信息化建设、提供智慧服务，为进一步建立智慧医院奠定基础。目前医院智慧服务分级评估的对象主要是应用信息系统提供智慧服务的二级及以上医院。医院智慧服务分级评估主要从医院应用信息化为患者提供智慧服务的功能和患者感受到的效果两个方面进行评估，分 0~5 级，采用定量评分、整体分级的方法，综合评估医院智慧服务信息系统具备的功能、有效应用范围、技术基础环境与信息安全状况。

2014 年，国家卫生计生委统计信息中心制定了一系列有关医院信息互联互通标准化建设的规范，并于 2015 年正式发布了《医院信息互联互通标准化成熟度测评方案》。目前最新的医院信息互联互通标准化成熟度的评价标准分为 7 个等级，依次为一级、二级、三级、四级乙等、四级甲等、五级乙等、五级甲等。医院信息互联互通标准化成熟度测评工作包括实验室测试和项目应用评价两个环节，以及申请、准备、实施、评级四个阶段。测评工作建立了一系列具有科学性、前瞻性、导向性以及可量化的、定量和定性相结合的标准指标体系，分别从四个方面对医院信息平台进行综合测试和评估，即数据资源标准化建设、互联互通标准化建设、基础设施建设和互联互通应用效果。

上述国内流行的医院信息化评价，基本上对医疗机构的各种系统功能、应用水平、互联互通能力进行了较为全面的评估。但目前国内仍较缺乏从宏观层面对整个医院的智慧医院建设理念、人员与设备、信息系统功能覆盖范围、系统应用情况、建设效益等进行评估的全方位综合评价体系，智慧医院 HIC 评价的诞生在这些方面进行了有效补充。

三　智慧医院的发展

智慧医院的高速发展受政策、经济、社会以及技术等各个方面驱动因素的影响。智慧医院在建设中虽然利用了云计算、大数据、物联网、移动互联和人工智能等新兴技术，但智慧医院的建设并不是概念与技术的简单堆积，而是信息化、互联网化、智慧化及其他模块与医疗健康管理服务的有机结合，是技术深度融入人类全生命周期健康管理的过程。

（一）智慧医院建设的未来展望

我国智慧医院的建设，经历了从单点系统到大数据云平台创新的发展历程，智慧医院的技术应用已日趋成熟。医疗设备智能化、健康监测数据的实时联网采集，使人们能够更及时获得各种医疗健康信息。医疗记录的规范积累、大数据应用的发展，以及跨业务流程、多学科的整合，使人们能够更全面地了解医疗健康管理过程的各个细节。人工智能技术的发展所衍生出的自然语义识别、机器学习、逻辑判断分析方法、快速的运算能力，使机器更智能地辅助人们分析处理医疗管理中的部分问题。

随着技术及环境的日益成熟，智慧医院的发展速度加快，智慧医院的发展形态更加具体。

在建设管理方面，智慧医院建设的重要性日益凸显，使得医院对智慧医院的建设管理工作越来越重视。医学信息人才培养体系的完善、技术应用的深入发展，将整体提升医院信息化应用水平，也将使智慧医院的建设管理分工更明确、更专业，工作更规范；技术的发展及管理工具的智能化提升，也将使医院基础设施更先进、更智能，系统间联通性更高，硬件设备、网络及数据等方面的安全防护更加完备。

在医疗管理方面，技术与业务的结合，将使得"医、护、技"工作高效开展，医院管理更为精细，医疗质量进一步提升，医疗安全得到进一步保障；临床辅助决策支持技术、手术机器人等智能治疗设备将使医生的诊断工作、用药及手术等治疗更精准、更安全；智能便携设备、智慧病房等设施的改善将使护理工作更安全、更高效；检验检查设备的智能化、医学影像辅助诊断等将使诊断报告更准确，也将使医技科室与临床医疗科室的工作联系更密切，信息共享化程度更高。

在服务创新方面，新技术的创新应用将继续为患者提供更便捷、更高效、更好的医疗健康服务，穿戴设备的成熟发展将有助于智能健康管理与疾病风险预测。随着国家相关政策及体制的逐步完善，医联体建设、分级诊疗、双向转诊、远程医疗及区域检验检查中心建设等国家医改措施将更好地落地；院际患者信息共享的壁垒将进一步被打破，医疗机构间的业务联系将更紧密、信息共享程度将更高；大数据在医院的应用将更加广泛，商业智能（BI）等将为医院的管理决策提供更全面、更智能、更精准的预测分析。

在财务运营方面，以财务管理系统为核心的运营管理系统，将助力医院实现对于"人、财、物"的一体化、精细化管理；医院物资供应、固定资产管理将更准确，供应链效率将更高；人力资源与绩效管理将更精细；办公协同和后勤管理将更智能；科研与教育管理将更标准、更专业。

医疗领域的技术引进大幅度提升了医院的诊治水平。由于医疗行业是高度依赖数据的行业，未来将有更多更先进的技术在医疗领域中得到实践推广。而健康医疗服务管理的数据化、标准化和智能化，将以患者为中心，持续推动诊疗和健康管理服务模式及流程的发展，打造便民惠医的智慧化医疗服务体验，将极大地提升医院的医疗服务质量、医疗服务效率、诊断治疗水平及医疗健康服务能力。因此，提供更加安全、高效和便捷的医疗和健康管理服务是智慧医院未来的发展目标，也是未来医院提升综合竞争力的关键所在。

（二）智慧医院评价的未来展望

未来10年，智慧医院将在我国"健康中国2030"规划落地中扮演重要角色，我们应清楚地认识到，我国智慧医院的建设发展现状与国家所要求实现的目标仍存在较大的差距。例如，医疗健康数据标准不统一、医院信息部门与临床部门交流不充分、数据质量及应用水平有待提升、信息安全防护意识和能力缺失及部分县市一级基层医院基础水平差等，这在一定程度上制约着智慧医院的发展。因此，我们需要一套较为完整的智慧医院综合评价体系，在建设标准化及数据标准化的基础上，通过"以评促建、以评促改"的手段，推进智慧医院建设与发展。

在 2018 年 HIMSS 全球年会上，HIMSS Analytics 宣布信息技术基础设施成熟度模型（INFRAM）和供应链管理成熟度模型（H-SIMM）正在研发中，预计于 2020 年完成。这两套模型加上 HIMSS Analytics 此前已经发布的 4 套模型，将为美国乃至全球医院信息化、智慧化建设提供更全面的评价评估体系。

在 2019 年 3 月国家卫生健康委员会的信息化质控与智慧医院建设工作有关情况发布会上，国家卫生健康委员会医政医管局副局长焦雅辉明确了智慧医院主要包括三大领域：面向医务人员的"智慧医疗"领域；面向患者的"智慧服务"领域；面向医院管理的"智慧管理"领域。同时从国家政策层面讲，智慧医院分别通过电子病历系统应用水平分级评价标准体系（EMR）、医院智慧服务分级评估标准系统（4S）、医院智慧服务分级评估标准体系（HM）进行分级管理，使有限的建设资金发挥出最大效益，实现各个智慧板块的互联互通，形成一个有机整体，引导智慧医院的建设。

2020 年 8 月，艾力彼医院管理研究中心将发布"中国医院竞争力智慧医院 HIC 300 强"榜单，结合多年榜单数据、国内外智慧医院建设和评价的发展，届时将同步发布《智慧医院 HIC 分级标准（2020）》。新的分级标准分为 9 级（0~8 级），其中 0~3 级属于初级水平、4~5 级属于中级水平、6~8 级属于高级水平。另外智慧医院 HIC 评价将从医院管理与业务应用、互联互通与数据应用、新技术整合应用三个维度，结合四章〔第一章为管理与规划（Management & Planning）；第二章为质量与安全（Quality & Safety）；第三章为服务与创新（Service & Innovation）；第四章为财务与运营（Finance & Operation）〕共 27 节的评价标准，对智慧医院进行诊断与辅导、规划点评及全面评价管理。

智慧医院 HIC 评价在考核智慧医院建设中技术应用的广度和深度的同时，也强化了医院数据管理和应用的能力，不断提高智慧医院建设管理效

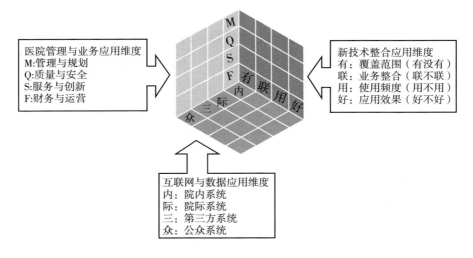

图1 智慧医院 HIC 评价的三个维度

资料来源：艾力彼医院管理研究中心。

果，为医院的医疗服务、医院管理、科研教学管理等提供辅助决策的支撑应用。未来智慧医院 HIC 评价将在大数据及人工智能等方面进一步探索，帮助医院将经验、知识、数据转化为生产力，以数据驱动医院发展，助力中国智慧医院的建设和发展。

参考文献

［1］陈忠、罗永杰、陈培钿：《智慧医院 HIC 排名报告》，载《中国医院竞争力报告（2018～2019）》，社会科学文献出版社，2019。

［2］刘继兰：《HIMSS 评级对中国医院信息化的借鉴意义》，载《中国医院评价报告（2018)》，社会科学文献出版社，2018。

［3］庄一强主编《中国医院竞争力报告（2017～2018）》，社会科学文献出版社，2018。

［4］庄一强、曾益新主编《中国医院竞争力报告（2017)》，社会科学文献出版社，2017。

［5］庄一强、曾益新主编《中国医院竞争力报告（2016)》，社会科学文献出版社，

2016。

［6］ 庄一强、刘庭芳主编《中国医院评价报告（2018）》，社会科学文献出版社，2018。

［7］ 沈崇德、刘海一主编《医院信息与评价》，电子工业出版社，2017。

［8］ 沈崇德主编《医院智能化建设》，电子工业出版社，2017。

［9］ 刘云主编《医院信息互联互通标准化成熟度测评解读与案例分析》，东南大学出版社，2017。

［10］ Chae Y. M., Yoo K. B., Kim E. S., "The Adoption of Electronic Medical Records and Decision Support Systems in Korea", *Healthc Inform Res.*, 2011.

现代医院管理制度：人力资源
改革与评价

——以大连医科大学附属第二医院为例

赵作伟 *

摘　要： 近年来，大连医科大学附属第二医院以推动公立医院改革、建立健全现代医院管理制度为契机，着力推进人员培养、使用、激励、分配机制改革，实现了盘活人力资源、提高服务效率、降低运行成本、提升员工满意度等多项目标。本文主要从人力资源改革与评价着手，探究医院如何以管理促发展，如何通过完善管理结构、改革人事薪酬制度等，不断优化管理流程，向管理要效益。

关键词： 人力资源改革　现代医院管理制度　医院评价

　　从 2009 年医药卫生体制改革全面推行以来，公立医院作为改革的最大主体和最核心、最关键的因素，逐步实现了发展模式和内部管理模式的转型升级，逐步从传统的粗放式管理向精细化管理过渡。在此背景下，建立与现代医院管理相适应的人力资源管理和薪酬分配机制就成为医院发展的重中之重，也是建设与医院学科发展相适应的人才梯队、确保医院长期稳定可持续发展的重要保障。

---

　　* 赵作伟，大连市卫生健康委员会主任。

近年来，大连医科大学附属第二医院（以下简称"大医二院"）以推动公立医院改革、建立健全现代医院管理制度为契机，创造性地落实习近平总书记关于"两个允许"的重要指示，即允许医疗卫生机构突破现行事业单位工资调控水平，允许医疗服务收入扣除成本并按规定提取各项基金后主要用于人员奖励，着力推进人员培养、使用、激励、分配机制改革，实现了盘活人力资源、提高服务效率、降低运行成本、提升员工满意度等多项目标。

一 医院概况

大医二院始建于 1958 年，1969 年随大连医学院南迁至遵义，1987 年回迁至大连复建，1991 年独立办院，是一所大型综合性三级甲等医院。医院以管理促发展，通过完善治理结构、改革人事薪酬制度等，不断优化管理流程，向管理要效益。

二 困局：人力资源评价变革肇始

与国内大多数老牌公立医院一样，大医二院也经历了"做大"的过程，随之而来的是相应规模的基础设施建设、设备购置、人力资源的投入，这些导致了医院运营成本不断攀升，给医院发展带来了沉重的负担。而人作为其中的核心和关键，是最灵活的因素，也是大医二院撬动改革的重要突破点。但是，改革前大医二院在人员管理上主要存在以下问题。

（一）管理理念滞后

同现阶段我国的很多医院特别是公立医院一样，大医二院在人员管理上还留有一定的计划经济时期的保守痕迹，以传统的人事和劳资关系管理为主要特征，没有充分认识到外部环境变化对人员管理的影响，缺乏对现代医院管理制度下人力资源管理的认知。医院人事部门作为行政服务部门，极少参与医院发展规划及工作遵循、管理制度、考核评价标准制定等工作，也难以在医院转型发展中充分调动员工的积极性，使他们参与医院管理和发展建设。

（二）评价机制僵化

医院具有区别于其他事业单位的显著特点。医护人员是高度专业化、高知化的群体，且岗位类别、职能范围、工作特点各有不同，传统单一的人事管理机制无法适应医院转型发展形势下人力资源管理的需求，也严重制约员工的个人发展，影响员工工作的积极性。具体表现为：一是制度缺失。例如，医院多年沿用的制度得不到及时的修订和更新，不具有操作指导意义，现有制度多集中于人事管理，对员工发展规划、职业促进、工作激励相关方面较少涉及，缺乏前瞻性、预见性，没有制度规划。二是操作缺乏灵活性。例如，因政策方面的限制，在招聘、职称晋升等方面对员工的工作年限、外语能力、科研能力等施行"一刀切"的政策，没有从学科和医院发展全局进行全面规划，导致紧缺专业的人才因政策门槛过高而无法被招收或晋升，制约了学科发展。三是激励作用不大。医院没有将发展目标和员工个人职业规划进行有效整合，人才激励制度中多注重对个人的物质激励，而对精神激励重视不够，在执行过程中缺乏透明性、公开性和公信力，且一些公立医院没有公平合理的淘汰约束机制。

（三）评价流于形式

在对员工进行考核时，医院每年都进行集中评估。从考核内容上看，评估多集中于员工"德、能、勤、绩、廉"五个方面的自我评价，无法体现不同结构层次、不同岗位工作人员的特点和劳动价值；从考核形式上看，个人自我评价后，相关领导和管理部门按照一定的比例，分别给予受评者"优秀、良好、合格、不合格"的评价，并将评价结果作为员工晋升、年度评优的依据。这种评价方法无法区分员工之间的职务贡献度，导致一些员工只做表面工作，应付医院的考核工作。这种不完善、笼统且流于形式的考核制度无法对员工进行区别化考量，逐渐成为一种形式主义。

三　破局：探索人力资源精细化管理与评价

为突破医院人力资源管理的困境，也为了更好地满足医院转型升级、建立健全现代医院管理制度的需求，大医二院将人力资源管理放在医院发展的核心位置重新考量，从顶层设计、制度完善、流程梳理、节点管理、考核评价等方面进行系统整合，并利用现代化的管理工具和技术手段，实现了从传统的人事管理向现代的人力资源管理转变，也推动了医院在人力资源管理方面的全面转型升级，为医院发展注入了活力。

（一）完善人力资源评价的顶层设计

没有满意的医务人员，就没有满意的患者。大医二院在对人力资源管理进行改革完善的过程中，始终将医务人员的获得感、满意度和职业成就感放在首位，并将其纳入医院办院宗旨与全局发展规划中，完善人力资源评价的顶层设计。

1. 将"专家治院"写进办院宗旨

此前，作为集医疗、教学、科研于一体的大学附属医院，大医二院以"医疗立院、教学兴院、科研强院"为办院宗旨。2013 年，为了突出医务人员在医院发展中的主体地位，尊重其在事关医院发展的重大计划、目标、项目等方面的决策建议，大医二院创新性地将"专家治院"写进办院宗旨，与医疗、教学、科研同列，不仅给予专家充分的建议权，而且使医院的发展规划、决策等更能反映医务人员的真实需求。

2. 明确人才队伍建设工作思路

大医二院将人才队伍建设纳入学科建设整体发展规划，结合学科发展需要和结构性差异，遵循"引进为先、培养为主、合作为辅"的工作方针，优先引进高端科研、医疗人才，并让这些优秀人才成为学科带头人，使其能够在短期内迅速带动学科科研发展，或带起一个薄弱学科，填补医院发展空白；大医二院坚持自有人才培养，为学科长远发展打造合理的人才梯队，并坚持适才适类的人员分配机制，发挥人才的特点和特长；对各类顶级人才，医院创新聘用方式，以"客座专家""客座教授"等形式，本着"不为所有但求所用"的原则，请其在学科专科发展、前沿理念交流、高精尖技术应用等方面给予指导。

3. 完善人力资源评价制度设计

在原有的人事评价制度的基础上，大医二院重点对制度整体设计和审核进行完善。一是围绕医院发展目标、战略规划、学科建设和人才培养目标对现有制度进行补充完善，确保人力资源管理方向与医院发展方向一致；二是注重审核人才管理制度的效率性和公平性，通过标准化操作方法提高办事效率，通过公平的形式在制度自身权威性的基础上加强执行力；三是确保评价制度集激励、约束、竞争于一体，充分调动人才的积极性、主动性，开发人才潜能，创造发展机会，缩小收入分配差距等，创造有序竞争的氛围，激发人才队伍的整体活力。

（二）坚持人力资源评价的"三统一"原则

为解决传统的人事管理理念滞后、机制僵化、评价形式化的弊端，大医二院在人力资源评价建设中坚持了医院发展目标同个人职业发展相统一、人才评价原则性和灵活性相统一、员工激励内在和外在相统一的"三统一"原则。

1. 坚持医院发展目标同个人职业发展相统一

医院员工在医院工作，从本质上来说，其个人职业发展方向与医院发展方向是一致的，员工与医院的动机与目标形成了一种博弈关系，如何有效激发医护人员工作主动性、积极性和内在归属感、荣誉感，对实现医院长远稳定发展、营造良好的人文环境、构建和谐的医患关系至关重要。大医二院将"学科特色鲜明、国内知名的学院型大学附属医院"作为发展定位。为达成这一目标，该院综合分析外部环境（政策环境、行业环境等）和内部环境（资源能力、学科水平、收支结构等），确定人才需求规模及专科人才配置、人才梯队建设等总体规划，对引进人才、自主培养人才出台不同的鼓励政策并予以适时调整，结合个人职业发展规划和意愿，将合适的人放在合适的岗位上，并给予软件、硬件配套设施方面的支持，使员工人尽其才、才尽其用。

2. 坚持人才评价原则性和灵活性相统一

在符合政策规定、依法执业、核定编制的前提下，大医二院重点围绕医疗、教学、科研发展的需求，在人才管理上创新思维，按照能级对应、动态配置、结构合理的要求，以"公开、平等、适宜、择优"为原则，探索人才引进、岗位聘任、职称晋升的灵活管理办法，避免施行简单的"一刀切"政策。例如，在临床中，根据优先学科发展需求，大医二院对医疗型人才、科研型人才分类设定准入和考核管理办法，形成个体差异发展、整体协同发展的局面；在管理中，根据岗位职责变化，重新制定人员知识、技术、能力要求，破除"岗位终身制"；在岗位聘任上实行公开招聘、竞争上岗，能力特别突出的可"低职高聘"，激发中青年骨干人才的工作积极性。

3. 坚持员工激励内在和外在相统一

大医二院在发展过程中坚持"以患者为中心"的同时更注重"以员工为主体"，充分尊重员工的工作、生活、成长需求并尽可能建立与之相适应的多重激励机制。例如，通过分层分类的绩效管理办法鼓励员工多劳多得、优绩优酬；建立健全非货币性激励机制，为员工提供更多的学习平台和培训机会，健全职业发展规划，为员工成长和成才提供更多机会；尊重和重视员工权益，鼓励员工主动参与医院决策和管理；为员工提供舒适的工作环境，营造良好的工作氛围，在规则文化的基础上逐步建立起"家文化—团队文化—事业文化"的特色医院文化体系，使全院步入"以文化人"的发展新阶段。

（三）细化实施路径

在坚持"三统一"原则的基础上，大医二院通过分层、分级、分类的人力资源精细化管理办法和绩效分配精益化管理办法，实现了医院和员工的共生、共荣、共利、共赢。

1. 绩效分配管理

近年来，大医二院重视绩效考核在人力资源管理中的重要作用，通过不断调整绩效分配办法，逐步建立起集不同岗位类别、不同分配办法、激励导向于一体的绩效考核体系，有效调动了员工积极性，推动了医院的高速发展。

绩效分配以 7 个人员类别和 19 个岗位类别为基础，并对每一岗位类别按照人员的工作表现赋予相应的指导系数（见表1）。

表1 人员类别和岗位类别指导系数

人员类别	岗位类别	指导系数
领导岗位	院级领导	1
临床岗位	医生	1
	技师	0.95
	护士	0.9
科研岗位	科研中心	0.85
管理岗位	管理岗位(优)100%	0.85
	管理岗位(良)90%	0.765
	管理岗位(合格)80%	0.68
工勤技能岗位	工勤技能岗位(正式)优100%	0.65
	工勤技能岗位(正式)良90%	0.585
	工勤技能岗位(正式)合格70%	0.52
	工勤技能岗位(合同)优100%	0.65
	工勤技能岗位(合同)良90%	0.585
	工勤技能岗位(合同)合格80%	0.52
临床其他岗位	临床科室管理岗位(文书)	0.65
	临床科室工勤岗位(打字员)	0.5
工勤管理岗位	工勤普通岗位(优)	0.5
	工勤普通岗位(良)	0.45
	工勤普通岗位(合格)	0.4

资料来源：大连医科大学附属第二医院。

在绩效分配中，实行院、科两级核算，对不同类别人员实行不同的绩效考核办法，在尊重科室二次分配的前提下，医院绩效管理办公室可做原则性指导，确保分配公平合理。

在对临床人员的考核中，注重向高技术、高风险、高强度、责任重的岗位和人员倾斜，体现岗位差异，兼顾学科平衡。从具体考核指标来看，分别从医疗质量和安全、高精尖技术开展、成本控制、科室管理、医教协同、科研创新、医德医风、患者满意度等维度设立关键考核指标，鼓励人才、技术、管理制度方面的创新，突出成本核算与控制指标考核，尊重医务人员劳动成果和辛勤付出。

创新性开展机关后勤绩效考核。从工作态度、办事效率、工作强度、服务质量四个维度入手，由医院领导班子、全院科室主任、护士长、党支部书记定期对机关后勤工作进行打分，按照分数将参评科室分为 A、B、C 三档（排名在前 30% 的科室为 A 档，中间的为 B 档，后 20% 的为 C 档），并分别赋予不同的指导系数。

2. 人力资源管理与评价

近年来，大医二院坚持以问题为导向，针对人事管理体制机制不活、人员积极性不高等问题，制定精细化的管理办法，推动传统人事管理体制逐步向人力资源管理转型升级。

配合学科发展战略，大医二院先后修订有关引进人才、客座教授、客座专家的管理办法，制订学科精英、学科骨干及青年后备人才培养计划，对新入职博士设立科研启动基金并发放安家费，着力打造高质量、高水平、可持续发展的学科人才梯队。

大医二院注重员工职业发展规划和知识、技能水平提升，为员工成长成才搭建良好的发展平台。该院充分利用大连市医疗资源、积极争取重点专科建设项目、人才项目等方面的经费支持，鼓励医务人员前往国内外一流的科研院所和医疗机构进修和培训，学习各专科领域的前沿理念和技术，促进人员交流和合作，在提升医务人员个人知识水平和技术能力的同时扩大医院在行业内的影响力。

3. 员工价值管理与评价

大医二院充分尊重员工权益和主体地位，畅通员工参与医院管理的渠道，营造公开、和谐、温暖的工作环境，增强员工归属感和获得感。

大医二院坚持"专家治院"的办院宗旨，先后成立了重大决策专家咨询委员会、学术委员会、医疗质量与安全管理委员会、新技术评审委员会、药品设备物资采购监督管理委员会、后勤保障与安全管理委员会等专家委员会，充分发挥各专家委员会在医院决策中的作用，使专家们参与讨论研究医院发展中的重要问题，提出专业化的意见和建议，审议医院人、财、物管理方面的重要事项等。

大医二院通过召开党员代表大会，公开选举政治能力强、促改革、懂业务、善管理、敢担当、作风正的临床医务人员作为党委委员、纪委委员，并吸纳他们参加党委会（扩大会议），直接参与重大问题的集体讨论与决定。

大医二院注重发展成果与员工共享，不断提高员工福利，解除员工生活方面的后顾之忧。例如，为每位员工购买大病商业保险；与知名高中合作，为员工子女升学提供指导和帮助；租赁运动场馆为员工提供健身场地，为员工量身定做带有院标的院服；院内开设咖啡厅、便利店，建有图书驿站，为员工营造便捷、舒适、温馨的人文环境。

四　人力资源精细化管理与评价改革的成效

通过人力资源精细化管理与评价改革，大医二院实现了效率、效益、效果的共同提升，员工、患者、社会都满意，在客观上加快了医院"三转变、三提高"（在发展方式上，从规模扩张型转向质量效益型，提高了医疗质量；在管理模式上，从粗放管理转向精细管理，提高了效率；在投资方向上，从投资医院发展建设转向扩大分配，提高了员工待遇）的步伐，这既符合经济效益和社会效益发展需求，也符合现代医院管理发展方向。

近年来，大医二院人员结构不断优化，呈现高知识、高水平、高技术人员不断增多的趋势。截至2018年，大医二院在职员工3400余人，其中卫生技术人员近3000人，具有高级职称的人员500余人，医生中硕士及以上人员占比接近90%。医院双聘院士5人，客座专家、客座教授170人。省级特聘教授、优秀专家等标志性人才数量逐年上升，高端人才队伍不断壮大。

从收支结构上看，人员支出占业务支出的比重不断上升，2018年达到35%，管理费用增长幅度远低于业务收入增长幅度，人均工资性收入逐年上涨，特别是近两年，增长幅度近 20%；绩效工资总额逐年上升，年均增长幅度近 20%，其中手术相关科室绩效工资总额年均增长幅度近 30%；福利支出近两年年均增长都在 10% 左右，员工获得感不断提升。

在 2018 年度全国公立医院满意度评价中，在员工满意度评价方面，大医二院的名次在全国公立医院的前 5%；在 2016～2018 年度辽宁省三级公立医院综合绩效考核中，大医二院员工满意度达 94% 以上，在省内名列前茅。

参考文献

［1］邹莉娜：《试论激励机制在医院人力资源管理中的应用》，《中国国际财经》2017 年第 23 期。

［2］刘晋芳：《论人才激励机制在公立医院人力资源管理中的运用》，《经济师》2019 年第 1 期。

［3］焦宏图：《人力资源管理中的制度建设》，《光明日报》2011 年 3 月 24 日，第 14 版。

［4］段文达：《建立人才激励机制在公立医院人力资源管理中的重要性》，《中国卫生产业》2019 年第 18 期。

世界科技成熟国家科研资助体系研究及对我国医院科研评价的启示[*]

林桂平^{**}

摘　要：　"创新是引领发展的第一动力"，国内外世界知名顶级医院不仅是研究型医院，而且不断通过医学科技创新推动医院整体发展。当前，我国提出对机构和个人进行科研评价时必须防止"唯论文、唯职称、唯学历、唯奖项、唯帽子"等单方面、简单的认定。在构建新的医院科研评价体系的过程中，获得各级科研项目是机构和个人承担国家或省市研究任务能力的重要体现，国家在相关科研评定中应赋予评定标准一定的权重。各级科研项目申报评审均会综合考虑项目的必要性、创新性、科学性、可行性、系统性等问题，优秀者方可获得支持。因此，本文结合高层次研究任务的级别、种类、执行情况等，对医疗机构或个人进行综合评价。

关键词：　医院科研能力　科研资助体系　医学与生命科学

改革开放以来，我国科技计划系统性和研发投入水平不断提高。1978年，国家财政用于科学研究的支出为52.9亿元。如今，我国研发（R&D）

　＊　本文受到广东省科技计划项目（2019A101002104）、广东省医学科研基金（A2018083）的资助支持。

＊＊　林桂平，医学博士，中山大学孙逸仙纪念医院学科发展规划部主任、科研科科长。

经费投入规模已跃居世界第二，2017 年达 17606 亿元，是 1991 年的 123 倍，这为中国科技创新事业发展提供了强大的资金支持。

随着财政投入力度的不断加大，我国科技也取得了长足的发展，但是在部分领域，尤其是在医学与生命科学领域，存在科技产出体量大但标志性成果少、科技引领指数低、缺乏顶级成果和顶级大师等问题。因此，在"十三五"规划初期，国家连续在科技领域推出新政，对科研项目设置、项目评价评审、人才及单位评审评价进行了大规模改革，为科技事业注入了新动能。

世界上一些科技发达国家，有着科学合理及符合自身国情的科研资助评价体系，尤其在医学与生命科学领域。我们应把握新形势，分析研究世界发达国家的科研资助体系，借鉴其经验，深化我国医学与生命科学领域科研项目及评价的改革创新。本文在分析研究世界科技发达国家的科研资助体系的基础上，对有中国特色的医疗卫生机构科研资助评价体系进行了思考。

一 发达国家科研资助体系

（一）美国

美国的医学与生命科学科研资助体系具有资助来源广泛、项目方式灵活的特点。根据资助来源的不同，美国的科研项目可划分为政府基金项目、非政府基金项目和各研究单位设立的小型研究基金项目。根据资助方式的不同，美国的科研项目可划分为 PI 发起的竞争性科研项目、定向的科研项目、由公共平台或者重大策略制定方提供资助的科研项目等。

1. 美国医学与生命科学科研资助体系

（1）政府基金项目

政府基金项目的基金主要来源于美国国家科学基金会（NSF）和美国国立卫生研究院（NIH），部分科研项目的基金来源于美国国防部（DOD）、美国能源部（DOE）、美国国家航空航天局（NASA）等。

其中，NSF 资助领域非常广泛，每年资助经费约为 78 亿美元，其中，对生命科学的资助经费达到 7 亿多美元，主要资助生命科学领域的基础研究项目。据官方数据，NSF 每年收到约 40000 个项目申请，可获取资助的研究项目约 10000 个，平均获资助比率约为 25%。在所有资助项目中，生命科学领域的项目占比约为 36%，每个研究项目资助经费约为 15 万美元，平均项目实施周期约为 3 年。

来源于 NIH 的政府基金是美国资助生物医学研究的第一大基金，每年总资助经费约 400 亿美元，其资助的研究项目涵盖了生物医学研究领域所有研究方向，侧重于资助临床转化前景广阔的医学研究项目。NIH 需要根据其资助策略制定合理的基金分配及预算方案。其中约 82% 的预算用于 NIH 的院外研究项目（Extramural Research Program），该项目通过基金或协议的方式资助美国国内外 2000 余个研究机构；10% 的预算用于 NIH 的院内研究项目（Intramural Research Program），资助 NIH 内部直属实验室的 2000 余项研究项目；另有约 8% 的预算用作院内外研究项目的共同基金。

（2）非政府基金项目

非政府基金项目主要是由种类众多的私人基金所资助的项目组成，知名度较高的私人基金有洛克菲勒基金、盖茨基金、福特基金、前列腺癌症基金等。非政府基金偏重于资助临床转化前景广阔的医学和生命科学研究项目，以及能够转化为使病人获益的临床治疗方案的项目。这些非政府基金对美国科研项目的支持以及美国科技的发展起到非常重要的作用，尤其是对于中小型研究机构和单位的发展而言，非政府基金更是起到了关键作用。非政府基金资助的项目几乎涵盖了所有研究领域，其中盖茨基金和前列腺癌症基金重点支持医学和生命科学领域的研究。

（3）各研究单位设立的小型研究基金项目

各研究单位设立的小型研究基金项目的资助额度一般为每项 5 万～10 万美元，主要用于资助博士后和青年 PI 的课题研究。例如，哈佛医学院附属布列根和妇女医院设立的 Stepping Strong Award（10 万美元）、Bright

Future Award（5万美元）等，用于支持在医学和生命科学领域有突出研究成果的院内青年PI。这些小型基金的设立和资助，对于促进青年PI的快速成长起到重要的作用。

2. 美国科研资助体系建设经验

美国的研究项目类型远多于我国目前的研究项目类型，其中以非政府基金资助的研究项目为主，最大的优势是给中小型研究机构和单位开展研究工作创造机会和条件。医学与生命科学领域资助项目种类也多，比如NIH就有很多不同的项目。总的来讲，60%左右的资助经费用于资助PI，剩余的经费用于资助已确定科研方向的项目。这些确定方向的项目有很多类型，比如脑科学计划项目及人类全基因测序等。

多元化资助是美国科研资助体系的一个优点，不仅为研究人员提供了不同的经费来源，而且带来了隐性的竞争，促进各个资助机构不断完善其管理体制。同时，对同一个领域的不同机构可从不同的角度资助研究，有效促进领域内各科研机构的协同发展。此外，美国科研项目以PI发起的项目为主导，以国家策略性资助的项目为辅，兼顾平衡了PI的自主选择权和国家发展需要。

美国所有的科研项目评审流程与我国的科研项目评审流程类似。项目申请人提交项目申请书后，基金会工作人员采取内外相结合的方式进行评审。一种是外部专家评审；另一种是基金会工作人员的评判。对于NIH和NSF的项目，基金会需要召集专家会评，最后由NIH和NSF的高级官员做进一步评判，决定是否立项资助。而很多私人基金会的项目则根据外评专家的意见和基金会工作人员的评判，决定是否立项资助。

美国非常注重引进并留住国外科技创新人才。其主要措施包括"绿卡"政策，为人才引进提供便利；提供丰厚的奖学金，吸引外国留学生；通过技术工作签证法案引进人才；以政府或民间基金吸引世界名校的学生学者；以"总统科学奖"等特殊奖励激励人才；重金聘用甚至高价收买有较强科技创新能力的人才。此外，美国的许多科研项目和尖端技术领域的研究都是由外来人才主持完成的。

美国的研究项目每年也需要提交项目进展报告，但很少有项目在中期被检查，项目结题验收只需提交结题报告和所取得的科研成果。PI 每年必须在网上填写年度报告，主要部分是科研报告、进展情况、人员的变化、专利的申请等，资金的使用不一定要详细汇报。一般没有独立的中期汇报。结题汇报如同年度汇报，这时需由 PI 向所在单位汇报资金的使用情况。

（二）瑞典

1. 瑞典医学与生命科学科研资助体系

类似于美国的科研项目基金来源，瑞典的科研项目基金主要来源于政府基金和非政府基金。

（1）政府基金

瑞典的政府基金主要来源于瑞典研究理事会（Swedish Research Council），瑞典环境、农业科学及空间计划研究理事会（Formas），瑞典健康、卫生及社会福利研究理事会（Forte）和瑞典国家创新研究机构（VINNOVA）。每个机构具体的资助领域如下。

瑞典研究理事会主要资助自然科学、工程、医学、人类学和社会科学等领域的基础研究项目。瑞典研究理事会每年投入约 60 亿克朗，用于资助上述领域的基础研究项目，其中医学和生命科学项目的经费占比约 30%，但所有项目平均资助率较低，约 10%。

瑞典健康、卫生及社会福利研究理事会主要资助经济、工作与健康、公共卫生和社会服务等基础研究和前沿领域研究项目。理事会每年投入约 5500 万克朗，用于资助上述领域的研究，其中部分经费用于资助医学相关研究，例如，流行病学研究等，经费占比约 33%。

瑞典国家创新研究机构主要资助新技术、交通通信等前沿研究领域的项目。该机构每年投入约 24 亿克朗，用于资助上述领域的研究，其中部分经费用于资助医学和生命科学相关研究，占比约 20%。

（2）非政府基金

非政府基金主要是由私人基金会提供，例如，知名的瓦伦堡基金会（the Knut and Alice Wallenberg Foundation）和瑞典癌症基金会（Swedish

Cancer Society）。2018 年，瓦伦堡基金会资助了 22 个研究项目，资助总额约为 6400 万克朗，其中，医学和生命科学项目有 11 项，占 50%。成立于 1951 年的瑞典癌症基金会，专门资助关于癌症的基础研究和转化医学研究项目。据瑞典癌症基金会的官方统计，2017 年该基金会投入了 4990 万克朗用于支持关于癌症的基础研究和临床转化研究。

2. 瑞典科研资助体系建设经验

类似于美国的研究基金，瑞典的研究基金来源不同，资助项目的研究内容亦不同。来源于瑞典研究理事会的政府基金主要资助医学及生命科学领域的基础研究项目，而非政府基金更倾向于资助临床转化前景广阔的医学和生命科学研究项目。

瑞典所有研究项目均面向瑞典境内的研究人员，同时一些私人基金会的资助口径更宽，资助对象为在欧洲从事相关领域研究的人员，例如瓦伦堡基金会。政府基金资助项目的平均资助年限为 3 年，部分项目为 5 年，项目资助经费从十几万克朗到上百万克朗不等，所有项目平均资助率较低，约 10%。由私人基金会资助的研究项目正常资助周期为 3 年或 5 年，资助率不定。

瑞典所有项目的评审流程都与我国及美国项目评审流程类似。项目申请人提交项目申请书后，基金会工作人员采取内外结合的方式进行评审。对于重大项目，基金会需要召集专家会评，决定是否立项资助。私人基金会对一些项目会根据外评专家的意见和基金会董事会成员的讨论结果，决定是否立项资助。

和美国的项目基金一样，瑞典非政府基金的投入力度较大，我国可鼓励非政府基金的投入，从而丰富我国科研项目的种类和数量。

与我国的研究项目类似，瑞典的科研项目每年也需要提交项目进展报告，项目结题验收时需提交结题报告和所取得的科研成果。

（三）英国

1. 英国医学与生命科学科研资助体系

英国的科研资助体系以国家级项目为主体。国家级项目主要由英国医学研究理事会（MRC）、英格兰高等教育拨款委员会（HEFEC）、英国生物技术与生物科学研究理事会（BBSRC）等评审机构提供科研资助。另外，一些慈善机构亦设立科研资助项目，例如，英国癌症研究慈善基金（CRUK）、惠康基金会（Welcome Trust）、皇家学会（Royal Society）等对医学与生命科学项目的资助金额约占全国科研总支出金额的20%。

（1）英国医学研究理事会（MRC）

该理事会资助的研究项目主要包括科研人员主导项目、MRC战略项目、MRC产业合作项目和MRC直接资助的研究院基金项目。

科研人员主导项目：类似于我国的国家自然科学基金项目。该项目的战略定位为与MRC相关的任何科学领域。资助方向包括方法学研究计划、分子和细胞医学、神经科学和心理健康、人口和系统医学、国际和全球卫生研究、感染和免疫等。

MRC战略项目：该项目的战略定位类似于我国的"973计划"、国家自然科学基金重大项目，所获资助的领域是由MRC定义的特定研究领域，包括重大疾病、创新性及战略性人才资助等领域。

MRC产业合作项目：该项目的战略定位为可产业化项目。此项目一般为高校、研究院与生物科技公司或制药厂合作的新药或新技术研发项目。

MRC直接资助的研究院基金项目：该项目类似于我国的国家重点实验室项目。主要资助高校和直属研究机构从事MRC战略项目研究。

（2）英格兰高等教育拨款委员会（HEFEC）

该委员会的战略定位为拨发教育专项款。通过持续地定期拨款，HEFEC的资助经费直接用于高校的教学工作、人员聘请、科学研究与学院相关设施建设等方面。每所学校获得的资助额度根据其在英国政府研究评估考评（REF）后的分数而定。

（3）英国生物技术与生物科学研究理事会（BBSRC）

该理事会的战略定位为资助生物技术与生物科学相关领域的研究。其主要资助项目为科研人员主导项目（Researcher-led），适用于与BBSRC相关的任何科学领域，申请流程是在英国生物技术与生物科学研究理事会小组会议上提交申请提案，资助金额不等，可能是持续、定期的。

此外，英国癌症研究慈善基金（CRUK）、惠康基金会（Welcome Trust）、皇家学会（Royal Society）等慈善机构也通过类似方式支持医学基础研究。

2. 英国科研资助体系建设经验

英国科研资助主要侧重于风险大但对民生有重大影响的研究项目。优势在于让研究人员有更大的自由去研究自身感兴趣的科学问题，有助于提高研究的创新性；劣势在于项目风险无法预测和掌控。因此，英国政府研究基金更倾向于支持有较多研究成果的科学家，这就容易导致青年科学家没有科研资金支持，最终出现人才流失。

英国科研资金来源于英国政府和慈善机构的筹款，一般只能用于购买最基本的仪器和试剂，以及用于博士后薪酬、博士研究生奖学金和生活费，经费管理较为灵活，可按照实际需要调整支出，不需要按照经费预算执行。所有经费支出由学校或研究院财务处统一管理及考核。

项目评审上，个人项目的评审方式是标书评审，获得五个评审专家一致好评的个人项目可直接获得资助；团体或重大战略项目的评审方式则由标书评审和两轮国内外专家面试评审组成。整体资助率为8%。

英国为了吸引世界优秀创新人才，政府先后设立了一系列人才奖励和资助计划，包括海外研究生基金计划、牛顿国际人才计划、"沃尔夫森研究价值奖"、"伊丽莎白女王工程奖"等。这些计划与奖励针对不同对象，吸引国外优秀学生到英国接受高等教育、吸引国外中青年杰出人才到英国从事学术研究。

英国研究项目开展过程中要发布年度报告、项目相关的论文（需在文中注明本基金号码）、参与国际会议情况，汇报研究进展；如果不能完成年度计划，项目负责人需每年说明原因并提供相关解决方案。结题时需提供相关实验数据、发表论文情况等；若无文章发表也可以结题，但须解释为何研究过程达不到预期实验假说，这会影响项目所获得的后续经费支持。

（四）日本

1. 日本医学与生命科学科研资助体系

由日本政府出资的国家竞争性基金约有30种，总务省、经济产业省、文部科学省、国土交通省、农林水产省、环境省、厚生劳动省等多个部门都设立了竞争性科学基金。拥有竞争性科学基金最多的是文部科学省。文部科学省为了提高竞争性科学基金拨发与管理的可操作性与科学性，将竞争性科学基金分为几类，主要包括由日本科学技术振兴机构（JST）负责管理的"战略性创造研究推进事业费"、由日本学术振兴会（JSPS）负责管理的"科学研究费补助金"，以及由文部科学省直接负责管理的"未来开拓学术研究推进事业费"和"科学技术振兴调整费"。

日本科学技术振兴机构（JST）负责管理"战略性创造研究推进事业费"项目。该项目下设有十余项具体的资助计划，分为三大类：创造新技术萌芽、开发尖端低碳技术、研究开发社会技术。在创造新技术萌芽类目中，主要有"CREST"和"PRESTO"两大核心项目，每年基于本年度及之前所制定的战略目标选择最佳的研究领域及研究总监，并对外公开募集具体的研究项目。

CREST 项目资助团队型研究，研究周期通常不超过 5 年半，资助额度为每个团队 1.5 亿～5 亿日元。研究项目通过审批后，在研究总监的指导下，由研究代表带领团队进行研究实践，旨在创造出具有国际先进水平的研究成果，为日本科技创新做出贡献。

PRESTO 项目资助个人型研究，研究周期通常不超过 3 年半，资助额度为每人 3000 万～4000 万日元。项目通过审批后，在研究总监的指导下，研究者间相互交流、碰撞思想，这推动了兼具独创性和挑战性研究项目的开展，旨在创造出领先世界的研究成果，并为日本培养未来科学技术领域的领军人才。日本 JST 设立的资助项目类似于中国科技部的国家科技重大专项和国家重点研发计划的项目。

日本学术振兴会（JSPS）负责管理"科学研究费补助金"。该项资金来源于日本政府。JSPS 遵照其基金管理法律文件，管理政府资助规模较大的科学研究基金。JSPS 类似于中国的国家自然科学基金会，但不同的是，其资助范围涵盖了人文、自然科学及社会科学所有领域。依据同行评审意见，JSPS 选出紧跟学术研究动向的重大研究项目，并对项目予以经费资助。

JSPS 发放的项目资助金额占每年政府竞争性研究经费投入总额的 40% 左右。

2. 日本科研资助体系建设经验

日本 JSPS 的资金所涵盖的项目较多，用于多方位支持各个领域的研究。JST 资金资助力度大，其中支持医学研究的资助资金占每年发放资金的 25% 左右。AMED 资金则完全用于医学研究。

发达国家保持着较高比例的基础研究投入。2015 年，美国基础研究投入占研究与开发经费的 17.4%，日本的占比为 14.5%。与它们相比，10 年来，我国虽对基础研究的投入大幅度增加，但基础研究经费占我国科研经费投入总额的比例一直在 5% 左右，2016 年的占比为 5.2%，相对较低。

JSPS 项目要求获得资助的项目每年都要将项目年度进展报告书以及结题报告书提交给委员会，经过各级管理人员批阅后存档。同时，对于资金的使用进行严格管理，如果发现资金使用不当，将会按照相关法律规定进行处罚，最严重的会被判处 5 年以下刑期以及 100 万日元以上的罚金。因此，JSPS 项目中期和末期管理都比较严格。在日本科研项目的评审过程中，审查委员由来自各个大学和研究所的专家学者组成并按学科分成诸多小委员会。评审专家既要了解相关研究领域，也要具备公正的评价能力，还要能够制定专门的审查方法用于审查这类资助额度大的重点课题项目。如果审查委员是项目负责人或研究合作人或有关系者，那么审查委员将回避。

（五）德国

1. 德国医学与生命科学科研资助体系

德国科研项目主要有：①德国科学基金会（DFG）项目；②教授与企业直接合作的项目；③政府主导策划的项目。其中，德国科学基金会项目的资金远超其他。德国科学基金会的科研资助预算的 67% 来自联邦政府，其余的 33% 来自各州政府。公共资金是德国科学基金会资金的主要来源，主要是联邦政府和各州政府的拨款，还包括一些其他来源，私人捐助的比重很小。

德国是一个联邦制国家，国立大学归各州政府管辖，但科学研究主要是由联邦政府部门和基金会给予经费上的支持。DFG 是联邦一级主要的资助机构，是德国主要的科研资助组织，也是欧洲最大的科研促进机构，旨在加强德国尖端科学研究，为各个科学领域的研究项目提供经费，并促进科学家之间的合作。

DFG 资助的项目类别有一般项目、重点项目，以及特殊研究领域项目（Sonjef Forsehungs Bereiehe，SFB）。DFG 资助德国所有研究型大学和科研机构的人文社科类、生命科学类、自然科学类以及工程科学类项目。

特殊研究领域项目是 DFG 一个富有特色的资助项目类别。它建于 1968 年，侧重于促进科学家之间的合作与学科交叉发展、培养科技后备力量，同时注重跨学科合作和研究成果的转化。它长期资助高校的创新性合作研究，促进高校的整体学科建设，尤其重视青年后备人才的培养。资助总期限长达 12 年。

与生命医学科学相关的一般项目资助年限一般是 2 年或者 3 年，项目资助率为 60%；重点项目，资助年限在 6 年左右，每两年检查一次，平均资助金额为 90 万欧元/2 年；特殊研究领域项目一般由独立的部门管理，该项目倾向于资助多学科合作的长期研究项目，资助年限一般为 12 ~ 15 年，资助额度为 1500 万 ~ 2500 万欧元/3 年。

2. 德国科研资助体系建设经验

德国的科研资助体系在时间上赋予项目申请更大的灵活性，使科研人员在条件具备的前提下可以及时申请资助，提高科研时效；经费管理审查过程严格，有利于杜绝经费滥用；经费开支中较大比重用于人员聘用，为项目的有效执行和顺利完成提供了有力保障。

DFG 总部在受理项目申请时，审核项目的关键点和项目材料是否完整，项目的研究计划是否详细可行，以及对提出的经费预算与希望达到的目标是否一致进行相应比较后做出判断。同行评议是匿名的，学科委员会的主任或副主任在综合所有的评审意见和建议后，形成同行评议报告，然后将此报告提交资助委员会讨论。评审专家通常被要求在近十年内与项目申请人（甚至是申请人所在学校）没有任何公开的合作关系。一般项目采用"2 + 1"的通信、评审方式；重点项目和特殊研究领域项目的评审一般采取答辩和实地考察相结合的方式进行。

大多数普通项目和单项资助项目是随时逐项书面审批，经主席或秘书长签发后，报送总务委员会，总务委员会每 30～40 天开一次审批会，会上逐项讨论裁决遗留项目，每次约 100 项，裁决方式是举手表决，实行简单的多数通过的方式。在正常情况下，从申请到审批的时间普通项目大约是 3 个月，重点项目是半年，特殊研究领域项目是半年至一年。

（六）瑞士

1. 瑞士医学与生命科学科研资助体系

瑞士的科研资助体系大致由 3 个部分构成：①欧盟来源的经费支持；②瑞士国内政府来源的经费支持体系，包括 3 个层面：国家层面、州省层面和学校层面；③社会科研资助体系，主要包括企业研发和合作研发、企业或个人来源的科研捐赠或者慈善捐赠等。

瑞士医学与生命科学领域的科研资助体系也遵循上述结构，欧盟发起的资助项目主要包括欧洲研究委员会（ERC）地平线 2020 计划（Horizon 2020）、玛丽·居里基金等；瑞士国家层面发起的资助项目基本上依托于瑞士国家自然科学基金（SNSF），州省和学校亦提供一定的科研支持；另外，值得注意的是，瑞士民间科研支持力度非常大，2016 年瑞士内政部 R&I 年报数据显示，瑞士有超过 13000 家非营利性科研支持基金。

瑞士主要资助机构和资助有如下特点：

ERC：资助全球顶级研究和创新项目（主要资助欧盟和其伙伴国家，如瑞士、以色列等），资助项目以基础研究项目为主；

SNSF：对瑞士基础和应用研究提供全面支持；

企业基金：对企业经营相关领域的基础和应用研究提供支持；

慈善基金：对具体领域和团体提供定点支持。

2. 瑞士科研资助体系建设经验

SNSF 覆盖面较广，不拘泥于支持形式，鼓励包括自由职业者在内的创新活动。瑞士科研资助体系的特点是大量企业基金、民间基金和慈善基金深度参与。社会和慈善基金资助形式灵活，利于有针对性的创新。

瑞士 ERC 不同基金类别有不同申报流程，例如，Proof of Concept 基金每年申报 3 次，其他基金一般每年申报 1 次，评审一般采取申报书与答辩相结合的方式。SNSF 的基金每年申报 2 次，一般仅通过对申报书进行评审决定资助与否，评审时间为 2 个月左右。

（七）澳大利亚

1. 澳大利亚医学与生命科学科研资助体系

在澳大利亚，为医学与生命科学相关科研项目提供资助的机构主要有澳大利亚研究理事会（ARC）和国家健康与医学研究理事会（NHMRC）。其中，NHMRC 项目类似于美国的 NIH 项目，注重临床转化与应用；ARC 项目类似于我国的国家自然科学基金面上项目。NHMRC 和 ARC 提供的资助经费在 30 万 ~ 50 万澳元，相当于人民币 150 万 ~ 250 万元。除了 ARC 和 NHMRC 设有医学与生命科学相关资助项目以外，澳大利亚的省级项目，各种国家级学会也有相关固定项目。NHMRC 和 ARC 都有 Fellowship 人才计划，每项计划均设立两个等级，相当于我国的优秀青年科学基金和国家杰出青年科学基金项目，另外，还设立更高级的人才计划，相当于国内的院士培养项目。NHMRC 和 ARC 的 Fellowship 人才计划的第一级资助给获得博士学位不超过 5 年的优秀人才，第二级资助给获得博士学位不超过 10 年的优秀人才。资助额度为 30 万 ~ 40 万澳元，资助年限为 4 年。在资助率方面，NHMRC 与 ARC 人才计划资助率非常低，大概为 10%；NHMRC 与 ARC 基金资助率大约是 15%。

2. 澳大利亚科研资助体系建设经验

澳大利亚人才项目的设定非常科学，按博士毕业时间而不是年龄限定申请人的资格，对人才计划的申请资格的评定也是根据博士毕业年限（从事领域的年限）而不是年龄，这样更合理，因为从事科学研究的时间长短，更能反映人的能力。

（八）新加坡

1. 新加坡医学与生命科学科研资助体系

在新加坡，医学与生命科学领域的科学研究主要由国家研究基金会和卫生部拨款资助。国家研究基金会资助项目中与医学和生命科学相关的资助项目包括 NRF-ISF 3rd Joint Grant Call、CIA 18 nov 等。

2. 新加坡科研资助体系建设经验

项目的类型不同，项目资助额度和资助年限亦不同，例如，转化与临床研究（TCR）旗舰计划的资助额度为 2500 万新加坡元，其资助年限是 5 年；竞争性科研计划（CRP）的资助额度为 1000 万新加坡元，其资助年限为 3~5 年；医疗服务研究竞争性研究资助计划（HSR-CRG）提供 100 万新加坡元的资助经费，资助项目有效期为 2 年。

二　对我国医院科研评价的启示

（一）从承担项目是否符合"三个面向"进行评价

科学研究应紧密围绕"面向学术前沿、面向国家重大战略需求、面向国家和区域经济社会发展"（简称"三个面向"）的指导思想来开展。发达国家在"三个面向"方面都有明确的战略部署，例如，全球基因组计划、美国癌症计划、精准医学计划、脑科学计划等。近年来，我国加快发展步伐，出台了多个科技战略计划，其中，医学领域有脑科学与类脑研究、新一代人工智能等。开展"三个面向"方面的医学研究，将更加符合国家重大战略需求，也更能够产出为疾病防治服务的科学成果。

同时，医学科研项目的内容应与时俱进，发挥资助体系对研究方向的引导作用，鼓励并支持更多科研人员在解决医学发展新问题的过程中，不断创造与时代相宜的新诊疗路径。国家自然科学基金委员会于 2019 年开始实施四类科学问题属性评审：第一类"鼓励探索、突出原创"，指突出原创性，源于灵感和新思想，探索从无到有的研究；第二类"聚焦前沿、独辟蹊径"，指突出前沿性，开展具有引领性或开创性的科学研究；第三类"需求牵引、突破瓶颈"，指突出应用性，根据国家重大需求，推动基础研究成果走向应用；第四类"共性导向、交叉融通"，指突出交叉性，开展多学科领域交叉的共性难题研究。在评价项目时，应针对不同属性给予客观评价。

此外，还应重视风险大但对民生有重大影响的研究项目，让研究人员拥有更大的自由去研究感兴趣的科学问题，这有助于提升研究的原创性。目前，我国也正在探索高风险、原创性项目，例如国家自然科学基金委员会设置的"原创探索计划项目"，这类项目侧重于有突破性或独辟蹊径的研究项目，虽存在较大的风险，但若取得突破将对该领域的发展产生重大影响。

项目的选题也应聚焦于中国特色，争创世界一流。近年来，在大数据迅速发展的大背景下，世界各国正如火如荼地开展别具特色的科学研究，尤其是生命医学领域。虽然我国在生命医学领域的研究已取得丰硕成果，但在医学大数据研究方面与发达国家仍存在不小差距。因此，积极推动基于大数据且有中国特色的国际医学合作研究，借助外部优势力量推动我国医学大数据的发展，将在我国医学领域产生重要而深远的影响。此外，人类遗传资源也日益受到关注。人类遗传资源不仅是重要的科技研发资源和科技研发基础，蕴藏着巨大的经济价值、社会价值，而且涉及国家安全与伦理问题。因此，对与人类遗传资源相关的研究项目也应给予重视。

（二）从资助来源进行评价

目前，我国绝大部分研究项目由政府基金资助，项目经费来源较少，这让很多中小型研究机构和单位获资助的项目少、所获资助比率低。发达国家的研究项目来源远多于我国，其中很大一部分是非政府基金资助的研究项目。非政府基金给予中小型研究机构和单位更多的机会开展研究工作。

国家科技体制改革后，我国的国家级项目主要分为五类：国家科技重大专项、国家重点研发计划项目、国家自然科学基金项目、基地和人才专项、技术创新引导专项。其中，与医疗相关的国家科技重大专项有重大新药创制、艾滋病和病毒性肝炎等重大传染病防治两个专项，由国家卫生健康委员会管理；国家重点研发计划项目由科技部主管；国家自然科学基金项目由国家自然科学基金委员会主管；基地和人才专项因类项目不同，而各有不同的主管部门，例如，国家重点实验室由科技部主管，国家临床医学研究中心由科技部和国家卫生健康委员会等部门联合管理等。此外，我国的科研项目还有地方各级科技项目和横向项目，地方各级科技项目多数由各省科技厅、市科技局主管，少部分由省区市卫生健康委员会、教育部门等主管；横向项目来源于企业、社会机构，由资助机构与承担单位协商管理。

从资助来源进行评价，国家级项目毫无疑问是最高级别的，其次是省部级项目。同时，也应正确评价横向项目，根据横向项目的质量，提高其在评价体系中的权重，以此吸引企业、社会团体对研究项目进行资助，进而推动增加非政府基金的项目资助，增加我国科研项目的种类和数量。

（三）从研究任务性质进行评价

医疗机构承担的科研任务一般包括基础研究、临床研究、转化医学研究三种类型。

基础研究着重于揭示疾病发生发展的机制，发现疾病防控干预靶点，为后续研究提供创新源泉，其研究成果主要以论文形式体现。现阶段，世界各国都将基础研究作为本国创新发展的核心战略，各自形成了一套相对完善的基础研究管理体系及与本国相适应的发展策略。对于基础研究项目评价应摆在首位，因为有了自主基础创新，才会有后续的成果转化。如果原创性的成果都依赖于国外，那么后续的转化也将受制于他国。国家自然科学基金是我国支持基础研究的主渠道，近年来诸多媒体就国家自然科学基金立项数对医院进行基础研究实力排名，具有一定科学性。

临床研究是以疾病的诊断、治疗、预后、病因和预防为主要研究内容，以患者为主要研究对象的科学研究活动，其产出主要是临床技术指南、专家共识或标准规范。我国现阶段对临床研究的资助项目严重不足。最具代表性的是国家临床医学研究中心的资助项目，但该中心项目极少，无法据此对医疗机构进行评价排序。在国家重点研发项目中，与临床研究密切相关的专项，例如，精准医学专项、重大慢病专项也包含了对重大疾病多中心队列搭建和研究的支持，其意义深远。

转化医学研究是将基础医学研究和临床治疗连接起来的一种研究模式，也是将基础研究或临床研究成果推向实际应用的研究，其主要产出包括新药、新试剂、医疗设备器具等。当前，我国对科技成果转化予以高度重视，出台了多项政策以建立健全医学转化机制。对转化医学研究项目的评价，应将评价重点放在新技术、新方案、新产品上而非论文上。对医疗机构的评价，其基础研究能力固然重要，转化能力和成果也同样需引起重视。

（四）从研究项目类别进行评价

我国现行的科研项目按照用途分主要包括研究类项目、平台类项目、人才类项目、会议交流类项目等类别。其中，研究类项目是最常见的类型，是针对某一科学问题开展研究的项目，例如，国家自然科学基金面上项目；平台类项目是某科研平台，例如，国家重点实验室、国家临床医学研究中心等资助的项目；人才类项目是给予个人经费支持的项目，例如，国家杰出青年科学基金项目等；会议交流类项目是召开某一会议或开展国际国内交流的项目。

发达国家凭借其优越的科研条件和引才机制，培养和吸引了大批国内外优秀高层次人才，并以此进行人才战略储备。美国作为世界上最发达的科技和经济体，其成就很大部分归功于国家人才制度的完善。我国目前对于人才的培养和引进一般有"长江学者""国家杰出青年基金获得者"等。然而，各部委、各省区市也设置了多类人才项目，这不免导致国内人才类项目种类多且复杂，出现"人才帽子满天飞"的现象。因此，在针对人才项目进行评价时，应对项目有所甄别，对传统、科学严谨的人才类项目仍应给予肯定。

此外，我国的人才类项目普遍设置了年龄限制，这对于超龄但研究实力尚强的个人来说有失公平。澳大利亚的人才项目申请资格是根据博士毕业时间来判定，即通过科研人员从事科学研究的时间长短来判定个人的科研能力，而不是通过年龄来判定，其评价机制更为科学合理。对于超过年龄的科学家，也不宜简单地看其是否有"人才帽子"，还应结合其本人真正的科研实力来评价。

（五）从项目的评审体制进行评价

当前，我国科技部、各基金委员会、各级科技管理部门的评价体系已趋于完善，评审流程与发达国家类似，一般包含一审、二审或答辩等步骤，相对科学、公平、公开、公正。而部分非科技管理部门则还存在评审机制不完善的问题。在对医疗机构或个人的评价中，应考量其获得项目的竞争情况，对一些未经严格同行评审的项目或定向资助的科研项目类型，应给予理性评价。

（六）从项目执行情况进行评价

现阶段我国项目执行重申报、轻执行的现象比较严重。在评价一个单位科研实力的过程中，不仅要考虑其获得的项目，而且应兼顾其获得项目后在中期考核、结题考核中的表现以及项目的产出情况。

从产出方面评价，我国对科研项目的评价强调的是项目成果的定量化和形式化，这不免弱化了对项目质量、创新与成果转化率的评价，助长了"唯论文论"的风气，导致学术不端现象频发。因此，为了发挥资助体系的正确导向作用、提高科研项目过程的科学性、保证科研成果的质量及应用价值，应破除"唯论文论"的科研项目评价体系，进一步挖掘评价量化指标以及多元化、合理化、科学化的评价工具，健全与投入产出比、成果转化率挂钩的动态科研项目评价体系，提高项目评价的客观性与科学性，减少科研资助经费配置错位现象。

综上所述，医院获得的各级科研资助情况，代表其承担相应研究任务的综合实力。在对医疗机构进行评价时，应从项目的分类、级别、来源等方面考虑，同时结合其选题意义、申报评审及产出等情况，进行综合的、客观的评价。

参考文献

［1］田昕：《我国与美国国家科学基金会项目资助及评估对比分析》，《项目管理技术》2012 年第 2 期。

［2］李优晶：《美国大学科研资助模式的发展特点及影响》，《教育与考试》2011 年第 1 期。

［3］张晓静：《发达国家科技人才发展战略浅析及经验借鉴》，载《北京科学技术情报学会学术年会论文集》，2018。

［4］蔡乾和、陶蕊：《瑞典科研资助机构的评估体系探析与思考》，《中国科学基金》2018 年第 4 期。

［5］颜敏：《英国医学研究理事会（MRC）的科研基金管理研究》，《医学信息学杂志》2009 年第 5 期。

［6］许甜、匡建江、沈阳：《英格兰高等教育拨款委员会发展规划概述》，《世界教育信息》2016 年第 10 期。

［7］欧阳进良、杨云、韩军、施筱勇：《英国双重科研资助体系下的科技评估及其经验借鉴》，《科学学研究》2009 年第 7 期。

［8］望俊成、邢晓昭、鲁文婷：《英国吸引和培养国际优秀科技人才的举措和特点》，《科技管理研究》2013 年第 19 期。

［9］薛亮：《日本 JST 战略性创造研究推进事业（创造新技术萌芽）概况》，上海图书馆上海科学技术情报研究所，2016。

［10］刘润生、姜桂兴：《美国国家科学基金会科研资助与管理动向研究》，《全球科技经济瞭望》2018 年第 7 期。

［11］高振、曹新雨、段珺、种国双：《发达国家科技资源配置的经验与借鉴》，《实验研究与探索》2019 年第 2 期。

［12］房强：《德国科学基金会 2016 年科研资助额达 30 亿欧元》，《世界教育信息》2017 年第 16 期。

［13］张红、马龙君、余积明、孙璐瑶：《〈国家自然科学基金条例〉中的几个法律问题》，《中国科学基金》2016 年第 1 期。

［14］韩智勇、赵世奎：《德国科学基金会评审专家系统分析及借鉴》，《科技进步与对策》2012 年第 7 期。

［15］张颂：《基于科研资助视角看东盟科技发展及其与中国的科技合作——以新加坡与马来西亚为例》，《亚非研究》2017 年第 1 期。

［16］高瑞平等：《国家自然科学基金项目指南》，科学出版社，2019。

［17］Government Offices of Sweden，Research-funding in Sweden，2015.

［18］Swedish Research Council，*Evaluation of the Strategic Research Area Initiative（2010 –*

2014), Stockholm: Swedish Research Council, 2015.

[19] Karolinska Institutet, The Wallenberg Foundations.

[20] Nordic Cancer Union, The Swedish Cancer Society.

认证官实务篇

Surveyors Practice Reports

认证官的角色与责任

刘继兰　任安杰　王之谋*

摘　要： 认证官在医院评审评价中的作用十分突出，人们通常认为其
是"行走的标准"。本文将以美国 JCI、HIMSS 标准为例，从
业内专业人士的角度阐述认证官角色，并以认证官在中国的
具体定位为内容介绍实际工作中认证官的角色配置要求、工
作内容、工作流程，总结和提炼认证官所需要的能力，为未
来医院评审评价工作的发展和创新提供一些参考和经验借鉴。

关键词： 认证官　医院评审评价　认证官评价标准

认证官的从业经历，始终贯穿于其践行标准评价的过程，无论是众所周
知的美国 JCI 标准，还是医疗信息化评价的 HIMSS 标准，皆是如此。对认

---

* 刘继兰，HIMSS 副总裁兼大中华区执行总裁，曾任美国 JCI 首席顾问兼大中华区咨询总监；
任安杰，HIMSS 大中华区研究员；王之谋，HIMSS 大中华区研究员。

证官来说，长期从事认证工作让他们在某种程度上成了一个"行走的标准"。

一个标准在从无到有、从有到优的过程中，会经历内容的更新补充、条款的完善、架构的打磨和优化。有人说美国 JCI 标准是全世界公认的医疗服务标准，代表了医院服务和医院管理的国际水平，也是世界卫生组织认可的认证模式；HIMSS 所开发的 HIMSS Analytics 模型及标准则是医疗信息领域的领先标准，它们无一不是经历了众多讨论后才诞生的标准，甚至还结合实践经验进行了完善与更新，目的是更好地引领医疗机构的发展。

标准制定和修改的背后，蕴含着日臻完善的从业者的真知灼见，而这其中，认证官的角色最为重要，毕竟认证官是将标准的理念深入贯彻到医疗机构的个体，认证官对标准的理解和看法，直接决定着医疗机构对标准的贯彻和实施，甚至可以说认证官的水平上限即认证的水平上限，可见认证官的能力和水平也影响着医疗机构的管理质量和效果。

美国国际联合委员会（Joint Commission International，JCI）首席执行官宝拉·威尔逊认为认证官在为医疗机构提供咨询的过程中提供了很多建议，帮助准备接受和正在接受美国 JCI 评审的医疗机构成功获得良好的评价。这其实是认证官所能给医疗机构带来的影响和价值，除了贯彻标准之外，认证官自身的经验也能帮助医疗机构更上一层楼，又或者通过其他的方式优化医疗机构自己的服务内容和方式。

HIMSS 总裁兼首席执行官哈尔·沃尔夫表示，2014 年 HIMSS 大中华区成立，并引入了 HIMSS 的 EMRAM 和 O-EMRAM 两大评估模型后，这两大评估模型成为中国医院评价标准体系的有益补充，而医疗机构自身的持续努力和认证官们的严谨认真也使中国成为除美国以外，拥有全球 EMRAM 7 级医院最多的国家，彰显了中国医疗机构的能力，其中，认证官的认真负责功不可没。

美国 JCI 和 HIMSS 的两套标准是由完全独立的组织机构制定的标准，但这两套标准在内涵和执行上存在一定的联系，它们的核心都是患者安全、医疗质量。美国 JCI 标准相对全面地梳理了医疗流程和医院管理的框架，告诉医院作为医疗机构为患者、家属和员工应该做什么；而 HIMSS 标准在"安全、质量"的基础上，更进一步地突出了信息对医疗机构运营和医院管理的效率的支持和提升作用。

一 认证官的角色配置

从角色组成上，以 HIMSS 的 EMRAM 分级评价体系为例，在 EMRAM 分级评价体系中，只对评级为 6 级和 7 级的医院实施现场评审，参与现场评审的是认证官。HIMSS 大中华区的 6 级、7 级医院现场评审在人员构成和流程上有专门的要求。为保证评审结果公正、公平、客观，在人员配置上，6 级医院评审小组一般包括 2 位评审委员，其中一位是来自 HIMSS Analytics 总部的负责人，并担任评审小组组长；另一位是从大中华区 EMRAM 7 级医院选拔的信息中心主任或以上级别的信息化建设负责人。7 级医院评审小组一般由 3~4 人组成，其中组长也是由来自 HIMSS Analytics 总部的负责人担任，其他委员则是国内外 EMRAM 6 级、7 级医院信息中心主任、医务部主任或以上级别的信息化建设相关负责人。原则上，参与过同一家医院前期咨询活动的专家不能再参与对同一家医院的现场评审工作。这和美国 JCI 评审中的"防火墙"机制有异曲同工之处，认证官团队与医院顾问团队之间对于对应医院的信息是隔离的，不能互相就对应医院的情况进行沟通。

从认证职责来看，各位评审专家角色各有偏重，来自 HIMSS Analytics 总部的组长对 HIMSS 标准的把握最为准确、熟悉，他们了解国外最新的技术应用和最佳实践案例，并能保证采用全球一致的评审标准和方法进行评价，而中方专家一方面能直接听懂、看懂中文；另一方面能对本地信息化建设中各种可能出现的问题做到心中有数，能看到海外专家们看不到的地方。

从内容安排方面来看，认证官会在评审期间听取医院的开场报告，报告内容涉及医院基本情况及与认证级别相关的信息化建设情况。接着便是现场走访，认证官会根据标准内容分别去不同的临床科室，观察、沟通和了解医院信息技术的建设和应用情况，以及信息对临床工作流程的实际支持水平。

就 2018 版的 HIMSS 的 EMRAM 6 级医院评价标准而言，EMRAM 6 级医院的信息化建设和应用成果要覆盖全院 50% 以上。EMRAM 7 级医院的评价标准则更为严格，评价时间也更长，除了开场报告、现场走访的要求比 EMRAM 6 级医院评价标准高外，信息化建设和应用成果必须 100% 覆盖全院，另外，EMRAM 7 级医院的评价还增加了一项案例演示，要求医院提供 3 个基于 BI 工具数据分析能力的安全、质量、效率改进实例，且要求至少 1 个案例必须包含经济指标。这就对认证官的水平、眼界提出更高要求。

现场走访结束后，认证官们会进行闭门讨论，形成评审结果（Validation Result），在之后的现场评审总结汇报会上，向医院宣布结果，并反馈现场评审中发现的问题。

如果在现场评审过程中发现医院存在显著的系统性问题，例如，可能对患者安全造成显著风险，或者有较大比例未达到标准要求的项目，认证官有权在现场宣布评审不达标，并要求医院整改，医院整改后仍可重新申请评审。若在评审过程中，认证官考察确认医院在个别关键要求上未能达标，但不存在影响患者安全、医疗服务质量、运营效率的系统性问题，认证官则可授予医院"有条件认证"（Conditional Validation）的评审结果，并要求院方在给定时间内完成相应整改，然后再派一名专家对改进项目进行现场专项评审（Focus Validation），确认达标后授予正式的 EMRAM 6 级或 7 级医院认证（EMRAM Stage 6/7 Validation）。如果专项评审仍未通过，HIMSS Analytics 有权取消对医院的有条件认证。

二 认证官的职责与能力

"认证官"不是"官"，而是医院参评的服务者，是为参评医院服务的人。其命名就像 CEO（首席执行官）、CFO（首席财务官）、CIO（首席信息官）等一样，是某一方面的负责人。认证官一方面要代表医疗评价机构完成对医院现状的客观判定；另一方面则为医院解答对标准的疑惑，达到"教育"医院的目的，认证通过"评审＋教育"的工作方式来进行。

认证官的职责在于确认医疗机构是否已达到标准所要求的内容。医疗机构面对的情况不同，做法也各有不同，认证官需要把握标准的核心脉络，结合医疗机构现状，经过深入调查和走访，做出全面、细致的评价，同时还要结合自身的从业经验适当地给予医疗机构一些意见和建议，让医疗机构能够正确、完整地获得反馈，并对未来的发展有更清晰的认知。

医疗机构发展方向的选择不仅影响医疗机构自身的生存，而且涉及服务区域里每一个个体的就医体验。因此，医院发展方向的决定尤为不易，需要医疗机构管理者们深思熟虑，而一旦决定后就应坚定不移地执行，所以认证官为医院决定所提供的参考意见尤为重要。认证官在认证期间对于标准落实的检查，对医疗机构对自身现状和发展的描述需要仔细推敲，力争做到全面准确，这不仅考验一套标准的科学性，而且考验认证官的专业性。

只有高水平的认证官才能把有丰富内涵的标准准确融入评价工作中，能够在评级过程中架起先进标准与系统建设、系统建设与流程设计、流程设计与产能提升之间的桥梁，帮助医院在评级过程中正确、全面地看待自身问题。医院参与国际评审和认证的初衷有很多，不少医院是希望看看自己在国际上处于什么位置，跟其他国家或地区的医院相比，有哪些优势、有哪些不足以及如何提升。此外，对卓越管理和服务的追求也是医院参评的另一个非常重要的动因。HIMSS 的 EMRAM 分类评级标准，借助"以评促建"模式推动医院信息化建设，从而利用信息技术工具实现对医院业务流程、工作模式、管理方法和水平的升级改造，进而实现全要素生产力效能的提升，提高医院患者安全性、服务品质和运营效率，实现更高的价值产出。医院可借助这一契机，通过"驱动＋导向"实现"行动＋变化"，最终实现卓越发展。

祈福医院、复旦大学附属华山医院、复旦大学附属儿科医院、洛阳正骨医院、郑州市第五人民医院、镇江市第一人民医院、广州市妇女儿童医疗中心、昆明市儿童医院、浙江大学医学院附属第一医院、浙江大学医学院附属第二医院、新疆医科大学第一附属医院、厦门大学附属第一医院、深圳市蛇口人民医院、上海市浦东医院、济宁医学院附属医院、无锡第二人民医院、辽宁省人民医院、宁波市第二医院、树兰医院、上海质子重离子医院等都是有认证官全程参与标准培训、基线调查、模拟评审，直到最终顺利通过评审的医疗机构。在每家医院的评审中，认证官都要对每家医院的所有努力进行最终的裁判，他们通过对比标准内容和医院情况，最终判定医院是否达标。

HIMSS的评审也一样，除了医院自身的努力外，认证官的严谨要求和细致工作也促使医院不断突破医院信息化建设的每个关键节点。

在评价方法方面，追踪法是美国JCI使用的主要评估方法，这种方法是美国JCI在借鉴丰田汽车的管理方法的基础上，在医疗机构评审中首创的一套评审方法。这套方法体现了"以患者为中心"的理念，它以患者和医院核心业务系统为追踪的轴心，目的是全面系统地评价医院与患者安全情况，以及与医疗服务质量有关的临床和管理流程，具有很高的科学性，目前这套方法也已经被全球很多医院评审机构和体系广泛借鉴、采纳。

在患者追踪方面，认证官在评价期间要追踪单个患者在医疗机构中接受诊疗的体验。这是一种以实际患者体验为框架，结合医疗机构对患者提供的照护、治疗及服务的系统流程进行分析评估的方法。通过追踪，认证官能够对医疗机构流程和实践进行深入、真实的评价。

在系统追踪方面，认证官与医院相关人员共同参与互动会议，双方会就一个特定的主题系统地进行追踪，或对一个在"患者追踪"过程中发现的信息或流程问题进行追踪。与对单个患者的整个诊疗过程追踪不同的是，系统追踪注重评估整体系统或流程，包括多个相关流程间的整合情况，以及这些流程所涉及的多学科和多部门之间的协调和沟通情况。

追踪法是评审评价的重要方法，而这需要认证官有一种换位思考的价值观和立足点，要设身处地地从患者的角度审视具体的医疗活动。熟练掌握这种方法的认证官能够超越自身原本从事的医院管理和医务工作的内容，不被其他体验影响到自己的情绪和认知，从患者的角度观察患者在医院的经历，体会患者的感受，从而评价医院的运行能否满足患者的需求。

三 认证官和医院的故事

有多位美国 HIMSS EMRAM 7 级医院信息负责人在对中国医院进行认证的过程中，和国内同行分享了他们在医疗信息化方面的经验教训，同时他们也从"局外人"的角度，从专业层面看待中国医院的业务、管理和信息化建设，给出了他们的专业建议。

加州大学洛杉矶分校健康科技集团（UCLA Health Sciences）首席信息官给医院的建议中很重要的一点就是希望医院能拥有一种强大的领导力。他认为这种领导力是引领医院通往成功的重要纽带，以 HIMSS 的 EMRAM 7 级医院评价标准为例，医院需要富有真知灼见且谦卑恭逊的领导，为医院设定统一的目标，积极推动以患者为中心的信息化建设，使医院的医疗信息技术应用水平达到高级别。他根据自己的经验指出，出色的 EMRAM 7 级医院建设领导者往往具备三大特征：首先，将信息化建设作为全院改进项目，而不仅是信息科的工作；其次，能够解答为何要推进信息化建设；最后，亲自参与、亲自监督，对于医院及医院成员而言，这条领导力的"纽带"是一切成功的关键所在。

耶鲁纽黑文医疗集团与耶鲁大学医学院（Yale New Haven Health and Yale School of Medicine）首席信息官 Allen Hsiao 在担任认证官期间，发现中国医院和医药厂商之间的关系十分紧密，他认为这既是优势也是挑战。优势自不必多说，医院可以与厂商一起讨论系统的设计开发，医药厂商响应也十分及时，有时在 HIMSS 现场评审中，认证官前一天指出的问题，第二天早上就能改好，从技术角度来说，这也是十分难能可贵的。相应的，如果系统的更改没有进行很好的测试以确保性能，使用系统的医生和护士也未来得及参与测试和改进过程，那么这很有可能会给临床带来非预期的负面影响，甚至造成风险。尤其在中国，医务人员每天要照顾和治疗相当多的患者，系统上的一点点差错都有可能导致非常严重的后果。他还建议医药厂商能考虑聘用经验丰富的临床工作人员让他们作为一线人员参与系统和解决方案的设计工作，而不仅是聪明的工程师和计算机专家。

此外，他也十分客观地指出了信息系统与工作流程脱节的问题，有些中国医院使用的系统里，各个系统是相互独立的，这和实践中的医护工作是脱节的。这样会导致医生和护士在使用系统时十分不顺手，且伴随巨大的操作风险，这也是作为认证官他希望医院能够调整和解决的。

HIMSS Analytics 前副总裁 John Hoyt 有着丰富的认证经验，他对中国医疗信息化发展的巨大潜力十分感叹，也在评审期间为医院多次开出"妙方"，就医疗信息技术的建设和应用深度、产业格局、顶层设计、信息治理和医院管理者进行深入交流。

复旦大学附属华山医院是全国首家通过美国 JCI 认证的部属公立医院，于 2010 年、2013 年、2016 年三次通过美国 JCI 评审。该院还成立了美国 JCI 认证办公室，作为推进项目的专职部门。2007 年 11 月 28 日，美国 JCI 总部派来专家对其进行为期 8 天的基线调查，专家们发现了医院管理中存在的许多问题，例如，简单的制度制定、环境卫生、纸箱摆放、患者用药清单、药瓶开启及有效期限标注、各类标识、知情同意、员工培训以及复杂的权限授予、全院重点质量改进项目、跨科室治疗方案、病理送检流程、急诊流程、各类紧急预案的制定、患者身份确认、医院感染控制、硬件设施、患者安全和隐私等方面的问题，医院也认识到了很多未曾发现或者不够重视的地方。通过认证专家的指导，该院深刻了解了真正的系统式追踪调查方式，也感受到了医院在管理理念方面和国际理念的不同。

认证专家也告诉他们虽然达成目标的路途充满艰辛，但必定会促使医院的管理水平得到全面提升。在后期的每次评审中，认证官们也都基于最新的评审标准为医院指出发展所需要注意的问题。丁强院长在第三次美国 JCI 评审总结大会上说："感谢美国 JCI 评审，让我们回归医疗本质，面对医院发展的未来。"

首都医科大学宣武医院于 2015 年 9 月通过了 HIMSS 的 EMRAM 6 级医院认证，又于 2017 年 11 月，通过了 HIMSS 的 EMRAM 7 级医院认证。在 7 级医院认证过程中，初评阶段，认证专家总共归纳出 142 条修改意见，经过 3 个月的评审后，4 位专家又进行了为期 3 天的模拟评审，对医院的改进做了阶段性评估，重新提出近百条整改意见。之后的两个月，医院及合作厂商全力以赴进行整改，最终在 2017 年 8 月完成了所有需求的改造上线工作。

评审通过后，评审组组长 John Daniels 充分肯定了医院信息化建设所取得的成就，医院不仅提升了系统的有效性、易用性，充分满足了临床需求，而且通过不懈努力搭建了一个稳定、高效、安全、可管理并可持续发展的平台。特别是医院总结的几个最佳实践案例，例如，抗菌药物给药执行间隔的质量改善、院内感染预防措施落实的质量改善、以信息数据系统加强会诊管理、"纯"绿色通道等，都是经过众多流程再造、打磨后的医院实际工作新流程。

上海中医药大学附属龙华医院于 2016 年 10 月通过了 HIMSS 的 EMRAM 6 级医院认证。2016 年 6 月，评审专家在基线调查中，为医院信息化建设提出建议。专家的指点让医院对于信息化建设信心十足，为医院管理和信息化发展提供了建设思路和战略方向，为医院的整体能级提升指明了道路。特别是在持续的咨询和评审过程中，专家针对认证要求的细节，分别从信息系统建设、质量管理与控制、药事管理、医院感染控制、人员配置、医学教育、设施设备管理、受试者管理等方面对医院进行严格细致的现场检查并与员工进行交流，逐一排查存在的问题，提出改进意见，帮助医院达到预期整改目标。龙华医院顺利通过 HIMSS 的 EMRAM 6 级医院认证，让业内看到中医医院也可以具有自己的特点，在审方等重要管理难点上也可以取得质的突破。

其实，每一家通过认证的医院都离不开医院持续的努力，认证官的评价也许仅是那一道及格的标尺，及格之后还有更多、更高的目标等着医院去实现。孔子曰："三人行，必有我师焉。"认证官的职责之一也许就在于培养和发现医院评价人才，让他们在这条康庄大道上越走越远。

参考文献

[1] 刘继兰主编《〈国际标准 中国实践〉JCI + HIMSS 标准的中国故事》，光明日报出版社，2017。

认证官的选拔、培训与淘汰

刘先德　刘　莎　庄一强*

摘　要： 广州艾力彼星级医院评价作为艾力彼医院管理研究中心的核心业务之一，《星级医院标准》也于 2019 年 7 月通过 ISQua 认证。认证评价团队对于人员的选拔、培训、考核与淘汰是人力资源管理的核心工作，本文将通过主流认证认可机构对认证人员的要求，以及目前国内外盛行的评价机构对人员的选拔标准，对比艾力彼医院管理研究中心的认证人员管理制度，分析认证团队成员程序化选择机制。

关键词： 认证官　认证官选拔培训　认证官考核

医疗机构评审评价通常指的是由医疗机构之外的某个组织对该医疗机构进行评价，判断这个机构在质量与管理体系方面与标准的符合程度。医疗机构评审人员通常被称为"Surveyor"，在 ISO 认证审核系列标准中译为"审核员"，国内等级医院评审的人员称为"评审员"，美国 JCI、澳大利亚 ACHS、艾力彼医院管理研究中心（以下简称艾力彼）等第三方医院认证机构称之为"认证官"，因此，为了保持行业内关于评审人员称呼的一致性，艾力彼沿用了"认证官"的称呼。

第三方医院评价在 20 世纪初已经出现，目前国际上具有代表性的医疗

---

* 刘先德，艾力彼医院管理研究中心星级医院认证专家；刘莎，艾力彼医院管理研究中心助理；庄一强，艾力彼医院管理研究中心主任。

机构认证组织有美国 JCI、澳大利亚 ACHS、ISO（9000 族）认证机构等，国内的医疗机构评审主要是卫生行政部门组织的等级医院评审，但是对于评审人员的选拔、培训与淘汰还没有成文的系统性标准。艾力彼医院管理研究中心的《星级医院标准》自 2019 年 7 月通过国际医疗质量协会（ISQua）认证后，在人员管理方面也在进行实践探索，初步形成了特有的制度与规范，推动了我国的认证人员管理制度进一步与国际标准接轨。

一 国内外评审机构及人员任用概况

（一）主要认证机构简介

在医疗机构评审组织之外还出现了专门评审这些组织的伞状组织，例如，国际医疗质量协会（International Society for Quality in Healthcare，ISQua），是目前全球唯一的专门评价医院评审机构的组织，也是影响力最大的独立的非营利评价组织。其官网信息显示，其外部评审机构，即 IEEA（ISQua External Evaluation Association）认证通过的医院评价标准共有 48 个，包括美国 JCI、澳大利亚 ACHS 等，艾力彼医院管理研究中心的《星级医院标准》是中国大陆唯一一个通过认证的医院评价标准。

目前，针对医疗评价机构有评价标准或发布认证认可准则的组织主要有 ISQua、ISO、SAC、CNAS（见表 1）。

表 1 评审医疗认证机构的机构的职责与相关标准

序号	机构名称	主要职责	已发布认证相关标准
1	国际医疗质量协会（International Society for Quality in Healthcare，ISQua）	致力于提升医疗质量的会员制、非营利组织；旨在通过教育、知识分享、外部评审评价、健康扶持系统和网络交流来鼓励和促进全球医疗健康和安全性的提高	1.《医疗健康标准认证（第三版）》（Accreditation of Health and Social Care Standards）2.《认证官培训指南和标准（第三版）》（Guidelines and Standards for Surveyors Training Programme）3.《第三方评审机构的认证（第五版）》（Accreditation of External Evaluation Organizaions）

序号	机构名称	主要职责	已发布认证相关标准
2	国际标准化组织（International Organization for Standards, ISO）	研制和出版标准：提供法律规定、规则、指南以及能够持续使用以确保材料、产品、过程和服务能够达到目的的行业标准	已发布 22828 项国际标准
3	中国国家标准化管理委员会（Standardization Administration of China, SAC）	下达国家标准计划，批准发布国家标准，审议并发布标准化政策、管理制度、规划、公告等重要文件；开展强制性国家标准对外通报；协调、指导和监督行业、地方、团体、企业标准工作等	收录现行有效强制性国家标准 1989 项，推荐性国家标准 35315 项
4	中国合格评定国家认可委员会（CNAS）	按照我国有关法律法规、国际和国家标准、规范等，建立并运行合格评定机构国家认可体系，制定并发布认可工作的规则、准则、指南等规范性文件；组织开展与认可相关的人员培训工作，对评审人员进行资格评定和聘用管理	无

资料来源：艾力彼医院管理研究中心。

（二）国内外医院认证官任用情况

1. 等级医院评审

国内的等级医院评审始于 1989 年《医院分级管理办法（试行草案）》及《综合医院分级管理标准（试行草案）》发布之日，截至目前已经积累了大量的评审经验和评审数据，但是，对于评审人员的任用尚无对外公开的成文标准。等级医院评审人员分为三个层次：国家级评审员、省内评审员及医院内审员，但 2017 年国务院发布了《关于取消一批行政许可事项的决定》之后，取消了对三级医院评审结果的复核与评价，评审委员会的发展逐步呈现去行政化的趋势，政府官员不得在评审委员会中兼职任职，政府部门不得干涉评审委员会工作，各省的三级医院评审工作由省医院管理评价质控中心进行管理。以广东省评审专家选任标准为例，其评审专家分为资深专家和普通专家，只有资深专家具备带教资格。成为省内评审员必须同时满足以下条件。

第一，在通过新标准复审的三甲医院相关岗位工作三年以上。

第二，由所属卫生行政主管部门推荐。

第三，得到医院管理评价质控中心批准。

对于评审员的培训分为理论培训和实践带教，评审员通过培训后方可获得独自评审医院工作的资格。

2. 国外第三方医疗机构评审组织

Ehan Teymourzadeh 等人在研究中指出，医院评审的一致性、准确性和质量与认证官的选拔、培训、支持和激励相关，因此，他们的能力、系统性的知识和技术水平必须得到保证。认证团队也应由具有医学、护理及管理专业背景的人员组成，并且在临床经验和管理水平间要有平衡。

Siggins Miller 在认证官管理的文献研究中说明，国际上的医院认证机构，包括 JCAHO（美国）、CCHSA（加拿大）、ACHS（澳大利亚）、NZC（新西兰）等在认证官的专业背景、角色、合同规定义务及培训方面有以下共同点。

（1）选拔方面

第一，认证官必须有 2 ~ 5 年的卫生机构工作经验，包括医生、护士、行政管理者。

第二，认证官必须有与高级管理职位相匹配的专业和经历。

第三，认证官必须正在医院从事相关工作。

（2）培训方面

包括认证标准内容、认证过程、沟通、访谈和报告撰写。

（3）认证官类别

认证官包括全职、兼职认证官，志愿者。

但是，JCAHO 与其他认证机构在人员任用方面也有不同之处，由于该机构每年都有较多的医院需要认证，因此该机构的认证人员经验丰富，并且在教育资历和培训方面都有更为严格的标准，具体如表 2 所示。

表 2　JCAHO 认证官—儿科注册护士（全职）专业资历要求

教育资历要求	执业资格要求	从业经历要求	其他要求
硕士研究生，毕业于护理学校	执业资格必须处于有效状态	儿科或者新生儿科 5 年的临床经验，包括 3 年一线护理相关工作经验和 2 年的高级管理经验	在临床护理操作、绩效评价理论等方面具备与时俱进的知识和经验，并且在卫生健康实践方面有相关的研究 必须掌握认证标准 必须具有批判性思维和解决问题的能力，并且能够证明具备很强的人际关系能力、访谈能力、团队工作、沟通和组织能力

资料来源：艾力彼医院管理研究中心。

二　艾力彼医院管理研究中心认证官选拔、培训与淘汰

（一）认证官选拔

ISQua 评审项目的评审工作，能够有效增强医院评价机构的公正性、适用性，同时，提升第三方评价机构在医院评价过程中的公信力。因此，在认证人员选拔方面，为了保持第三方评价机构的独立性，确保人员能够胜任现场评价工作，艾力彼医院管理研究中心有明确的人员选拔机制，并且与上述标准契合。

1. 教育／专业背景等基础要求

目前，艾力彼医院管理研究中心认证官分为助理认证官、认证官及高级认证官三个级别（见表 3），在实际工作中还分为 A、B、C 三个组别，分别从事医疗/护理、院感、医技/行政、后勤、财务等方面工作的评价与建议，因此，对于不同组别的认证官有相应的教育背景要求，例如，A 组认证官的

第一学历必须是临床医学，且须有临床一线工作经验和管理经验。此外，对于不同级别、不同专业组别的人员还有与其工作相适应的要求。

表3　艾力彼医院管理研究中心认证官分级及基本要求

认证官级别	技术职称	工作经历	认证经历
助理认证官	初级	对应岗位5年以上	1. 参与5个以上认证项目 2. 在认证部工作满12个月
认证官	中级	对应岗位5年以上	1. 单独完成10个以上项目，且公司、客户评价达到要求 2. 在认证部工作满24个月 3. 考试合格
高级认证官	高级	对应岗位工作10年以上	1. 单独完成30个以上项目 2. 部门工作60个月以上 3. 考试合格

资料来源：艾力彼医院管理研究中心。

2. 专业知识背景考查

（1）"讲一次课"

艾力彼医院管理研究中心发布的《星级医院标准》更多侧重于管理方法论，希望通过医院评价工作给医院带去系统的、专业的管理理论，因此，在认证官的选拔中艾力彼医院管理研究中心会考察人员在管理方面的理论、经历和成绩，例如，在通过初步的筛选后，认证官候选人需要应用管理方面的理论知识讲一次课，由资深认证官进行评价，以确保其在理论知识储备方面能够符合工作要求。

（2）"开一次刀"

在临床工作中，认证官可依据手术执行情况评价医生的临床工作能力。在《星级医院标准》中，现场评价工作对于认证官候选人而言就是一台"手术"，如果要被选上，就必须有扎实的理论知识，例如，对现行医院管理法律法规、管理制度的掌握，对《星级医院标准》的理解；在现场工作中能够准确处理医院在管理环节存在的问题，给出合理、充分、可行的建议，事后由资深认证官对认证官候选人的现场表现进行评价，确定其是否具备认证官的素质。在第一次现场评价后，认证官候选人需要通过至少3个月的实习期才能够正式成为认证团队成员。

艾力彼医院管理研究中心对于认证官的选拔采用理论结合实际的评价方式，并要求认证官候选人达到ISO/IEC所发布的标准中对人员能力要求。上文提到的各类认证标准均侧重于通过现场考核的方式对认证官能力进行评价，这说明认证机构对认证官专业能力的评定由过去以学历、经历为主要评价依据（经历评价），转向以专业能力和现场表现为主要评价依据（能力评价），并在认证过程中的持续监督。

3. 个人素质要求

职业道德：第三方评价的核心竞争力在于能够保持其客观性、公正性，因此，从业人员必须具备良好的道德品质，认证机构也通过签署正式协议的方式对人员的责任和权限进行约束。

表达能力：现场认证或评价工作会接触到大量的高学历的专业人员，如果要满足客户对评价机构的要求，工作人员则要能够充分地与现场工作人员沟通。对于表达能力的考核，评价机构采取"授课＋现场"工作相结合的方式评价。

学习能力：无论是临床专业知识、管理理论，还是医院管理法律法规及制度等都在不断地更新，因此，认证人员必须具备优秀的学习能力和接受新事物的能力，随时可以获取最新的知识。艾力彼医院管理研究中心的评价团队成员都处于学习状态，以此确保能够提供给医院的最新的理论知识。

（二）认证官培训

1. 培训前评估

认证官资质。认证官需要具备国家法律法规明确规定的资质。目前，认证官注册按大类分为管理体系认证审核员、产品认证检查员、服务认证审查员和其他（主要包括认证咨询师等）共4大类、25个注册项目，由中国认证认可协会（CCAA）负责实施认证人员国家注册（认证）事宜。艾力彼认证团队均参加由CCAA委托的培训机构举办的服务认证（卫生和保健）专业知识和通用知识的培训，并取得了相关资格证书。

内部培训评估。培训前评价机构需要根据每位认证官的个人工作经历和知识结构以及其从事的认证工作内容，安排有针对性的培训内容。首先，内部培训是以《星级医院标准》为基础的全面培训；全面掌握《星级医院标准》是每个认证官在开展现场工作之前必须通过的考核项目之一。其次，认证官结合个人曾经的工作经历及各自负责的认证工作内容开展专业模块分析，例如，针对医技部分，内部培训会调动艾力彼医院管理研究中心现有专家库及外部专家团队资源，邀请目前仍旧在医技工作岗位的资深外部专家对认证官进行授课，目的在于让每位认证官能够对专业模块加深认识和了解。

2. 理论及实践培训

（1）以需求为导向，以差距分析为方法

差距分析，即对设定的目标与取得的成绩进行比较，分析两者间存在的差距。以需求为导向，要求认证官了解医院管理工作的核心和需求，为医院提供有价值的建议和意见；差距分析的方法，要求认证官正视实际工作效果与设定期望成果之间的差距。ISQua 发布的《认证官培训指南和标准（第三版）》中提出，认证官应"以顾客需求为导向，从反馈中寻找差距，确定培训需求"。

目前艾力彼医院管理研究中心的医院评价工作分为集中培训、现场辅导、标杆参访、模拟评价及正式评价。以现场辅导为例，认证团队必须事先了解医院的工作推进情况，明确医院辅导需求。对于认证团队，艾力彼医院管理研究中心为每一个成员设定了工作目标和要求，因此，每一次医院现场评价工作结束后，艾力彼医院管理研究中心有独立的团队对认证工作人员的工作表现进行回顾调查，并定期将结果反馈给认证团队；每一次反馈都会被充分分析，认证官们需要了解数据背后对医院能力建设的要求，有目的地改进和提高医院工作。

（2）以同质化认证为目的

《星级医院标准》中要求，"为病人提供统一的照顾流程"，例如，统一的住院服务流程，统一的手术治疗的制度、流程，医师都是严格授权的，知情同意程序都是基本一致的，一级护理的内涵是相同的等。医疗护理的标准化是将共同的过程拟定标准并保证严格执行。同质化一直是艾力彼认证团队努力的方向，目的是确保用统一的标准为医院提供全面的服务。

①在资深认证官指导下的实习/工作

在通过试用期后，刚步入认证行业的成员必须在资深认证官指导下开展工作，通过这样的方式，可确保新认证官提供趋向同质化的服务；同时，A、B、C 三组认证官在不参与各自组别的认证工作时，需要到现场参与其他组别的工作。医院评价是一个整体的、系统的工作，每一位人员都需要掌握较为全面的技能，这有利于其在工作过程中有效发现、识别问题。

②技术和检查方法发展的同步持续培训

《星级医院标准》主要采用的方法论是追踪方法学，包括系统追踪及个案追踪。追踪方法学的核心在于以患者的角度感受现场医疗服务，从而聚焦医疗服务的重点环节，分析医疗护理中各个关键环节可能存在的问题，因此，掌握追踪方法学的理论培训是认证官培训的必备科目之一。

《星级医院标准》从创立至今，已有近百家医院的评价经验，这为认证官们通过认证案例分析与学习创造了条件。以系统追踪为例，通常情况下，艾力彼医院管理研究中心将现场评价过程分解为医疗质量体系创建、药事管理、护理管理、感染控制、后勤管理、行政管理、财务管理等环节，将各个系统融入具体医院评价工作中，分析系统中重点环节存在的问题。对医院情况的还原分析，可加强认证官对系统追踪法的掌握，并且共同探讨的方式能够帮助认证团队成员从不同角度了解医院存在问题，便于提供更为贴合医院实际管理需要的解决建议。

3. 教学能力培训

教学主题设定主要依据三个方面：个人专业背景、现场评价工作内容及主要环节、客户反馈。对于认证官的教学能力培训主要在内部培训周开展，即需要根据事先设定的主题在公司内部演练，接受公司专家团队、资深认证官的考核，考核评价内容包括演讲内容深度，与现场评价工作契合度，表达的准确度、清晰度等。

（三）考核与淘汰

认证团队每年都会有新的人员加入，增强组织的成长活力，保持认证官的长足进步。认证成员的考核评价方式分为自我评价、客户评价、公司考核评价，并由以上三部分组成综合评价，对各部分赋予相应的考核权重，对于综合能力不能达到要求的成员实行末位淘汰。

以公司考核评价为例。首先，在现场评价团队中设置"观察员"职位，通过现场观察的方式对所有认证官的工作表现进行量化评价，目的在于促进认证官的进步，确保他们具备持续胜任医院评价工作的素质和能力。其次，定期理论考核。结合管理学理论及认证工作内容，对认证官的专业技术理论进行测评。考试设定合格线为85分，考试成绩纳入公司考核评价体系，对于考试成绩没有达到要求的成员，将有一次机会重新考试，若仍旧没有达到要求，将暂停其现场评价工作。

三　总结

《星级医院标准》设立的初衷在于通过第三方平台，系统评估医院的管理现状，为医院管理者提供有针对性的解决方案，提升医院医疗质量，提升患者医疗安全和改善就医体验，提高整体绩效。因此，对于认证官的选拔、培训与淘汰，既是实现该目标的关键条件，也是艾力彼医院管理研究中心人力资源管理核心的工作之一。目的在于通过一系列的科学方法挑选合格的员工，并且鼓励优秀的员工不断提高自身业务能力，更好地服务于客户。

参考文献

［1］庄一强、刘庭芳主编《中国医院评价报告（2018）》，社会科学文献出版社，2018。

［2］翁惠瑛、陈怡安：《向自我品质再次挑战医策会完成第二次 ISQua 国际评鉴》，《医疗品质杂志》2010 年第 5 期。

［3］杜杏利、蒋海泥、高欢等：《ISQua 对我国第三方医院评价机构的启示》，《中国卫生质量管理》2017 年第 5 期。

［4］蒋德华、刘继平：《2006 国际标准的主要变化及其在应用和实施中应关注的方面》，《标准科学》2008 年第 10 期。

［5］张颖：《人员认证制度初探》，《质量与认证》2019 年第 8 期。

［6］Ehsan Teymourzadeh, et al., "Surveyor Management of Hospital Accreditation Program: A Thematic Analysis Conducted in Iran", *Iran Red Crescent Med*, 2016, 18 (5).

［7］Siggins Miller., *Participation of Surveyors in Safety and Quality Accreditation: Literature Review on Surveyor Management*, 2019.

医院评价中的文件审核与现场检查

郦 忠*

摘　要： 近年来，医疗机构评审评价的工作理念已发生了转变，越来越重视实际的工作效果和服务质量，已不再是通过突击补齐各种台账资料就能达到要求。无论是审查文档资料，还是流程访谈与追踪，都要求医疗机构重视日常的质量控制和改进，不断在实际工作中发现不足，补齐短板。本文主要以文件审核和现场检查为例，阐述认证官如何针对相关诊疗过程进行评价。

关键词： 医院评价　文件审核　现场检查

一　文件审核

对于国家来说，法律法规是规范各类人群行为的准则；对于一家医疗机构来说也是如此。现代医学的复杂性和巨大的工作负荷，决定了参与其中的医疗人员必须遵从同样的规则，才能保持一定的效率，为患者提供良好的医疗服务，避免出现各自为政的情况。因此，规章制度、管理规范体系的建设，在很大程度上体现了医疗机构的管理水平和管理能力。

若要了解医疗机构的评审评价工作，首先就要了解它的整体运营情况和运行方式，从书面文档资料入手自然是很好的选择。通过对某方面工作制度

---

* 郦忠，华润 JCI 医院管理研究院执行院长，质量管理专家，医院评审专家。

或规范文件的查阅，检查者可以快速、直接地了解相关流程在医疗机构特定的运行情况；还可以通过对评审标准的比较，了解医疗机构的工作状态与标准之间是否存在差距。

文档资料包括制度、程序、医疗记录、汇总资料、档案等各类书面材料，具体的形式可能是纸质版的，也可能是电子版的。

制度是对相关期望的陈述，旨在影响或决定医院的决策和行动。制度是指导和规范医院程序和流程的规则和原则，通常较为宏观，可为某项工作的实施提出一个总体的要求和方向，例如，三级查房制度，要求医疗机构按照卫生行政主管部门的要求，以书面的形式规定如何实施不同级别的医生对患者的协同管理。

程序主要用于规定某项工作应如何完成，一般包括步骤说明。某项工作或流程，通常较为具体、详细，用于规定在特定工作流程中各类员工或群体的工作职责，以及他（们）要如何按照制度的要求开展工作，例如，时限、达成目标、频率频次等。所以，程序类文件中还可能包括流程图、工作表等实际工作开展过程中需要用到的工具图表。例如，危急值报告规范，要求医疗机构按照卫生行政主管部门的要求和行业规范，并结合自身情况，以书面形式规定各类检验、检查的危急值范围，由谁处理危急值，相关信息如何从发现者快速、准确地传递到处理者，以及必要的记录要求等。

当然，所谓的"制度"和"程序"，并非有很严格的区分。对于具体的医疗机构而言，可以根据其自身的工作习惯，安排相应规范性文件的制定和编纂工作。例如，会诊制度可以既规定大的原则和方向（会诊的目的是加强不同专科之间的协作性，为患者提供同质化的医疗服务），也可以对具体工作方式和流程有明确要求（中级及以上职称的医生可以邀请或应邀会诊，会诊应当书写会诊记录，并应在会诊结束后 24 小时之内完成，特定情况如紧急抢救时会诊流程有何调整）。无论这些规范性文件的名称是"制度"还是"程序"或"规范"，只要能够起到指导和约束员工行为的作用，让员工能够看得懂、可执行即可。

需要注意的是，任何规章制度的制定，绝非为了束之高阁，或单纯迎接检查，而都是要指导医疗机构中的某项具体工作。因在查阅这一类文件时，特别要注意与医疗机构实际情况的适宜性。在制定规章制度，以及评审评价的准备阶段，许多医疗机构会参考其他有经验机构的做法。这本身并没有什么问题，因为模仿和学习也是提高自身水平快速有效的方法之一。但没有两家医疗机构是完全一样的，无论内部架构的设置（如医务科与医疗部）还是某个具体步骤的实施（如护理的每日压疮愈合观察情况是记录在纸质病历中，还是电子信息化的表格自动采集），都或多或少有所不同。因此，在参考别家医院的规章制度时，必须要结合自身的实际情况，做出适度的调整，否则就会出现制度与实际不相符，或者是制度规定的做法在实际工作中根本无法实施的情况。在审查制度类文件时，检查者也会重点查阅同种工作的不同书面规定，如果医疗机构内部的文件规定有所冲突，或者不一致，则会给检查工作带来很大的困扰，检查者对医疗机构的印象也会不佳。

检查者查阅规章制度类文件的目的是对医疗机构期望的工作模式有所了解，从而为后期的现场追踪和访谈工作打下基础。可以说，这类文件就是医疗机构内部的"法律"，是所有员工行为的指南和准则，也是用以评判医疗工作是否正确、是否可接受的标准。

医疗记录也是文档类资料查阅的重要内容。医疗记录（或患者病历）是反映患者在医疗机构中整体医疗活动开展情况的记录，是证明诊疗行为的确实施及实施得当的重要证据，也是开展追踪最主要的依据性书面记录之一。医疗记录的查看可能是单独开展的，也可能是在患者个案追踪活动中开展的。

医疗记录能够帮助检查者了解患者的信息，让检查者在追踪时提出最好的问题。此外，医疗记录可以帮助检查者找出想要解决或了解的关键领域。随着检查活动的开展，检查者自然会通过医疗记录注意到这些领域。

医疗记录查阅的关注点包括格式、对诊疗协调性和整合性的支持力、评估和再评估记录、同意书记录等关键信息等。

　　医疗记录格式的标准化。国家和行业的一些规范以及许多医疗机构评审评价的标准，都要求每项接受评估或治疗患者的诊疗行为记录标准化。标准化是提高效率、减少差错的有效手段。如前所述，每家医疗机构情况都有所不同，每位接受病情评估或治疗的患者的情况也有所不同，所以，所谓的"标准化"并非"相同化"，并不要求所有医疗机构针对所有患者的病情描述和诊疗过程记录都完全一致。应由医疗机构自行确定记录的内容、格式、记录位置，但医疗机构内部同一类别患者（如住院患者）的医疗记录的形式和格式应当同质化，例如，所有住院患者的医嘱内容，均应按照统一的格式，记录在标准化的医嘱记录单中。如果在病历查阅过程中发现格式的问题，可能会提示检查者查看关于病历记录和书写方面的规范或制度，看看医疗机构对于医疗记录的格式是如何规定的；此外，还可以评估医疗机构制度规定的发布、培训和改进方面的效果，从而和之前的制度类文档审查工作相结合。

　　医疗记录不仅是对患者诊疗行为的描述和记录，而且可以增强不同的医疗服务提供者之间的协调性和整合性，而许多病历的问题，就是对诊疗协调性和整合性的支持不足。现代医疗的复杂性，决定了任何诊疗行为都无法由单个人员完成，需要不同类别人员的协作与配合，而良好的医疗记录就是支持这种协调和整合的有力工具。在病历查阅过程中，医疗记录不仅会确定哪些人员或群体负责患者的哪些医疗活动，还会明确这些人员是否有权限或能力查看或编辑病历（可及性），以及当不同人员共同负责诊疗时他们之间是如何沟通的，特别是在医疗转移时（转交接、转科、转诊、出院时）是否能确保其连贯性。

　　医疗活动，实际上就是医生通过各种手段评估患者在医学方面的需求并采取干预措施，然后通过再评估判断干预的效果，必要时调整干预方案的过程。因此，医生所做的各种评估和再评估也需要在病历中有所体现。查阅病历时，查阅者会根据医疗机构的制度、程序等的要求，来判断医生的评估是否明确了患者在医疗、护理等方面的需求，并在规定的时限内完成上述内容（如急诊患者的评估）；在特定诊疗活动之前（如麻醉），是否按照医疗机构的制度、行业规范等要求，完成对特定内容的评估（如麻醉前访视）；是否根据治疗的进展和患者对治疗的反应，按照特定的间隔进行再评估（如病程记录）。

部分患者在诊疗活动中，通过上述评估和再评估，可能会有一些特定的情况出现，而根据主管部门要求和行业规范等，医生对这些特定的情况也要予以记录，例如典型的知情同意书、危急值记录等。《中华人民共和国侵权责任法》要求，"医务人员在诊疗活动中应当向患者说明病情和医疗措施。需要实施手术、特殊检查、特殊治疗的，医务人员应当及时向患者说明医疗风险、替代医疗方案等情况，并取得其书面同意；不宜向患者说明的，应当向患者的近亲属说明，并取得其书面同意"。这些书面同意条款，大多在医疗记录中的知情同意书中体现，而且应当按照相应的要求，知情同意书中要包含必要的信息。对于危急值来说，病历中需要对其内容、时间、处理措施等予以记录。在制度文档审查的基础上，通过对危急值相应规范流程的了解，检查者一方面可以明确医疗机构是否对类似危急值这样的特殊流程处理有所要求；另一方面还可以结合病历查阅，确定诊断性检查检验的危急值是否按照医院制度记录，记录是否包括用于解读和报告临床检验结果的参考值范围等内容。

总的来说，病历作为记录患者在医疗机构诊疗活动的最重要载体之一，在各种评审评价工作当中，都是重点查阅的书面类文档。

医疗质量的管理和提升工作，需要大量数据、表格、图表等的支持，这些书面材料也是书面文档查看的内容之一。评审检查所需的文件或材料包括全院优先改进质量监测指标清单；科室或服务部门质量监测指标清单；临床实践指南及相关工具清单，例如为指导临床医疗服务所选择的临床路径或临床指南；医疗机构各类质量管理或改进委员会的会议纪要和工作材料，例如，绩效改进、感染预防及控制、安全安保、药物管理系统的数据等。以上这些文件，都是医疗机构进行各种质量计划、质量控制、质量改进活动的记录。随着国家对精细化管理和提质增效越来越重视，如何确保医疗机构运行的安全、有效、高效，给患者提供高质量的医疗服务，也逐渐成为医疗机构评审评价工作的重要议题。

　　评价医疗机构质量工作的情况，不仅需要查看院级、科室部门级的质量指标检测计划，而且要确定这些质量数据具体是如何被正确采集的，包括是否经过了有效和准确地验证。同时，收集数据并非最终目的，而是要通过这些数据来改进管理，确保医疗质量和安全。医疗机构能否充分利用这些数据，实现这一目的，也是重要的评价内容，包括是否正确使用全面质量管理（TQC）、质量环（PDCA循环）、品管圈（QCC）、疾病诊断相关组（DRGs）绩效评价、单病种管理、临床路径管理、根本原因分析（RCA）、失效模式和效应分析（FMEA）等质量管理工具。

　　除了对于运行质量的控制，质量管理还包括对风险和事件的管控。查阅者对于存在隐患的风险环节，需要查看医院是否进行了必要的风险评估并采取措施管控风险；对于已经发生的医疗相关安全事件，包括尚未出现不良后果的未遂事件（踪近错误）和已经出现不良后果的已遂事件（不良事件、警讯事件等），查阅者需要查看医院是否进行了必要的事件回顾，以及是否采取措施避免类似事件再次发生。

　　任何医疗机构的正常运营，都需要诸多外部系统的支持，比如药物、耗材的供应。而且，为了提高效率、降低成本，医疗机构也会选择越来越多的外包服务来满足自身需求。在文档资料查看过程中，查阅者也会针对这样一类医疗机构外部的服务情况展开调查，包括是否签订规范的合同、合约，以及对于这些合同、合约履行情况的监管。其目的是确保医疗机构所提供的产品（包括服务）不会受到外部劣质、假冒供应商的影响。作为医疗服务的直接提供者，医疗机构有义务保证给患者提供的所有药物、器材、服务等的质量。这就要求医疗机构必须在法律框架之内购买或接纳外部产品、服务，保证外部供应商具备相关资质和能力，以及它们所提供的产品、服务的质量。特别是在某些服务外部的领域（如部分外包的检验项目），医疗机构要确保对内、对外的服务质量达到一致的水平。所以，这些外部服务相关的书面材料，也是文档查阅的对象。

　　医疗机构为患者提供的诊疗服务，依赖于医生、护士及其他医务或非医务人员的素质。这些人员的资质、能力验证等材料，是体现其服务水平的重要凭证。文档查阅中，查阅者需要通过对此类书面材料的检查，来探讨医疗机构招聘、指导、教育、评估所有员工的流程。这些书面材料包括：与人力资源/人事管理、员工资质、员工岗前培训与教育相关的制度或程序、人事档案、医疗从业人员资质证明档案的样本（毕业证书、学位证书、从业资格证书等）、医务人员档案样本，还有相应人员出于其履职需要而接受的各种培训的材料等。对于特定的医务人员来说，医疗机构根据他们的资质和能力，对其授予了某些诊疗行为的权限，以及为了规范其医疗行为和促进他们的持续进步，医疗机构对他们做了一些持续性的评价。对于医学生、实习医生/护士、进修、受训人员等，医院要有相应资料来证明其接受过向患者提供医疗服务的最基本培训（如基础生命支持），证明他们在指导下可以开展哪些医疗活动，以及他们需要在特定的时间框架内完成哪些培训、达到怎样的水平。

二 现场检查与追踪

之前讨论的书面文件审查与查阅，是医疗机构评审评价工作的基础。在此基础上，检查者需要判断医疗机构是否按照规章制度的要求开展实际工作，以及前述的各类记录是否是通过正确的、合理的行为得出的。这一类检查的目的通常就是通过追踪法实现的。

追踪法是一种有效的评估方法，通过患者亲身经历来评估医疗机构的治疗和服务绩效。虽然都是评价医疗机构的整体医疗质量，但与文件审查不同，追踪法关注落实"以患者为中心"的医疗流程，以患者安全及治疗的同质性为评估标准，评价各项流程与制度的落实情况。因此，追踪活动不是依靠单独的部门、个人能完成的，而是需要所有的专业和人员通力合作才能实现。而在实际的开展过程中，管理系统追踪常有和文档资料查看混淆在一起的情况发生，即追踪中发现了问题——查阅文档，确定医疗机构对于此项流程或工作有无规定——通过追踪，判断工作是否按照规定进行——查看文档，确定对工作的过程和结果有无相应记录。

追踪法通过员工访谈、实地观察、情景模拟，有时还可以结合相关材料，确定医疗机构的各类工作的实际开展情况，判断其与法律法规、行业规范、评价标准和医疗机构自身的规章制度的符合情况。根据追踪对象的不同，追踪法可以分为"患者个案追踪"和"管理系统追踪"两类。

患者个案追踪以患者为中心，跟踪患者在医院中的所有经历，其跟踪的对象是个体而不是部门。患者个案追踪的对象，通常会选择具有如下特点的病人：接受综合医疗服务、经历医疗服务多个环节的病人；医院诊治最多的前五类的病人；与系统追踪相关的病人（临床路径、单病种、院感）；当日进行手术、有创操作、特殊检查的病人；当日入院、第二天即将出院的病人；受伤害的病人，例如，儿童、老人、收养病人、慢性精神疾病病人、智障、残疾人；服用高危药物以及使用高危器械的病人。因此，患者个案追踪的对象，常会在重症医学科、新生儿科、产科、内镜中心、血透室、手术室、急诊科等重点科室和部门中被选择，检查者重点关注患者的手术、转交接、临床路径落实、镇静与麻醉、出院、转诊等重要流程或节点。

在患者个案追踪中，检查者通过访谈为患者提供诊疗和服务的医务人员或其他人员，以及患者本人或患者家属，必要时还会结合患者的医疗记录，来明确诊疗服务是如何提供给患者的，以及这些服务的效果如何，是否与法律法规、行业规范、医疗机构的规章制度有不一致的地方。通过这类追踪活动，检查者不仅可以评估患者在医院内就医的全部过程，还特别重视跨科、跨部门的合作以及各个部门之间的沟通情况，更可以直接了解患者对于医疗服务的主观体验，以及健康教育等活动的成效。在不同的科室之间走访、观察时，检查者也可以对医疗服务开展的环境进行评价。

通常检查者会选择一名老年患者作为追踪对象，该患者因"头痛，意识改变"经急诊科入院后，CT检查发现脑梗，急诊科介入手术，术后转入重症医学科过渡，病情好转后进行了康复功能锻炼，并出院转入后续康复机构。在急诊科，检查者通过访谈医生和护士，可以了解的要点包括：救护车与急诊室之间的联系及交接、预检流程，会诊、溶栓流程，知情同意、员工培训。在影像医学中心，检查者访谈技师和医生，可以了解的要点包括：放射科诊断报告、放射科医师与神经内科医师之间的沟通、放射防护、设备预防性维护、抢救设施。在神经内科，检查者通过访谈医生和护士，可以了解的要点包括：了解患者入院诊治经历、临床实践指南、临床路径、患者评估、诊疗计划、辅助检查、用药、深静脉血栓预防。在重症医学科，检查者通过访谈医生和护士，可以了解的要点包括：信息沟通、患者交接、监护记录、康复评估及训练、危急值报告、高危药物管理、呼吸机患者管理、保护性约束的管理。而以上这些内容，检查者可以通过访谈的问答形式来获取相应信息。特别要注意的是，访谈提问大多是开放式的问题，即非"是否""有没有"这种包含答案的问题，而是问"怎么办""怎么样"，使受访者主动介绍实际的工作流程，必要时加以演示，例如，"在交班的时候，夜班医生提供给白班医生哪些信息，交班给下一位医生的时候需要交接哪些信息？"

由此可见，通过患者个案追踪，检查者可以全面了解医疗机构中患者管理的实际情况，以及医院员工对于行为规范的掌握情况，甚至规章制度的落实情况。相较于过去单纯的台账检查，患者个案追踪显然更贴近实际，更能真正发现工作流程当中存在的问题。

管理系统追踪的对象则是整个医疗机构中的某个特定的复杂或重点关注的管理系统，检查者通过对复杂过程的路径追踪，了解特定系统的管理情况，例如，对药物管理系统追踪、对感染控制管理系统追踪、对设施管理和安全系统追踪等。和患者个案追踪相同的是，管理系统追踪也是由检查者循着实际的工作流程，了解追踪对象在医疗机构中管理的情况；也可通过访谈问答、观察，必要时结合文档查阅的形式；访谈提问也是开放式的问题，让受访员工主动介绍。

以药物管理系统追踪为例，检查者可以选择某种高危或特殊管理的药品。通过访谈药物采购员工，了解这种药物是如何被选择和采购进入医疗机构的；通过访谈药学专业管理人员，了解这种药品在储存、标识等方面有什么特殊性；通过访谈开具医嘱的医生，了解这种药物在下达医嘱时需要特别

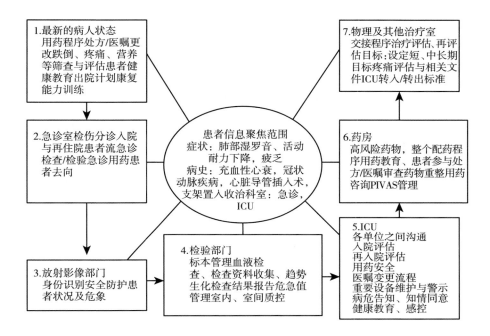

图1　患者个案追踪示例

资料来源：华润 JCI 医院管理研究院。

注意什么；通过访谈执行药物医嘱的护士，了解这种药物在给药环节的特别关注点；通过访谈患者或家属，了解这种药物的使用宣教情况和用药之后的观察要点。访谈提问的形式则可以是："这种药物在你们医院属于高危药品吗？""这一类高危药品的储存和标识有什么特殊的要求？""你在开具这类高危药物的医嘱时，需要特别注意哪些事项？"

三　总结

近年来，医疗机构评审评价工作的理念已发生了转变，越来越重视实际的工作效果和服务质量，已不再是通过突击补齐各种台账资料就能达到要求。无论是文档资料审查，还是流程访谈与追踪，都要求医疗机构重视日常的质量控制和改进，不断在实际工作中发现不足，补齐短板。值得注意的是，通常在追踪过程中容易出现一个问题，检查者可能会发现太多值得关注的层面，但是，如果仅盯着某些点质问，又常常偏离主题，无法回到检查的初衷，这时候就可能因为时间关系漏掉一些有价值的问题。因此，本文建议检查者从一个话题开始问，结束之后再转移到另一话题项目。此外，检查者会持续对诊疗、流程进行观察，针对正在接受治疗的患者来提问。如果患者的某次诊疗跨越了几个标准区域，检查者可以分别针对一系列相关诊疗过程进行追踪。检查者应通过追踪试图了解医疗决策是如何做出，而不是试图进行"同行评审"或事后临床判断。为获得关于医院日常运作、诊疗或服务工作的总体评审，检查者在评审过程中不要急于做出判断，也不应以口头或书面的形式暗示工作人员"发生了一些错误"。

所以，任何的检查、评价都只是手段，而这些活动最终的目的，都是要促进医疗机构提升管理水平，提高服务质量，保障患者的安全。

参考文献

［1］庄一强、刘庭芳主编《中国医院评价报告（2018）》，社会科学文献出版社，2018。

［2］何街浪、郦忠：《浅谈医院质量管理的基本内容和理念》，《医学信息》2012年第5期。

［3］郦忠、叶志弘、徐玉斓等：《JCI评审准备策略》，《中华医院管理杂志》2007年第9期。

［4］郦忠、吴定英、袁方等：《追踪方法学在医院评审中的应用体会》，《中国医院》2012年第3期。

德国 KTQ 医院认证实务

马丽平　王　华*

摘　要： 德国医疗透明质量管理制度与标准委员会认证体系（Kooperation
fuer Transparenz und Qualität im Gesundheitswesen，KTQ）是目前
德国，乃至欧盟最具影响力之一的医疗机构认证体系。因其
具有"系统、简捷、合理、有效"的特点，不仅获得了德国
医疗机构的广泛认同，而且在国际上受到了业界的广泛推崇。
本文主要介绍 KTQ 认证体系的背景、理念、组织框架、职
能，并对 KTQ 认证标准、程序及特点进行阐述。KTQ 认证体
系从 6 个核心方面来诠释坚持"以病人为中心"的宗旨，严
格遵循"PDCA 循环"的原则，并以此形成 KTQ 认证标准框
架及内容。

关键词： 医院评价　KTQ 认证　认证实务

2019 年 9 月 7 日，德国总理安格拉·默克尔（Angela Merkel）一行到
访华中科技大学同济医学院附属同济医院光谷医院院区。中国现有 33000 余
家医院，德方为何如此青睐这家医院？

原来，这家医院本身就是由德国医生埃里希·宝隆（Erich Paulun）于
1900 年在上海创办的，近几年又两次全面通过德国医疗透明质量管理制度

---

* 马丽华，国家卫生健康委员会医院管理研究所研究员；王华，华中科技大学同济医学院附属
同济医院医院管理研究所所长。

与标准委员会认证体系（Kooperation fuer Transparenz und Qualität im Gesundheitswesen，KTQ）的认证。2018年，中国首家"中德友好医院"也正式于这家医院挂牌。德国总统弗兰克－瓦尔特·施泰因迈尔（Frank-Walter Steinmeier）曾表示，期望将同济医院打造成中德交流的标杆。

德国医疗透明质量管理制度与标准委员会认证体系是目前德国，乃至欧盟最具影响力之一的医疗机构认证体系。正是因其具有"系统、简捷、合理、有效"的特点，不仅获得了德国医疗机构的广泛认同，而且在国际上受到了业界的广泛推崇。

一 建立KTQ的背景

1997年，德国卫生部依据1994年的《德国社会法典》第五部分第137条规定，要求医疗机构要进行质量管理，接受管理体系认证。立项委托德国医师公会、医疗保险机构联盟协会、全德医院协会、德国护理协会及图宾根大学医疗信息研究所共同研发制定医院认证标准，即德国医疗透明质量管理制度与标准委员会认证体系。

1999年，上述五方机构对医院认证标准进行可行性研究。历时3年（1999～2001年），在25家医院参与认证试验的基础上，修订编撰《KTQ医院认证标准（第1版）》。

二 KTQ基本理念

（一）自愿

KTQ是一种具有自愿性质的认证体系。对医疗机构而言，其认证体系是非强制性的。

德国《德国社会法典》第五部分第137条规定，医疗机构要实施质量管理，接受相关评估与认证。但法律上并没有强制要求医疗机构接受哪一个具体的认证体系。也就是说，医疗机构是可以自由选择认证体系的。例如，德国肿瘤中心整体选择的就是 OnkoZert 认证体系。当然，同一个医疗机构也可以同时选择多个认证体系，例如，汉堡联邦军队医院就是在获得 KTQ 认证的同时，医院的放射科和救援中心也通过了 ISO 认证。

这种自发自愿的认证机制，奠定了 KTQ 公司作为第三方评估机构与接受认证的医疗机构之间的真诚合作，而且发自内心的改进意愿可使医疗机构的质量管理与持续改进获得事半功倍的效果。

（二）合作

KTQ，其中的"K"，即 Kooperation（德语，意为合作）。KTQ 强调真诚合作，并通过以下三个途径强化这一机制。

创办机构的合作。2001 年 12 月，为了在全德推行 KTQ 标准，支持和推进医疗卫生事业发展，医疗保险机构联盟协会（The Umbrella Associations of the Statutory Health Insurers）、联邦医学会（The German Medical Association）、德国医院联合会（The German Hospital Federation）、德国护理协会（The German Nursing Council）、德国医师协会（The Association of Physicians in Germany）联合成立了 KTQ 有限责任公司（以下简称 KTQ 公司），五大股东的权威身份及其在行业内的良好声誉为缔造卓越的第三方评估机构奠定了坚实的基础。

认证体系内机构的合作。KTQ 公司并不直接对医疗机构实施认证，具体认证工作是由 KTQ 认证机构和负责现场评估的 KTQ 评审员来完成的。对医疗机构认证前的辅导工作是由 KTQ 培训机构来承担的。KTQ 公司与 KTQ 认证机构、KTQ 培训机构，以及 KTQ 评审员是合约关系，这种保障各方独立性的合作，尽可能地体现了认证结果的公平性与客观性。

与医疗机构的合作。KTQ 公司与医疗机构的良好合作，为《KTQ 医院认证标准（第 1 版）》的制定与修订，以及工作程序等方面的发展做出了贡献。例如，在 2008 年，标准修订核心工作小组就与 600 余家通过 KTQ 认证的医疗机构的领导与管理者、医务人员、KTQ 调查员、相关工作人员，以及合作培训人员进行了广泛深入的调研与商讨，推动了《KTQ 医院认证标准（2009 年版）》的完成与出版。目前正在使用的《KTQ 医院认证标准（2015 年版）》也是在广泛征集包括中国通过 KTQ 认证医院的经验与反馈后完成的。

（三）透明

KTQ，其中的"T"，即 Transparenz（德语，意为透明）。倡导医疗机构实施质量管理对内与对外的透明，是 KTQ 认证的设计理念。

对内部而言，质量管理的透明是医疗机构实施质量管理的先决条件；对外部而言，质量管理的透明，强调向患者与家属、转诊机构、保险公司，以及公众开放相关信息，提高医疗机构各项流程与工作的透明度。

信息是正确决策的基础。提高医疗机构质量管理的透明度，不仅夯实了医疗机构的利益相关方（政府、投资者、债权人、供应商、员工、就诊者等）的合作基础，而且在医疗机构内部，因为建立了一种共同的语言平台，以及信息分享机制，提高了工作效率；而对就诊者而言，在改善就医体验及获得感方面，其好处是不言而喻的。

（四）改进

KTQ，其中的"Q"，即 Qualitäty（德语，意为质量）。质量的改进是 KTQ 的内在价值。KTQ 强调系统性内部质量管理与持续改进过程。

所有 KTQ 标准是依据完整的 PDCA 循环（计划、执行、检查、实施）来进行设计与要求的。标准中"检查"（Check）与"实施"（Act）两个步骤中的审查和改进措施，就是为了帮助接受认证的医疗机构实施最优的持续改进（Continuous Improvement Process，CIP）。因此，被认证的医疗机构必须按照 PDCA 循环的要求来落实每条标准中的每个衡量要素。

表1　PDCA循环在KTQ认证系统中的具体步骤

过程步骤	解释	在机构内的实施
计划 （Plan）	明确目标和程序计划,明确责任	系统的、有组织的程序计划 根据标准制订书面的计划步骤,包括目标规划 确定目标责任人
执行 （Do）	实施计划过程	按照计划执行实施
检查 （Check）	定期的综合性检查用适当的度量体系、测量工具和方法对"计划"和"执行"中的书面要求、措施、过程进行评估	定期检查和评估书面程序中的方法和过程的有效性 结果或已完成的目标的检查和评估
实施 （Act）	描述通过"检查"步骤得出的改进措施,并与其他部门或机构进行比较	对检查和评估结果进行分析、识别优先事项、计划和落实整改措施 从之前的认证过程中明确改进措施和发展潜力

资料来源:《KTQ医院认证指南及目录》。

三　KTQ的组织框架及职能

（一）KTQ有限责任公司

成立于2001年12月17日的KTQ公司,旨在支持和促进医疗卫生、科学与技术发展。其职责主要有以下三个方面:①维持和发展KTQ认证;②鉴定认证机构的认证结果,确认KTQ商标的使用权;③培训及考核评审员。并依据《德国社会法典》第五部分第137条第1款条文,负责正式颁发认证证书,公布KTQ质量报告及结构质量报告。KTQ公司在其网站上发布质量报告（其网址为"www. ktq. de"）。

从经营属性来讲,KTQ公司属于营利性公司。五个股东组成KTQ股东委员会,支持和监督KTQ公司的运行。此外,股东委员会还成立了独立的KTQ仲裁委员会,由退休的法官和两名股东代表组成,负责解决认证程序中的争端,以及对KTQ认证结果存在异议的上诉进行仲裁;建立由相关专家组成的 KTQ 工作组，支持 KTQ 公司研究和完善 KTQ 的认证标准及运行程序。对 KTQ 标准进行修订需要经过 KTQ 股东委员会的批准。KTQ 公司的组织框架如图 1 所示。

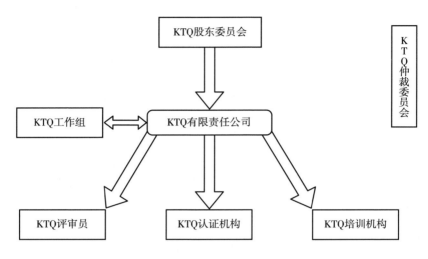

图 1　KTQ 公司组织框架

资料来源：KTQ 官网。

KTQ 公司负责挑选、培训和考核 KTQ 认证机构、KTQ 评审员，并对其资格进行认证和授权，授权期限是 3 年。所有 KTQ 认证机构和 KTQ 评审员每年都需参加 KTQ 公司的相应培训，并接受 KTQ 公司的审核。KTQ 公司有权随时取消对 KTQ 认证机构、KTQ 评审员的授权。同样，KTQ 培训机构与 KTQ 公司也是合同关系，合同期通常为一年。全德国目前共有 12 家 KTQ 认证机构、约 350 名 KTQ 评审员，以及 10 余家 KTQ 培训机构。

（二）KTQ 认证机构

KTQ 认证机构是 KTQ 实施主体，属营利性公司。作为 KTQ 认证机构，首先，其机构负责人，例如董事长，以及参与 KTQ 认证现场评估的工作人员，即 KTQ 认证评审员，要有医学背景，以及医院管理者、医生、护士等工作经历。其次，要成为 KTQ 认证评审员，必须接受医师协会举办的医疗质量管理 250 学时的课程学习。最后，KTQ 认证评审员必须接受 KTQ 公司关于 KTQ 认证课程培训并参加考试。考试通过者获得 KTQ 公司认证评审员资格授权，理论上是奥地利国家许可机构的授权，有效期限是 3 年。授权有效期满前半年，KTQ 认证机构需要再次申请授权资格。

KTQ 认证机构的任务：①组织 KTQ 评审员对申请 KTQ 认证医疗机构的"自我评估报告"等申请材料进行审核；②与申请认证的医疗机构签订认证合同，协商具体认证计划；③组织 KTQ 评审员对医疗机构进行现场评估，机构的认证评审员须全程陪同，并承担相应的协调工作；④与 KTQ 评审员一同编制被认证医疗机构的认证报告，递交 KTQ 公司；⑤与 KTQ 公司一起为通过认证的医疗机构颁发认证合格证书。

KTQ 认证机构与 KTQ 公司是合约关系。双方的权利与义务主要体现在以下几方面。

第一，KTQ 认证机构需要得到 KTQ 公司的授权方可实施认证工作，但无须向 KTQ 公司缴纳授权费。

第二，KTQ 认证机构必须指导 KTQ 评审员准确地开展 KTQ 现场评估。

第三，KTQ 认证机构要接受 KTQ 公司的年度及重点检查，KTQ 公司保留有直至撤销其资格的权力。

第四，KTQ 认证机构评审员必须按规定完成 KTQ 公司继续教育课程学习，不参加者即被取消 KTQ 评审员资格。

第五，其他公司可以接受任何认证体系的授权，如 DIOCERT 公司同时获得 KTQ 和 ISO 认证的授权。

（三）KTQ 评审员

KTQ 评审员对于 KTQ 认证机构是相对独立的，KTQ 评审员只接受 KTQ 认证机构的培训和资格授权，其评审工作只对 KTQ 公司负责。

KTQ 评审员分为经营管理评审员、医师评审员、护理评审员。目前，德国有 120 多位经营管理评审员、120 多位医师评审员、170 余位护理评审员，以及若干海外 KTQ 评审员。KTQ 评审员资格条件：①在医院担任过领导及管理职务，如院长、副院长、医务部或护理部主任等职务；②接受质量管理培训约 200 小时；③接受 KTQ 评审员的培训，包括 KTQ 评估系统的应用、如何遵循 KTQ 程序制定的条款进行现场评估、横向对话能力，以及文档制作等内容，培训时间一般为一周。接受完整培训并通过考试者可申请获得 KTQ 评审员资格。此外，评审员每年还需要参加 KTQ 公司开设的相关继续教育课程培训。

KTQ 评审员资格有效期为 3 年，有效期满前半年需要再次进行资格申请。遵循回避原则，KTQ 评审员实施外部评估，多半是对跨区域的医疗机构进行现场评审。并要求 KTQ 评审员在此前 2 年内没有接受过被认证机构（包括附属机构）的聘用，以及在认证后的 1 年内也不能接受该机构（包括附属机构）的聘用。此外，被认证的医疗机构对 KTQ 评审员有否决权。

四　KTQ 认证程序

KTQ 认证可以分为三个阶段：①自我评估阶段；②外部评估阶段；③KTQ 质量报告公布及后续改进阶段。完整的 KTQ 认证程序如图 2 所示。

（一）自我评估阶段

申请认证的医疗机构在与 KTQ 认证机构签订合同后，要按约定向 KTQ 认证机构提交"自我评估报告"，以及根据《德国社会法典》规定的"结构质量报告"。

在 KTQ 认证程序中，将会产生 4 份报告：①KTQ 自我评估报告（The KTQ Self-assessment Report）；②KTQ 质量报告（The KTQ Quality Report）；③KTQ 调查报告（The KTQ Visitation Report）；④认证成功后，申请认证的医疗机构会收到 KTQ 认证质量报告（The KTQ Quality Report-KTQ Certification Content）。

自我评估是由申请认证的医疗机构结合自身情况，自己组织完成的。主

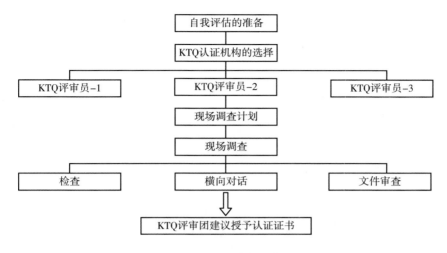

图 2　KTQ 认证程序

资料来源：KTQ 官网。

要是根据 KTQ 标准要求，对医疗机构的实践做概要说明。根据 KTQ 认证经验与要求，自我评估的内部组织工作应该包括如下内容。

1. 自我评估准备工作

（1）任命 KTQ 认证协调员，其人员应符合医疗机构质量管理资质要求，并具备完成自我评估的组织能力。

（2）建立高级领导及协调团队。

（3）建立多个由不同学科、不同专业、不同阶层的人员组成的工作组，并明确责权要求，以及工作计划。

（4）确定自我评估范围。

（5）根据组织结构评估人力资源和财政资源，决定工作组成员需要受到何种程度的培训。例如，质量管理基础知识等。

（6）根据 KTQ 模式与 KTQ 标准目录，开展 KTQ 认证知识学习与培训。

2. 自我评估的执行

（1）整合评估范围。

（2）工作组根据 KTQ 标准目录要求，从不同学科、不同专业、不同阶层的角度，描述内部工作程序，以及 PDCA 循环（计划、执行、检查、实施）四个环节的现况。

（3）定期检查、核实工作进度，并予以改进。

3. 对自我评估的整体表达达成共识

（1）整合每一个工作组收集的数据。

（2）按 KTQ 认证要求，给出一个基于整体表现的、机构负责人和工作组成员一致认可的评估分数。

4. 自我评估报告的撰写

（1）按 KTQ 认证要求形成自我评估报告，KTQ 软件提供技术支持。

（2）KTQ 自我评估报告依据的是 KTQ 标准，报告行文时应按照过程描述来呈现标准所要求的衡量要素状况。

（3）标准中所列出的所有衡量要素，不管申请认证的医疗机构是否适用，在自我评估报告中都必须予以回答。这意味着 KTQ 认证所要求的自我评估报告必须包含所有标准的全部衡量要素。如果缺少某个标准和/或衡量要素的回答，必须解释原因。

（4）自我评估报告撰写原则上是遵循 PDCA 循环顺序来书写记录的。因此，每一条标准都有相应的四个文本框对应"计划、执行、检查、实施"这四个环节。当然，申请认证机构可以根据标准的实施情况书写"个体描述"。

（5）注意报告文稿字数不能超过 400000 字（不包括文本中的空格）。

（二）外部评估阶段

申请认证的医疗机构在完成自我评估之后，可以申请 KTQ 认证的外部评估。

KTQ 外部评估的目的是对申请认证的医疗机构的内部质量管理进行审查和评价。外部评估以医疗机构的自我评估报告为基础。故外部评估主要包括三个方面的内容：①KTQ 评审员对医疗机构的自我评估报告所进行的初评；②KTQ 评审团在医疗机构现场进行的符合性评审；③编制和完善 KTQ

审核报告。

KTQ 认证机构收到医疗机构的自我评估报告后，会把相关资料提交给 3 位 KTQ 评审员（经营管理评审员、医师评审员、护理评审员各 1 位。相关文件会在现场调查前 8 周提交给 KTQ 评审员）。3 位评审员审核相关资料后撰写初步评审意见反馈给 KTQ 认证机构，以确定申请机构是否具备资格参加 KTQ 认证，这大约需要 20 天的时间。通常 KTQ 评审员反馈给 KTQ 认证机构的文本要求在现场调查前 4 周递交。接着，KTQ 认证机构整合 3 位评审员的反馈意见，形成一个结论性意见，这大约需一周时间。

在确定申请机构已具备资格参与 KTQ 认证后，KTQ 认证机构会就下一步工作，同申请机构协商认证计划、行动方案并编制认证计划书（德国境内的现场调查计划必须在现场调查开始前 5 天确定，海外 KTQ 认证要酌情提前）。认证计划包括每一天的行程、巡查的科室、访谈的具体人员，以及需要准备的资料等。

KTQ 外部现场评估所需时间，是根据申请认证机构的规模而定的，一般需要 3~6 天不等，通常每增加一个执业地点就增加一天的认证时间。

（三）KTQ 质量报告公布及后续改进阶段

KTQ 认证机构在现场调查结束后 4 周（20 天）内出具 KTQ 现场调查报告及 KTQ 认证质量报告给被认证机构。如果被认证机构对此有异议，须在接到 KTQ 上述报告后 5 个工作日内向 KTQ 认证机构反馈。同时，KTQ 认证机构应在现场调查结束后 5 周内将上述报告发送给 KTQ 公司。

为达到"以评促建，以评促改"之效，自 2015 年起，KTQ 外部评估报告是按照每条标准进行评价的，并提供该条目的潜在改进点，即按照被认证机构的现有条件，通过努力可在下一轮 KTQ 外部评估之前（3 年为期）达到标准要求的内容。当然，这些潜在改进点也是下一次 KTQ 现场调查时 KTQ 评审员将重点考查的内容。与此同时，KTQ 认证建立了对医疗机构认证质量报告的解读机制，现场答疑解惑，帮助医疗机构切实改进和提高医疗质量。

通过认证的医疗机构由 KTQ 公司和 KTQ 认证机构联合颁发 KTQ 认证合格证书。并在 KTQ 公司官网上公布通过认证医院的 KTQ 质量报告。每年 KTQ 公司都会对认证情况进行总结分析，其分析报告也公布在 KTQ 公司官网上。

（四）KTQ 再认证程序

KTQ 认证合格证书证明该医疗机构通过了 KTQ 认证，有效期为 3 年。如果医疗机构希望继续使用 KTQ 认证标识，对外发布 KTQ 认证证书与 KTQ 质量报告，并以 KTQ 要求的标准来开展内部质量管理，需要在 KTQ 认证有效期到期前半年再次申请 KTQ 认证，并完成新的认证程序，即为再认证。

五　KTQ 标准

（一）制定 KTQ 标准的目的和基本原则

1. 制定 KTQ 标准的目的及目标

1997 年德国卫生部立项启动制定德国医疗机构认证标准的初衷是希望在国家法律框架下建立医疗机构的质量管理体系，促进医疗机构以透明的方式实现医疗质量的持续提高。制定 KTQ 标准的具体目标：①促进医疗机构发展；②强调以病人为中心；③强调医务人员的重要性；④强调对病人、对从业医师、对医疗机构和医院工作人员信息公开透明。

2. KTQ 标准版本与制定和修订原则

2001 年 12 月开始，作为德国主要医疗机构认证体系之一的 KTQ 在德国正式运行。KTQ 的核心内容——KTQ 标准框架经历了五次改版，即《KTQ 标准（3.0 版）》（2002 年）、《KTQ 标准（3.5 版）》（2002～2004 年）、《KTQ 标准（4.0 版）》（2005～2009 年）、《KTQ 标准（2009 年版）》（2009～2015

年），以及现在使用的《KTQ 标准（2015 年版）》（2015 年至今）。KTQ 标准虽然经历多次修订，但标准制定和修订的宗旨始终如一，就是坚持"以病人为中心"的宗旨，严格遵循"PDCA 循环"原则，并将其贯穿于认证标准的设置、赋值和调整等全过程中。

（二）KTQ 标准

1. KTQ 标准的主要框架内容

KTQ 所建立的"KTQ 模式"，从 6 个核心方面来诠释坚持"以病人为中心"的宗旨，严格遵循"PDCA 循环"的原则，并以此形成 KTQ 标准框架及内容。如图 3、表 3 所示。

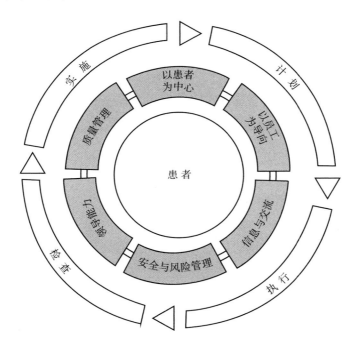

图 3　KTQ 模式

资料来源：华中科技大学同济医学院附属同济医院医院管理研究所。

163

表3　KTQ标准（2015版）主要框架内容

单位：个；条

序号	一级目录 Categories	次级目录 Subcategories	标准 Criteria	核心衡量要素 Core Element
1	以患者为中心	6	14	31
2	以员工为导向	1	6	3
3	安全与风险管理	2	14	48
4	信息与交流	3	5	3
5	领导能力	3	9	3
6	质量管理	4	7	3
合计		19	55	91

资料来源：华中科技大学同济医学院医院管理研究所。

《KTQ标准（2015版）》较之以前的版本，主要有以下几点变化：一是精简合并了部分标准，认证标准由2009版的63条精简为2015版的55条，使之更符合当前医院的实际情况。二是取消了核心条款标准，同时取消核心条款1.5倍加权分值加成。取而代之的是在标准条款下的衡量要素中列出若干带"＊"的核心衡量要素，即该衡量要素必须达到。三是要求对所有标准下的每条衡量要素分别进行PDCA考核，而原2009版认证标准只是针对每条标准进行PDCA考核。总体上来讲，2015版认证标准提高了对申请认证医疗机构的标准和要求。当然，这也体现了KTQ其自身也是遵循PDCA循环来改进和提升的。

2. KTQ标准的评分方法

KTQ标准评分同样是遵循PDCA循环原则。如表4所示。KTQ认证标准评分十分强调"执行"这一环节，例如在赋值上，"计划、检查、实施"三个方面，其分值均为3分，而在"执行"方面赋予的则是9分，充分体现了KTQ标准强调实际落实。为了更为客观、公正地反映被认证机构的实际状况，每条标准条款又按照"达到水平"（Attainment Level）和"渗透水平"（Penetration Level）来进行考核评分。"达到水平"就是医疗机构与标准的符合程度，"渗透水平"是医疗机构对照标准所实施的广度。

表 4   KTQ 标准评分方法

PDCA 步骤	P 和 A 可以完成的最大分值	达到水平（A）	渗透水平（P）	结果
计划（P）	3	A:（实际得分）	P:（实际得分）	1/2（A＋P）
执行（D）	9	A:（实际得分）	P:（实际得分）	1/2（A＋P）
检查（C）	3	A:（实际得分）	P:（实际得分）	1/2（A＋P）
实施（A）	3	A:（实际得分）	P:（实际得分）	1/2（A＋P）
合计	18			
最终得分	18			

注：A 意为 Attuimment Level；P 意为 Penetration Level。
资料来源：华中科技大学同济医学院医院管理研究所。

六   KTQ 运行现状及特点

（一）KTQ 运行现状

KTQ 的认证对象不仅是医院，而且包括诊所和医学中心、联合诊所、康复机构、收容所和养老机构，以及护理机构、急救服务机构。其认证的历程如图 4 所示。

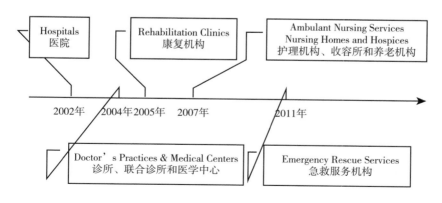

图 4   KTQ 认证对象

资料来源：KTQ 官网。

（二）KTQ 运行特点

1. 具有很高的权威性和广泛的认可度

KTQ 虽然由公司运营，但在德国却具有很高的权威性，被德国的医疗机构广泛认可。目前，已有半数以上的医院以自愿申请的形式通过了KTQ，通过认证的医院中，有近80%的医院多次通过 KTQ。KTQ 之所以获得广泛认可，有以下几个原因：一是该公司的股东自身在德国医疗系统中地位很高，且股东目标一致，作为一个利益共同体，不管是医疗体系的协会还是医疗保险公司协会，都是以促进医疗质量和管理水平提高为目的；二是接受认证的医院普遍认为，KTQ 体系在持续提高医疗质量、提高医院管理水平和服务效率、保证患者安全等方面有着积极的促进作用；三是 KTQ 科学性强，在制度设计和运作上能确保认证过程和结果的公平和公正。

2. 公司化运作促进认证双方的互动并提高认证工作的效率

KTQ 公司、KTQ 认证机构均为有限责任公司。一方面，这种公司化运作模式使认证活动从双方签订协议开始就明确了相应的经济和法律责任，有力地约束了双方，使双方在认证工作中更为积极和主动；另一方面，市场化的运作，促使双方在组织协调医疗机构认证工作时，也力求降低成本，提高工作效率。在具体操作上，不管医院规模大小，均只需要 3 位评审员，根据被认证医院执业地点的分布数量不同，在外部评估现场调查时间为 2 ~ 5 天。如果被认证医院只有 1 个执业地点的，现场调查活动只需 2 天；如果有 4 个执业地点，则需 5 天。

3. 从认证制度设计上保障认证的公正性和公平性

如图 5 所示，KTQ 公司尽管负责认证工作的总体运作，但其并不对医疗机构实施具体认证。KTQ 公司与被认证医疗机构间没有直接联系，KTQ 公司履行的是制定认证标准和认证程序，监管 KTQ 认证机构及 KTQ 评审员的认证工作，授权和取消 KTQ 认证机构、KTQ 评审员的认证资格。此外，尽管在对医疗机构的认证过程中，KTQ 认证机构和 KTQ 评审员需要在一起工作，但他们各自独立。KTQ 认证机构主要负责组织对申请认证的医疗机构的认证工作，而 KTQ 评审员具体执行对医疗机构的认证。KTQ 评审员只对 KTQ 公司负责。KTQ 认证机构和 KTQ 评审员的关系是委托关系，对不同医疗机构的认证，KTQ 认证机构可以选择不同的 KTQ 评审员，因此他们的关系是独立的，在图 5 中以双向虚线表示。KTQ 认证机构和被认证医疗机构之间是合同关系，在图 5 中以双向的实线表示。这样权力制衡、责权利分明的制度设计，有效地保障了 KTQ 认证工作的公正、公平和客观。

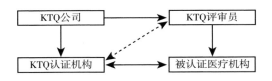

图 5　KTQ 认证体系的制约机制

4. 健全的评审员制度确保认证结果的客观、公正、公平

KTQ 公司选拔具有专业素养的评审员是其一大职责。评审员的遴选条件：一是要有医学专业的学习背景；二是需要有在医院担任过领导管理职务的经历，如院长、主管医疗院长、主管经营院长和护理部主任等；三是接受质量管理培训 200 小时。遴选通过后，才能接受 KTQ 评审员为期一周的培训，通过考试方可获得 KTQ 评审员资格。同时，KTQ 公司具有培训和监督评审员的职责。每年评审员必须参加 KTQ 公司组织的相关课程培训，以保障评审员知识与技能更新，更好地运用新的 KTQ 标准和程序。KTQ 公司对评审员的认证工作进行监督，如果发现问题，KTQ 公司随时有取消评审员资格的权力。此外，每三年 KTQ 公司对评审员进行一次考试，考试合格后，方能获得下一个三年的评审员资格。正是这种 KTQ 评审员遴选制度与机制的设计，为 KTQ 认证结果的客观、公正、公平奠定了坚实的基础。

参考文献

［1］ KTQ 公司：《KTQ-Manual KTQ-Catalogue》，2009。

［2］ KTQ 公司：《KTQ-Manual KTQ-Catalogue》，2015。

追踪方法学在医院评价中的意义与应用

卓进德　刘兆明　蔡光辉　单涛　庄一强*

摘　要： 追踪方法学作为一种常用的医院评价方法，经过十余年的摸索和应用，已为医院现场评价工作带来了积极而深远的影响。本文以艾力彼团队开展的近百家星级医院评价实践为基础，梳理了追踪方法学的基本理论及其在医院评价中的应用和发展，同时结合星级医院评价工作实践，围绕如何充分发挥追踪检查法在医院评价中的应用价值做出有益的探索和思考。

关键词： 追踪检查法　追踪方法学　医院评价

一　中国医院评审引入追踪方法学

中国医院评审自 1989 年开始，为了配合当时的医疗改革，卫生行政部门需要全面掌握全国的医疗服务能力与医疗保障体系情况，制定的等级医院评审标准则是侧重于对"服务提供者"的要求，由于过去医院硬件设施普遍落后，评审标准更看重医疗机构的规模、硬件设备，实际上技术水平、服务能力也是评审标准的重点。

随着时代发展，卫生行政部门开始注重医院的内涵建设，注重医疗服务

---

* 卓进德，艾力彼医院管理研究中心星级医院认证专家；刘兆明，艾力彼医院管理研究中心星级医院认证专家；蔡光辉，艾力彼医院管理研究中心星级医院认证专家；单涛，艾力彼医院管理研究中心星级医院认证专家；庄一强，艾力彼医院管理研究中心主任。

与质量。随着越来越多的国际医院评审标准进入中国医院管理者的视野，以及"以病人为中心""以质量为核心"等理念的普及，医院评审评价不再过多专注工作台账或以病历为医疗技术水平评价参考，而开始从"以提供者为导向"转向"以病人为导向"，"追踪方法学"逐步应用于医院评审评价工作中，因引入2011年版等级医院评审标准而为中国医院管理者所熟知。

二　追踪方法学介绍

追踪方法学（Tracer Methodology）最早是由生物学示踪研究演变而成的，美国医疗机构评审联合委员会（JCAHO）2004年初开始将其用于美国家庭护理和养老院的评审，追踪方法学作为现场调查方法于2006年开始应用于美国JCI国际医院评价工作中，2008年为加拿大医院认证体系所采用，2015年被应用于法国医院认证体系。

追踪方法学分为个案追踪（Individual Patient Tracer）与系统追踪（System Tracer）两个类型，以下分别加以阐述。

个案追踪，也叫病人追踪，简单说就是评审员（认证官）以患者和审核者的双重身份，沿着病人的就医流程，对病人在接受诊疗服务时所涉及的科室、区域，结合病人安全、服务质量等进行评估评价。作为评审现场考核结果或医院管理决策时的参考意见，评审员常优先选择诊疗过程复杂或病情危重的病人作为追踪对象，因其诊疗过程能够更好地暴露医院的管理缺陷，更易于发现系统问题，通过追踪检查，医院将发现管理的薄弱环节，通过整改，医院可提供更安全、更高质量的医疗服务。个案追踪强调现场评价，专注于过程质量。

系统追踪，常用于检查评价医院内各部门之间围绕共同目标进行协同工作的情况，对医院组织管理以及各类委员会的工作进行评价。通过追踪部门间的协作，避免整个组织系统内的潜在漏洞。评价者可以针对有关组织结构问题，利用系统追踪方法，就医院的质量安全、医疗护理、感染控制、药物管理等关键主题进行互动交流。系统追踪常选择分工体系中职责不明确、利益有冲突的工作项目，通过追踪检查，医院将重现管理中的"阴影地带"，通过整改，制订更优化的协作方案。系统追踪强调部门协作，专注于组织管理。

三 国内追踪方法学应用的研发

近年来，国家卫生行政部门组织国内医疗机构和学者对追踪方法学理论和应用进行系统研发，成果显著，例如，清华大学刘庭芳教授开展的医院评审追踪方法学的系统研究，研究成果包括《追踪方法学在我国医院评审中的应用研究报告》《中国医院评审评价追踪方法学操作手册》等，为国家后续等级医院评审工作提供更为科学、有效的评价机制和方法。

追踪方法学结合追因法。所谓追因法，即追寻和探究现象背后原因的方法。追因法的理论基础认为员工是错误事件的第二受害者。因为制度规范不清晰、指导管理不到位，员工无所适从，各行其是。所以假如员工没有做好，常常是因为他们没有标准规范或者不知道标准。如果是没有标准规范，就应该制定标准，如果是标准过时、不切实际，应该定期回顾修订新标准。如果是员工不知道标准，就应找出原因，是没有培训员工，还是有培训没考核，或是有考核没落实监管？制度落实不到位，常常是因为负责医院质量管理的相关组织工作不到位。通过层层追溯，追因法可帮助医院高层或职能科室理清工作思路，做好顶层设计，对于做好管理大有益处。

四 广州艾力彼《星级医院标准》与追踪方法学应用

广州艾力彼开发的《星级医院标准》以"国际标准、本土实践"为原则，作为第三方医院评价体系，历经三年的时间，于2019年7月获得ISQua IEEA认证，成为中国大陆首家"中国标准、国际认可"的医院评价标准。

广州艾力彼《星级医院标准》力求结合中国医院管理实践，针对"病人多、医生少"的现状而制定医院管理的"中国方案"。特别强调在医务人员紧张、高度忙碌的现状下做好医院安全与质量管理，并提出有针对性的解决方案，因此广受医院管理者与临床医务人员认可。追踪方法学在《星级医院标准》中被广泛应用，除了使用"个案追踪法"与"系统追踪法"，广州艾力彼还开创了"管理对象追踪法"。而在个案追踪法与系统追踪法的应用中，广州艾力彼加入了服务蓝图、体验地图、组织管理等理论，多种形式融合应用提升了评审评价的工作成效。

在评审评价工作中，认证团队注意到一些医院的职能部门对于管理岗位的职责认识不清晰，员工对于岗位工作缺乏整体观念，常常只关注工作的局部环节，而忽略全局。因此，认证团队在评审评价中，针对各职能科室的管理工作，以医院管理对象为追踪对象进行追踪；或以职能科室管理项目为内容，对其闭环管理进行追踪。

药品管理。认证团队发现，一些医院的药事管理委员会的季度会议常常只讨论新药引进，通报处方点评和药品数据，而缺少对药品管理中安全与质量的全面关注。因此，围绕用药安全与合理用药的工作要求，针对药品在医院的流通过程，认证团队对药品申购、储存管理（如温度湿度管理、效期管理、避光药品管理）、处方授权、事前审方、药品调剂、药品发放、药品不良反应上报、处方点评等工作开展评审评价；亦可就高警示药品的管理，对药品分级、目录制定、储存管理、专用标识、医嘱提示、发放要求、核对流程等工作开展评审评价。

危化品管理。认证团队追踪危险化学品的采购、储存、运输、发放、使用和废弃的全流程，从物供科到使用科室再到废物收集部门，重点评价危化品管理制度和实践操作的合规性和一致性，例如，危化品分类管理、目录清单、储存条件、使用环境、分类处置以及泄漏应急处置等，关注医院是否提供安全技术说明书（Safety Data Sheet，SDS）、是否明确最大限量、是否配置防火防爆柜、危化品交接使用记录是否完善、个人防护用品是否合理等。

管理对象追踪法的应用有利于医院理清各职能科室的工作职责，尤其是避免管理环节的疏漏，该方法在医院管理风险的防控方面具有较大的应用价值。

在个案追踪过程中，认证官常常使用病人的临床病历作为参考资料。通过回顾病历，旁观就医流程，与提供诊疗服务的医院工作人员进行会谈。这些工作人员包括医师、护士、检验检查人员、辅助人员等。

个案追踪方式因人而异，以手术病人为例，认证官可能观察护理评估、医师接诊、麻醉前访视、知情告知、术前准备、护送病人、术前转运交接、术前安全核查、实施麻醉过程、麻醉恢复室管理、术后送回病房、术后转运交接、危急值报告处置、会诊、医嘱执行、病历书写等流程。通过观察诊疗流程，对医疗质量安全核心制度的落实、高风险病人的管理、信息系统互联互通等各项工作的执行状况进行评审评价。

以医院感染病例为例，认证官随机挑选一位病情相对复杂的院内感染病人，回顾其病历记录，沿着就医路径，旁观医院各部门院感防控措施执行情况，进行个案追踪。例如，观察急诊（门诊）、辅助检查、办理住院、进手术室、进恢复室、回到病房等流程，对与病人有过接触的各个部门进行访查，对病人的就医环境、设施及受到的照护进行全面的评估，确认病人是不是有被感染的风险等。

在星级医院评价中，个案追踪常选择典型病例，例如医院纠纷案例、警讯事件案例等，以期通过回顾诊疗过程，更全面细致地发现问题，方能提出更切实可行的改进方案。

星级医院评价重视医院服务管理，认证官将追踪方法学分别与体验地图、服务蓝图相结合运用对医院进行个案追踪和系统追踪。追踪方法学与体验地图两者的共同点是角色代入。认证官通过视觉、听觉、感受等体验在诊疗服务过程中医院员工给患者提供的服务。认证官站在病人的角度来发现诊疗过程中存在的问题，并为医院提高患者就医体验指明了方向。

以门诊就医体验为例，认证官可以观察网络寻医、预约挂号、医院停车、标识指引、评估、分诊、候诊、诊察、标识指引、排队、检查、检验、等待结果、复诊、开药、缴费、取药等环节。去寻找发现患者在这个过程中的问题和满意点，从而提炼出医院服务中的改进点和机会点。服务蓝图旨在揭示和记录所有表象下发生的事情和服务组织的内部构成。如果要改善患者的就医体验，每一个就诊环节都不会是单一的，其背后都有一个完整的系统给予支持。通过系统追踪法，认证官可以挖掘隐藏在深处的工作，发现那些给顾客提供体验的工作或事务如何发生，并从中找到可以改善的地方。

以门诊评估为例，要开展系统追踪，讨论的要点可能包括下列各项：①评估内容，包括体温、血压、呼吸、脉搏、疼痛评估等要素；②评估标准，例如疼痛评估常常使用的量表有 VDS、FPS-R、VRS、VAS、NRS 等；③评估工具，例如测量血压，是使用水银血压计、电子血压计还是使用台式全自动电子血压计，工具如何维护保养等；④评估记录，如何记录、如何告知医生、如何质控等；⑤信息系统的支持，互联互通、再评估的提醒等。每一个环节背后的支持系统是非常复杂的。

星级医院评价通过系统追踪法与体验地图相结合的方法，反映医院提供服务的广度；同时，系统追踪法与服务蓝图的结合，反映医院提供服务的深度。

在应用系统追踪中，认证官更侧重于对安全与质量管理委员会的工作评审。现代医院的分工体系日渐完善，分工体系作为垂直架构体系，具有决策效率高、责任明确的优点。相反，多部门协作具有决策效率慢、责任不明确的缺点。在医院的管理实践中，许多部门需要围绕共同的目标开展工作。如手术团队中，有外科医师、麻醉科医师、外科护士、手术室护士等，需要共同为病人顺利实施手术而开展协作。因为分工体系而产生的"部门墙"导致医院部门间的协作难以开展，甚至各部门之间因为长期的推诿、扯皮而导致工作无法制定统一的规范、标准、制度等。

以围术期管理小组的工作为例，开展系统追踪。讨论的要点可能包括下列各项：①围术期工作流程，包括围术期风险点的识别和管理、关键活动的整合、围术期团队之间的交流等；②围术期流程改善行动的培训、考核与实施；③其他调查活动，例如手术病人心肺复苏、紧急剖宫产流程等需要进一步考察；④各项工作质量的持续改进等。

五 总结

自追踪方法学引入中国医院评审实践以来，将"以提供者为导向"转向"以病人为导向"，体现"以病人为中心"的理念，将"提高结果质量"转向"提高过程质量"。追踪方法学改变了过去依赖检阅医疗文件的评审评价方式，通过现场跟踪，随机选定的病人个案，评估医院各个不同部门员工为提供安全、高质量医疗服务的协作和交流情况。医院评审评价更加灵活也更接近真实，评审评价过程可以深入各个领域，评审者可以了解一线工作员工如何贯彻落实各项制度规范。同时，追踪方法学对接受评审评价的医院而言，难以通过突击、造假等形式蒙混过关，只有全面提升医院的质量与安全，提升服务意识，切实做好标准化、规范化管理。

实践经验证明，追踪方法学已为传统医院评价工作的进步和发展带来了积极而深远的影响，逐渐成为一种不可或缺的工作评价方式，不但作为第三方医院评价机构的现场工作方法，而且被医院用作迎接评审前和通过评审后的自评工作方法，甚至成为医院强化日常管理的有效工具之一。然而，鉴于该方法实施过程耗时长且对认证官组织能力要求高的特点，该方法在医院现场评价工作中仍面临诸多挑战，例如，如何在有限时间内合理选定追踪主题，如何有效规划和实施追踪路径，如何结合其他评价方法对医院整体合规性进行全面客观的评价等。因此，政府或第三方社会医院评价机构需要围绕所制定的评价标准建立一套科学、有效、灵活的追踪实施指南，并为认证官提供系统的理论知识和实操培训，保证评价结果的客观性和置信度。

广州艾力彼提倡"以评促改""以评促建"，通过检查去发现问题，更希望通过检查去找到问题的解决方案。追踪方法学在医院评审评价中的应用方兴未艾，艾力彼医院管理研究中心作为践行者，推荐在医院评价工作中应用追踪方法学。

参考文献

［1］ 庄一强、刘庭芳主编《中国医院评价报告（2018）》，社会科学文献出版社，2018.

［2］ 陈虎、刘勇、王吉善等：《2011 版三级综合医院评审标准设计思路与特点》，《中国卫生质量管理》2014 年第 1 期。

［3］ 中华医院管理学会医院评审课题研究组：《〈我国医院评审工作评估〉研究报告》，《中国医院》2000 年第 3 期。

［4］ 梁铭会、董四平、刘庭芳：《追踪方法学（TM）在医院评价工作中的应用研究》，《中国医院管理》2012 年第 1 期。

［5］ 刘庭芳：《中国医院评审往哪儿走?》，《中国卫生》2014 年第 9 期。

［6］ Joint Commission International. *Tracer Methodology：tips and strategies for continuous systems improvement.* Oakbrook Terrace：Joint Commission on Accreditation of Healthcare Organizations，2004.

［7］ Mclaughlin S.，"New year，'new pathways'，Are you ready for the JCAHO's new survey process?" *Health facilities management*，2004，17（1）.

［8］ Greenfield D.，Hinchcliff R.，Westbrook M.，et al.，"An Empirical Test of Accreditation Patient Journey Surveys：Randomized Trial"，*International Journal for Quality in Health Care*，2012，（24）.

中国标准 国际认可：广州艾力彼星级医院评价的发展与实务

庄一强 王兴琳 刘先德 郑会荣*

摘 要： 艾力彼医院管理研究中心是中国本土的第三方医院评价机构，2015 年通过研究国内外医院评审评价的相关准则和要求，结合国际实践，制定了《星级医院标准》，将国际标准本土化。与此同时，广州艾力彼星级医院评价也积极向国际先进医院评价实践看齐，在 2019 年获得了国际医疗质量协会（International Society for Quality in Healthcare，ISQua）的国际认可证书。自《星级医院标准》推出以来，与艾力彼医院管理研究中心合作的医院已有约 100 家。本文主要讲述星级医院评价的故事，回顾医院评价自诞生到发展、自行业认同到国际认可的发展过程。

关键词： 星级医院评价 星级认证 广州艾力彼

一 诞生之路

2015 年以前，国内医院通过评审评价进行标准化管理的方式主要是国家卫健委的等级医院评审，虽有部分医院还申请了美国 JCI、澳大利亚

---

* 庄一强，艾力彼医院管理研究中心主任；王兴琳，艾力彼医院管理研究中心总裁；刘先德，艾力彼医院管理研究中心星级医院认证专家；郑会荣，艾力彼医院管理研究中心认证资源部经理。

ACHS等国际医院评价，引进国际医院评价理念与实践，但是从国际角度而言，独立的第三方医院评价更是主流，而中国的第三方医院评价彼时还尚待进一步发展。在这种情况下，艾力彼医院管理研究中心（以下简称艾力彼）已经连续数年开展医院排名工作，首创的分层分类排名体系得到了业界的广泛认可，在第三方医院评价上已经有所实践且有所成效。因此，作为中国本土的第三方医院评价机构，艾力彼将国际标准与本土实情相结合，开发出广受医院认可的《星级医院标准》。

2015年底，艾力彼推出了《星级医院标准》，根据医院发展方向和需求制定出《星级医院标准》的条款，聚焦于医院的专业化管理、医疗质量与安全、患者服务与就医体验、财务管理与费用控制等方面，致力于提高医院管理效益、使医院达成患者安全等目标。

建立国内本土化的医院评价体系是医院评价行业的一个发展趋势，国内医院都希望从外部的评价机构中获得帮助，提升医院管理水平、医疗质量水平、患者服务水平等，全面提高医院的核心竞争力。凭借多年来艾力彼在医院排名、评价服务和医院管理培训、咨询等方面积累的经验和声誉，加上艾力彼一直坚守着"第三只眼、有一说一、数字说话"的原则，《星级医院标准》获得了业内的认可并顺利发展。截至2019年12月，通过广州艾力彼星级医院评价的医院约有100家。广州艾力彼星级医院评价在市场上反应良好、广受医院好评，越来越多医院接受艾力彼从第三方的角度对其在专业化管理、医疗质量与安全、患者服务和就医体验、财务管理和费用控制等方面的评价。

二　发展现状

为了尽可能涵盖医院需要解决的问题，艾力彼在2015年制定《星级医院标准》时重点关注医院的顶层设计、医疗质量、安全文化、服务流程、病人就医体验等方面。同时，为了配合国家医疗卫生政策的变化，《星级医院标准》的修订周期为三年，艾力彼每三年会对标准进行回顾并依据最新的政策、法律法规加入新的标准要求。此外，专家在评价过程中也会总结发现医院普遍存在的问题以及需要被关注的地方，将其及时添加至标准中，督促医院重新审视医院实力，实现自我提升。

经修订后，最新版的《星级医院标准（2018）》共有220个条款、1411个检查要点，采用现场追踪法和案例分析法为医院提供解决方案。随着《星级医院标准》的逐步完善，广州艾力彼星级医院评价也逐步获得行业的认可。目前在中国大陆已有约100家医院开展了广州艾力彼星级医院评价，范围覆盖21个省份。

三　中国标准　国际认可

（一）国际医疗质量协会

奥林匹克运动会的裁判员在正式开展裁判工作之前，需要接受考试和评价，确保其工作质量达到要求。在医院评价领域，也有扮演考核医院评价机构角色的机构，那就是国际医疗质量协会（International Society for Quality in Healthcare，ISQua）。

ISQua成立于1985年，总部位于爱尔兰首都都柏林，自2006年起，ISQua成为世界卫生组织的正式NGOs团体，是目前国际上医院评审评价领域中颇具影响力的组织之一。其致力于推动质量安全的提升，下设ISQua外部评价协会（ISQua External Evaluation Association，IEEA），总部位于日内瓦，统一负责外部评审评价项目。作为评价医院评价机构的组织，ISQua在业界受到广泛的认可，截至目前该机构认可的医院评价标准包括美国JCI标准、挪威DNV标准、澳大利亚ACHS标准、中国台湾医策会评鉴标准等。

ISQua对医院评价的认可项目共有3个，分别是对医院评价标准进行认可、对评审员培训项目进行认可以及对医院评价机构进行认可。相对应的标准分别有《健康及社会保健标准制定指南及原则》（*Guidelines and Principles for the Development of Health and Social Care Standards*）、《评审员培训项目标准》（*Guidelines and Standards for Surveyor Training Programmes*）、《外部评价机构指南及标准》（*Guidelines and Standards for External Evaluation Organisations*）。

（二）征途：广州艾力彼星级医院评价受国际认可之旅

作为中国本土的第三方医院评价机构，广州艾力彼星级医院评价的制定也是高标准高要求。虽然广州艾力彼星级医院评价已经将国际标准与本土实践相结合，也已获得国内业界的认可，但广州艾力彼星级医院评价不应满足于此，还应进一步改进评价标准，确保其全方位地提升医院服务质量。而ISQua对医院评价的规范要求和标准就是实现这个目标极为有力的抓手和工具。

因此，为了向国际一流的医院评审评价标准看齐，获得国际社会对中国医院评价标准的认可，将中国"本土制造"的星级医院评价打造为"本土智造"的医院评价标准，艾力彼于2017年开始向ISQua申请对《星级医院标准》的认证。在与ISQua取得联系后，艾力彼向其递交了认证申请书，并在经过一系列的沟通交流后获得《健康及社会保健标准制定指南及原则》及前期需要准备的资料。

《健康及社会保健标准制定指南及原则》共有六章，分别是：①标准的制定（Standards Development），共有16条标准；②标准的评分（Standards Measurement），共有4条标准；③医疗机构角色、计划和绩效（Organisational Role, Planning and Performance），共有15条标准；④风险和安全（Risk and Safety），共有12条标准；⑤以人为本（Person-centered Approach），共有14条标准；⑥质量绩效（Quality Performance），共有5条标准。整套标准共有标准条文66条，其中核心条款有23条。

由于ISQua要求所有文件资料必须为英文材料，艾力彼翻译整理了《星级医院标准（英文版）》，同时还根据ISQua的要求补充了更为精细的内容。同时，由于《星级医院标准》的修订周期为三年，2017年底广州艾力彼启动了修订工作，根据相关规定对《星级医院标准（2015）》进行了修订，广泛参考了业界专家学者的研究与实践，并根据医院的反馈意见与建议，修订并发布了《星级医院标准（2018）》。艾力彼以更为完善的标准参与ISQua的认证。

　　根据 ISQua 的标准，艾力彼先后准备和整理了上百份材料，并按照 ISQua 的评价指南将资料上传至 ISQua 的线上认证平台。对于评价标准的认证和评审员培训项目的认证，ISQua 采用的是线上认证模式，即艾力彼通过平台递交资料、评审员通过平台查阅资料、ISQua 国际认证委员会通过平台核查评价结果。只有在正式对评价机构进行认证时，ISQua 才使用现场检查的形式开展认证。

　　ISQua 外部评估流程包含多个环节，包括递交申请、准备材料、技术性审查、递交自我评估报告、接受评审认证、确认反馈意见、ISQua 确认评价结果以及评价后的持续改进等。认证的有效期为 4 年，医院评价机构在通过认证、获得国际认可证书后 4 年内仍需要定期通过线上平台向 ISQua 递交持续改进的文件材料，确保工作质量仍维持在高水平。

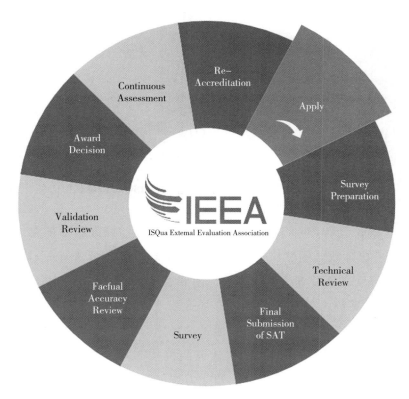

图 1　ISQua 外部评估流程

（三）里程碑：填补空白，为国争光

2019 年 7 月底，《星级医院标准》通过了 ISQua 的层层考验，用了近三年时间终于获得了 ISQua 的国际认可证书。这也是中国大陆第一个获得认可的民间医院评价标准！

在医院评审评价领域，《星级医院标准》获得 ISQua 的国际认可，对于艾力彼来说是一件非常有意义的事情。

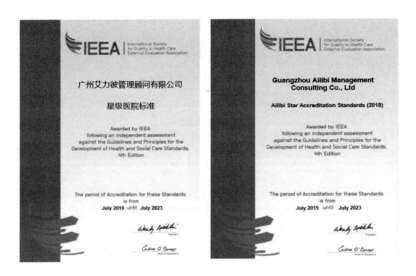

图 2　广州艾力彼《星级医院标准》获得的 ISQua 国际认可证书

在 ISQua 于 2019 年 10 月在南非开普敦举办的国际医疗质量大会上，ISQua 设有国际认证颁奖仪式（International Accreditation Awards），为本年度获得其认可的医院评价机构颁奖，南非卫生部部长 Zweli Mkhize 也专门出席并表示祝贺。艾力彼代表团参加此次大会并接受颁奖。在此环节，ISQua 认证委员会主席 Steve Clark 通过这场国际盛会向全球业界同僚宣读 2018～2019 年度最新通过 ISQua 认证的机构名单（包含初次评审和复审）。在 Steve Clark 的宣读下，广州艾力彼《星级医院标准》出现在了国际舞台上。

四　广州艾力彼星级医院评价：为国争光

广州艾力彼《星级医院标准》获得 ISQua 的国际认可证书，是中国医疗软实力在国际舞台的又一展现。具有里程碑意义，但这只是暂时的成就，并非终点。广州艾力彼以第三方医院评价为核心，已经推出了"亚洲华人地区最佳医院排行榜"、"粤港澳大湾区最佳医院排行榜"，还即将在 2020年推出"中日韩最佳医院""中国—东盟最佳医院排行榜"。

参考文献

［1］庄一强、刘庭芳主编《中国医院评价报告（2018）》，社会科学文献出版社，2018。

第三方评价助力未来医院建设：
智慧医院 HIC 的发展与实务

吴庆洲　陈培钿　王文辉　陈飞凤*

摘　要：　本文主要介绍智慧医院建设在中国医院发展中的重要作用，
智慧医院 HIC 排名、智慧医院 HIC 管理的发展过程及开展智
慧医院 HIC 项目的医院。未来医院将迈步进入"智慧时代"，
新技术将助力未来医院由规模扩张向质量管理转型。但是，
目前国内医院的智慧医院建设存在整体水平偏低、地区间水
平差异大、信息标准化程度低、信息系统孤岛现象严重、医
院管理者建设意识及投入不足等情况，这些问题将严重制约
国内医院未来的发展。为解决国内医院在建设智慧医院过程
中的痛点和难点，艾力彼医院管理研究中心推出"智慧医院
HIC 管理"项目，自 2018 年发布标准以来，经过两年的发
展，目前已经有近 20 家医院进入项目执行程序，其中已有 5
家医院完成定级及授牌。

关键词：　智慧医院 HIC 排名　智慧医院 HIC 管理　智慧医院发展

自新中国成立以来，中国医疗卫生事业经历了整合初创、规模扩张、控

---

* 吴庆洲，艾力彼医院管理研究中心智慧医院 HIC 首席顾问；陈培钿，艾力彼医院管理研究中
心智慧医院 HIC 管理部总监；王文辉，艾力彼医院管理研究中心智慧医院 HIC 评价专家；陈
飞凤，艾力彼医院管理研究中心智慧医院 HIC 管理部助理。

制发展三个阶段，艾力彼医院管理研究中心（以下简称艾力彼）结合中国医院的发展历程，将整个过程总结为三个发展阶段，即中国医院发展的三次调整，目前前两次调整已基本结束；中国医院发展将迎来第三次调整，医院发展将进入"智慧时代"，新技术将助力未来医院由规模扩张向质量管理转型。

艾力彼致力于推动中国医院的发展及管理模式的改革，2016 年首发并不断完善发展的"智慧医院 HIC 排名"，通过树立标杆医院，帮助中国医院寻找智慧医院建设方向；2017 年推出及完善的"智慧医院 HIC 管理"项目，通过诊断辅导、规划点评及全面评价管理等方式推动国内智慧医院建设，助力传统医院在第三次调整中实现"换道超车"。

一　智慧医院 HIC 排名

2010 年 3 月艾力彼医院管理研究中心就开展了"医改转型期医疗网络与区域协同现状调查与发展方向"课题研究，研究医院信息化发展的方向；2014 年开始研究医院信息互联互通的排名方法，2016 年首次发布了"中国医院竞争力·最佳互联医院"；2017 年发布了"2016 最佳互联互通医院 100强"；2018 年发布了"2017 医院信息互联 HIC 100 强"，这三个榜单引起业界的高度关注。随着医院信息化建设、应用的逐步深化，行业的关注点逐渐从"信息化"上升到"智慧化"，艾力彼于 2018 年将原"医院信息互联HIC 排名"升级为"智慧医院 HIC 排名"，排名增加了智慧应用的相关指标，并将 2019 年发布的榜单升级为"智慧医院 HIC 200 强"；2020 年，艾力彼将在中国医院竞争力大会发布"智慧医院HIC 300强"榜单。

艾力彼作为国内从事医院管理研究的第三方评价机构，秉承"第三只眼、有一说一、数据说话、时间说话"理念；"第三只眼"，即从第三方角度研究医院的管理、医疗行业的发展；"有一说一"，即描述医疗行业的事实；"数据说话"，即以大数据为工具，为医疗行业画像，在制定"智慧医院 HIC 排名"时，艾力彼从多渠道收集排名指标体系数据，不会采信来源

185

单一而未经核实的数据，最终通过排名算法计算各家医院排名得分，排列名次；"时间说话"，即随着排名指标体系的不断完善、数据质量的不断提升、排名算法的不断改进，"智慧医院 HIC 排名"将会越来越准确，以此引领中国医院智慧医院建设不断发展。

二 智慧医院 HIC 管理

"智慧医院"作为智慧与健康的结合产物，近年来得到社会广泛关注。智慧医院建设的高速发展来自政策、经济、社会以及技术等各方面因素的协同驱动，利用"云计算"等新一代信息技术，深度融入诊疗和全生命周期健康管理过程，以患者为中心，极大地提升医疗服务质量、医疗服务效率和医疗服务能力。智慧医院建设将在未来医院发展过程中扮演至关重要的角色，但结合中国医院在 30 年来信息化、智慧化的建设发展历程来看，目前国内智慧医院建设存在整体水平偏低、地区间水平差异大、信息标准化程度低、信息系统孤岛现象严重、医院管理者建设意识及资金投入不足等情况，这些方面的问题将严重制约国内医院未来的发展。

基于国内医院在建设智慧医院过程中的痛点和难点，艾力彼结合历年"智慧医院 HIC 排名"榜单数据、近十年的各种国际医院认证标准和国内等级医院评审研究成果，以广州艾力彼星级医院标准化管理理论体系为基础，参考国家等级医院评审对信息化建设的要求、国内外信息化建设标准规范及评价信息安全等相关要求，研发并成功上线"HIC 评价"项目，并于 2018 年初完成《智慧医院 HIC 分级标准》（第一版）发布；经过一年项目现场的执行及逐步完善，"HIC 评价"项目升级发展为"智慧医院 HIC 管理"项目，并于 2019 年初完成《智慧医院 HIC 分级标准》（第二版）的发布。《智慧医院 HIC 分级标准》（第二版）分为 0～8 级，从智慧医疗与医院管理结合、信息治理与数据决策应用、系统间相互联通与智能服务整合等方面对医院的智慧医院建设进行诊断与辅导、规划点评及全面的评价管理。

"智慧医院 HIC 管理"项目对于医院管理的价值有：①全面了解医院在

智慧医院建设方面所处的发展阶段，为智慧医院系统的建设和持续改进提供依据和参考；②营造智慧医院建设氛围，加强系统应用部门与信息部门的沟通；③促进医院系统质量提升、系统互相联通、系统有效应用，固化管理流程制度及提高管理效果；④强化医院数据治理与数据应用意识，提升医疗质量，保障医疗安全；⑤提供医疗机构建设和应用水平的比较标尺，营造医院的品牌形象；⑥可作为主管部门评审的有效补充，帮助医院平衡政策要求、效果目标、投入产出三者之间关系。

三 "智慧医院 HIC 管理"项目

"智慧医院 HIC 管理"项目自 2018 年发布以来，经过两年的发展，目前已经有近 20 家医院进入项目执行程序，其中已有 5 家医院完成定级及授牌流程。参加"智慧医院 HIC 管理"项目的医院均为三级公立医院，以地级市市属三甲综合性医院为主，也有部分中国竞争力顶级医院、县级医院、专科医院、非公医院。

"智慧医院 HIC 管理"项目团队首先通过对医院领导和重点管理科室领导访谈、到业务科室和信息部门现场查看及实际体验、了解患者智慧服务体验和员工系统体验等，对各医院的智慧医院建设情况进行全面系统的了解；其次，结合调研存在问题，项目团队对标"智慧医院 HIC 管理"项目标准出具相应的报告及规划点评；最后，项目团队根据医院问题落实及改进情况，结合医院改进成果进行最终验收评价，"以评促建、评建结合"助力各医院共同推进智慧医院的建设。

"智慧医院 HIC 管理"项目的推进，是一个沟通、对标、改进、再沟通、再改进的完善过程，项目团队见证了多家医院通过不懈努力最终取得的巨大成绩。

两年来，在近 30 个"智慧医院 HIC 管理"项目的诊断与辅导、规划点评及评价管理现场，"智慧医院 HIC 管理"项目团队发现各家医院在智慧医院建设过程中存在许多问题，例如建设规划定位不清、建设投入相对不足、建设组织架构不完善、建设意识不够及职责不清、出现系统孤岛情况、患者体验欠佳、业务科室人员对系统及数据应用的意识不强、对信息安全不够重视等。

（一）关于建设投入

在"卫健委＋医保局"的新管理体制下，已有不少医院主动将智慧医院建设作为医院发展的重要抓手，而国家相关部委的连续发文，从政策层面要求医院将医院电子病历评级等纳入医院绩效考核指标，可见智慧医院建设对于国内医院的重要性及迫切性。在"智慧医院 HIC 管理"项目执行过程中，项目团队普遍感受到各医院对于信息化及智慧医院建设的日益重视，部分医院虽在预算等方面有限制，但也在努力克服相关困难，加大对智慧医院建设的投入。

技术的快速发展推动科技产品及软件系统的更新迭代，随着医院业务的发展及系统各功能应用的深化，运维保障工作也变得非常重要。因此，持续的投入将决定未来各家医院的智慧医院建设成效。为此"智慧医院 HIC 管理"项目团队结合"智慧医院 HIC 排名"榜单及执行项目现场数据，总结整理出智慧医院建设在人、财、物方面投入的阶段性数据，包括医院信息部门人数需占医院实开床位数的1%、智慧医院建设持续投入资金需占医院每年总收入的1%、医院在使用终端数量（含 PC、PDA、PAD 及移动查房车等）与医院总人数配比需达1∶1，而随着医院信息化投入的增加及智慧医院建设的发展，这些数据有可能将不断变化。

（二）关于建设组织

医院信息及智能化系统犹如医院的神经网络，脉络庞大、结构精细，这决定了智慧医院建设是系统性工程，需要医院有配套的建设组织。项目团队在执行项目时发现许多医院基于等级医院评审及相关管理要求，设置了"信息管理和安全委员会"及类似组织。该类委员会基本上由院领导、职能科室及信息部门负责人等相关人员构成，负责医院信息化建设规划及相关建设工作，经委员会论证或讨论后，由医院的信息部门进行具体执行。

部分医院明确规定了委员会每季度的会议次数、制度及相关要求，这使医院的信息化建设规划能够较好地体现医院的整体发展战略。项目团队也发现部分医院的组织职能及定位不清，例如，院领导对于信息部门不信任，对于建设工作不理解；信息部门仍以维修电脑打印机等日常维护工作作为主业。同时信息部门工作人员对于医疗业务不了解，而业务及系统应用部门对于各自在建设过程中所扮演的角色不理解将必定制约智慧医院建设工作的开展。项目团队结合艾力彼提出的医院管理的"三个凡事"方针，即凡事要有规章制度与标准化管理、凡事要有责任部门负责人、凡事要有时效性，建议医院构建"智慧医院建设与发展委员会"组织架构（见图1）。

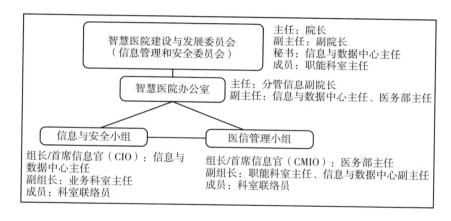

图1　"智慧医院建设与发展委员会"组织架构

资料来源：艾力彼医院管理研究中心

"智慧医院建设与发展委员会"作为智慧医院建设的顶层组织，结合医院发展战略，对医院的建设方向、建设目标及年度预算等重大事项进行决策，确定智慧医院建设与发展战略。委员会下设"智慧医院办公室"，作为智慧医院建设发展战略的执行机构，领导推动智慧医院建设工作的开展。办公室下设"信息与安全小组"和"医信管理小组"，分别从技术实现和业务协调方面推进智慧医院建设工作。升级医院信息部门为"信息与数据中心"，由信息与数据中心主任担任"信息与安全小组"组长，负责推动医院信息建设及与安全相关的具体工作。由于业务部门在信息建设工作中起牵头作用，建议由医务部主任担任"医信管理小组"组长，负责处理信息建设过程中涉及医疗服务相结合、流程再造、管理制度等相关事宜。各业务及职能科室主任分别担任副组长，配合小组组长协调落实科室及职能范围内事宜，同时各系统应用科室抽派年轻骨干担任科室联络员，负责自己科室内部信息需求的收集、系统的培训及日常信息问题处理。

智慧医院建设是系统性工程，做得不好的医院，各有各的问题，但做得好的医院，却有共同的特点，除有完善组织架构及规划，有持续的人、财、物投入外，还需全院有良好的建设氛围。

营造建设氛围首先需要领导重视，作为"一把手"工程，除在人、财、物方面的投入外，院领导须定期关注建设进展情况并形成全员积极参与的局面；其次要有完善的沟通机制，形成项目例会、专题会议、需求提交反馈流程等制度并定期向院领导汇报总结；再次还需大力宣传，召开院内项目动员会，定期向全院通报项目进展情况与建设成果等；最后加强对外宣传，例如宣传医院便民服务、创新应用、信息化建设荣誉等，增强员工的自豪感。

（三）关于建设规划

近年来，根据国家政策层面的要求、医院内部业务开展的需要，智慧医院的建设日益重要，项目团队发现部分医院不仅缺乏整体的智慧医院建设规划，而且无法正确把握智慧医院建设的方向。

关于智慧医院的建设规划，无论是医院自行规划、聘请第三方咨询公司还是现有系统承建厂商辅助规划，医院首先须明确自身定位及需求，结合医院自身战略，确定要达到的目标，以及需要满足的政策要求和业务需求。

关于规划建设的先后顺序，建议医院平衡政策要求及业务实际应用的需求，项目团队总结了五大"优先"原则：①基础优先，系统建设是循序渐进的过程，其中涉及整体框架及基础系统建议优先建设，例如，集成平台

ESB 总线、HIS、EMR、PACS、LIS 等系统；②临床优先，临床业务工作是医院的核心，建议与医疗相关的系统可优先考虑建设，财务及后勤管理系统也应同步建设；③政策优先，建议结合国家电子病历评级、互联互通测评等的系统要求，优先满足政策绩效考核要求，例如，重症监护系统、手术麻醉系统等；④效果优先，建议医院将覆盖面广、应用效果好的系统先上线，解决大多问题。⑤管理优先，院领导使用的、有助于提升管理效率的系统优先建设。

关于系统厂家选择，在系统基础功能日趋同质化的今天，选择厂家需重点考虑提供系统厂家的服务能力，建议医院可从系统技术架构、相似客户的优秀案例、本地服务团队能力、系统客户化定制程度等方面综合考虑。

（四）关于建设管理效果

我国智慧医院建设经历了信息化、互联网化、智慧化的发展过程，从收费系统发展到电子病历系统，较国外标准先行的发展模式不同，国内医院信息化的发展首先是为了满足医院业务开展的需要，但各系统模块的堆积造成了"信息孤岛"的形成。项目团队发现部分医院即使实现了系统间数据的相互联通，也仍出现需重复切换系统界面、重复数据录入的情况，系统的操作体验不佳大大影响医护人员的工作效率，影响系统的管理效果。

关于管理效果，即系统应用的结果和效率，"智慧医院 HIC 管理"项目除全面评价医院系统功能范围外，系统间的相互联通程度、操作便捷程度、数据应用程度也是智慧医院建设重点关注的内容。系统建设的初衷是提升医院临床及管理服务水平，因此系统的建设需充分考虑其是否对提升医疗工作效率、提升医疗质量、保障医疗安全等。

（五）关于信息安全

智慧医院系统已成为医院正常运行的必备工具，随着系统应用的深入发展，系统数据的安全必须引起医院的高度关注。网络瘫痪、系统崩坏、病毒攻击及数据泄露等方面的问题，小则影响医院局部业务的开展，大则导致医院运行停摆，不仅给医院和患者造成难以弥补的损失，而且带来极大的社会负面影响。

虽然许多医院已经意识到信息安全的重要性，但部分医院存在安全意识不足与侥幸心理，信息安全等级保护测评工作仍未完成，一旦发生信息安全事故，责任将全部由医院承担。信息安全工作除做好等级保护测评外，医院还需重点关注系统各部分的运行安全，并保证有完善的应急预案及灾难恢复体系。硬件安全，涉及医院中心机房的核心设备，例如服务器、交换机及存储控制器等，医院需确保设备运行及工作环境的安全；网络安全，由于医院业务开展的特殊性，必须保证网络24小时无故障运行，所以网络设备的维护至关重要。数据库安全，数据库是医院信息安全的核心，在整个医院信息安全方面的地位举足轻重。为了保障数据安全，医院应重点制定维护制度和管理制度，例如数据库管理权限、操作员角色管理、关键数据监控、外部对接授权等；建立完善应急预案及灾难恢复体系，并定期进行备份数据校验及应急演练，确保信息系统出现故障时有应对之策。

四 结语

智慧医院建设永远在路上，广州艾力彼将不断完善智慧医院 HIC 管理体系，帮助医院找出智慧医院建设过程中存在的问题，通过未来智慧医院的建设，让医院领导、员工、患者有更有获得感，同时也让更多医院看到智慧医院建设为医疗质量改进、精细化管理、学科建设、便民惠民等带来的好处，助力国内医院在发展中实现"换道超车"。

参考文献

［1］ 陈忠、罗永杰、陈培钿：《智慧医院 HIC 排名报告》，载《中国医院竞争力报告（2018～2019）》，社会科学文献出版社，2019。

［2］ 陈忠、罗永杰、陈培钿：《中国医院竞争力智慧医院 HIC 评价报告》，载《中国医院评价报告（2018）》，社会科学文献出版社，2018。

［3］ 庄一强主编《中国医院竞争力报告（2017～2018）》，社会科学文献出版社，2018。

［4］ 庄一强、曾益新主编《中国医院竞争力报告（2017）》，社会科学文献出版社，2017。

［5］ 庄一强、曾益新主编《中国医院竞争力报告（2016）》，社会科学文献出版社，2016。

［6］ 沈崇德、刘海一主编《医院信息与评价》，电子工业出版社，2017。

［7］ Chae Y. M. , Yoo K. B. , Kim E. S. , "The Adoption of Electronic Medical Records and Decision Support Systems in Korea", *Healthc Inform Res*, 2011.

［8］ Liu H. I. , Ma L. , "A Method to Evaluate Hospital Information System Application Level", *China Digital Medicine*, 2010.

案 例 篇

Case Studies

评价指标决定行为方向：厦门大学
附属第一医院的故事

姜 杰　王占祥　庄良金　洪亚玲*

摘　要：　厦门大学附属第一医院关注国际医疗事业发展前沿动态，结
合医改政策和医院管理实践，勇于探索，不断完善医疗卫生
服务体系，紧抓安全、质量、效率和患者就医体验工作，不
断打造医院核心竞争力。厦门大学附属第一医院重视医疗质
量与安全的建设与提升，全面贯彻落实医疗质量安全核心制
度要点，建立健全医疗质量安全评价和监管体系；用国际先
进标准管理医院，用信息手段固化标准，着力建设符合国际
质量标准的现代化医学中心。本文主要介绍厦门大学附属第
一医院在美国 JCI、HIMSS 认证标准下的医院标准化管理体系
建设成果。

* 姜杰，厦门大学附属第一医院原院长；王占祥，厦门大学附属第一医院院长；庄良金，厦门
大学附属第一医院质量管理部主任；洪亚玲，厦门大学附属第一医院质量管理部干事。

关键词： 标准化管理　急救系统　护理信息化　药房精益管理

一　初心与征程

2019 年 1 月 28 日至 2 月 2 日，由 5 位美国 JCI 评审专家组成的评审组，对厦门大学附属第一医院（以下简称第一医院）展开了现场检查，检查标准涵盖 16 个章节、308 条标准、1270 项衡量要素。连续 6 天，评审专家几乎踏遍了全院的每一个角落，从文件审查到患者追踪，从各种访谈到质量追溯，凡涉及患者安全、消防安全、院感控制、健康教育、设施安全、人员资质等，评审专家无所不查，无所不问。经过严苛考核，2 月 2 日，在最后的报告会上，美国 JCI 评审专家对医院的管理、患者安全、院感防控、药品管理与医疗质量等多个方面给予了高度评价，宣布第一医院通过美国 JCI 复评认证。可见，第一医院在打造高品质、高质量的医疗服务方面又交出了一份漂亮的成绩单。

第一医院自 2015 年首次获得美国 JCI 认证以来，从未停下脚步，一次又一次地攻克难关，一直坚持以患者为中心，持续改进医疗质量，不忘提升医院品质的初心，矢志向国际医疗服务的标准看齐。

2017 年，第一医院启动美国 JCI 复评认证工作。目的是以美国 JCI 最新标准为标杆，促进医院精细化管理，全体人员通过仔细研读美国 JCI 第六版新标准，对新标准中的 308 条标准、1270 项衡量要素进行细化分工，重新修订了 700 余项重要制度，解决了 135 项系统性问题，全面升级了 90 余项信息系统，组织了三轮临床科室自查互查工作，开展了六轮共 351 次的院级督导，下发了 311 份美国 JCI 督导整改书，从院级、部门级、科室级三个层面完善医院的质量管理体系。

围绕以患者为中心的标准，第一医院制定了一系列标准化的医疗管理流程。

第一，贯彻落实六大国际患者安全目标，确保正确识别患者身份；保证有效沟通；规范高警讯药品管理；实行手术安全核查，确保手术安全；强化手术卫生，控制院感风险；开展防跌倒评估，配套防跌倒措施以降低患者跌倒风险。

第二，完善各项医疗流程，保障医疗服务的可及性与连续性，例如门诊与急诊预检分诊，入院流程，急诊患者流控制，转运、转科、转院流程，出院随访等流程。

第三，制定患者评估和再评估流程，强化实验室、放射影像等医技科室管理。

第四，为患者制定并提供个性化的医疗服务，制定高风险患者医疗服务和高风险服务的规范，根据 MEWs 评分建立患者病情变化早期识别流程，建立 5 分钟急救体系保证全院范围内复苏服务 5 分钟内可及，规范营养治疗流程，关注患者疼痛并实行管理，开展患者临终关怀服务，最大限度保障临终患者的舒适和尊严，规范临床用血及血制品使用流程，规范器官移植与捐献流程。

第五，规范麻醉手术流程、标准化镇静管理，建立全程可追溯的植入物管理体系。

第六，依托信息化手段开展药事精细化管理，建立静配中心，开发安全用药智能辅助决策系统和智能静配管理平台，保障患者用药安全。

第七，重视患者的权利与义务，加强对患者与家属的健康教育。

第一医院根据医疗机构管理标准，不断探索医院精细化管理模式。基于"大质量观"理念，构建以患者为中心的全面质量安全管理体系，并以信息化建设助力医院服务质量提升；成立医院质量与安全管理委员会，作为医院质量管理工作最高决策机构，全面统筹全院质量与安全工作；开展院级、部门级、科室级三级质量指标监测工作，使委员会常态化运作；开发启用不良事件上报系统；强化院感管理；规范医疗设备管理，建立全院医疗设备清单，定期保养，确保供应链合法合规；确保医疗设备安全；制订七大计划完善应急管理，制订消防安全、停水、停电、停气、防台风等应急预案；对员工档案及资质教育进行标准化管理，完善医师授权制度及流程；探索建立科学规范的后勤管理模式，定期对公共设施设备维护与保养；完善医学专业教育管理；规范人体受试者研究项目管理。

对患者来说，医院通过美国 JCI 认证，获益是实实在在的。近年来，患者切切实实地享受到国际标准下安全、优质、可持续的高品质医疗服务。

通过美国 JCI 认证是第一医院质量、安全改进路上的第一步，如何固化、完善、提升医院效益；如何破除信息孤岛，实现部门间数据的互联互通；如何提高医务人员的工作效率和获得感，更高层次地保障患者安全等，都是摆在医院面前的问题。在众多的思考中，第一医院找到了 HIMSS 认证的良方。

第一医院成立了 HIMSS 认证领导小组，并下设 HIMSS 认证专项工作办公室协调具体事务。经过一段时间的探索和思考，确立了"项目清单＋问题清单"的工作思路。项目清单从项目过去、现在、未来三个层面来规划建设，问题清单从解决现有的问题角度着手，根据专家辅导，结合医院现状，医院形成了包括集成平台、CDR 建设、单点登录、决策支持（医疗、护理、药学）、结构化电子病历、高拍、指纹机，Wi-Fi 专项、数据交互、电子签名、PDA 专项、数据自动采集、医疗文书无纸化、病人健康管理、数据分析与决策支持（BI）、移动医疗（医疗、护理）、输血闭环、母乳闭环、药品闭环、检验检查闭环、手术闭环、病理闭环等在内的项目清单，并要求相关牵头部门每周上报项目进度情况。

在 HIMSS 认证期间，第一医院探索建立了一系列高效、具有特色的工作模式：①"1＋2＋N"模式，可避免部门间互相推诿，减少信息遗失，缩短沟通链；②工作例会制度，可落实追踪项目进展情况，协调院级部门，解决问题；③建立 HIMSS 认证巡查督导制度，督导组每周到临床一线督导，收集临床中存在的问题，确保项目落地；④"一拖 N"培训模式，项目牵头部门每周到临床一线进行实机演练，科室自学熟悉流程和系统功能，确保人人过关；⑤实行项目验收机制，由院领导、牵头部门、使用部门、计算机中心、HIMSS 认证专项工作办公室等部门组成验收组，对项目进行验收，确保项目符合评审要求和建设预设目标；⑥成立医院信息受理中心，接受全院的信息咨询和反馈，高效解决临床一线的问题和困难。

2016年10月26日，第一医院成为福建省首家顺利通过HIMSS EMRAM
6级评审的医院。

2017年8月26日至28日，HIMSS Analytics评审组专家对第一医院进行
为期三天的HIMSS EMRAM（住院）7级现场评审。最终评审组专家一致确
认第一医院达到了HIMSS EMRAM（住院）7级要求。

2018年6月26日至27日，HIMSS Analytics评审组专家对第一医院进行
了HIMSS O-EMRAM（门诊）7级现场评审，第一医院再次顺利达到HIMSS
O-EMRAM（门诊）7级要求。成为全球为数不多的"双7级"医院。

通过HIMSS EMRAM（住院）7级认证，第一医院系统的信息化优势进
一步得到提高，利用电子病历、药品审方规则、多方面的全流程闭环管理、
云灾备、医疗护理移动应用等信息化建设手段，提高各项医疗服务和管理信
息互联互通的能力，也使医院整体的安全巡检和应急解决能力不断增强。通
过HIMSS O-EMRAM（门诊）7级认证，第一医院不仅具有门诊医疗、护
理、医技、药事电子化运作的能力，而且能够通过App与患者沟通互动，
使患者参与医疗活动。这不仅极大地方便了患者就医，增强了患者获得感，
而且为健康教育、疗效随访、慢病管理以及临床科研提供了极其广阔的发展
空间，为人群健康管理和全生命周期健康管理的信息化打下基础。

利用信息化建设的成果，保障患者安全，落实质量持续改进，打造高效
团队是医院永远追求的目标！

二　"5分钟急救系统"铸就患者生命安全防护网

为确保患者发生意外时在院内任何角落都能被及时救助，第一医院建立
5分钟急救系统。5分钟急救系统，是指在医院场所内，任何人员一旦发生
危及生命征象的状况（例如急性循环或呼吸功能严重障碍、受到严重创伤
等），发现的医院工作人员立即予以现场急救，并根据患者病情或周边环境
紧急报告就近医护人员或医院急救紧急呼叫中心，确保在5分钟内使患者获得

生命支持急救。

1. 全员开展基础生命支持培训

为了达到美国 JCI 认证标准，医院必须对重症监护室、产科、儿科、手术室、心血管内科等重点科室的所有医护人员进行高级生命支持（ACLS）的培训，对全院员工包括外包人员、保洁人员都进行基础生命支持（BLS）培训，培训证书有效期为两年。

2. 建立医院急救制度，划分急救责任区

医院建立急救制度，成立急救小组，明确职责，全院划分六个急救责任区（见表1），成立七个急救医疗小组，负责责任区域的急救。当有急救事件时，急救医疗小组听到自己所在的责任区急救广播响起后，必须在 5 分钟内到达现场实施抢救。

表1　全院六个急救责任区（除 ER、GICU、CCU、PICU、NICU、专科 ICU、OR、麻醉科以外的区域）

急救责任区	区域范围（包括地下层、消防通道、绿化带等）	急救医疗小组组长	急救医疗小组成员	抢救车	支援人员及职责
门诊与急诊区	医院大门→急诊综合楼→门诊 B 区（3 号病房楼侧为界）→门诊大楼（包括 1 号病房楼裙楼医技科室）→太平间	急诊科二线医师	急诊科急救小组护士	各楼层指定诊疗区	1. 各病区、门诊与急诊诊疗区确定特定的岗位人员承担急救支援任务，在接到本楼层及上下各一层发生急救事件信号后，该岗位人员应立即前往支援，在 5 分钟内到达 2. 全院区地面发生急救事件时，急诊科急救小组同时出动支援，携带抢救车
3 号病房楼及楼后区	3 号病房楼→内科楼工地区→行政教学区街边通道	呼吸内科二线医师	呼吸内科急救小组护士	本科室病区护理站	
1 号病房楼及楼侧区	1 号病房楼→核医学楼→康复医学科→3 号门	重症医学科二线医师	重症医学科急救小组护士		
2 号病房楼及中庭区	2 号病房楼→中庭区（3 号病房楼前、门诊 A 区楼侧为界）	神经内科二线医师	神经内科急救小组护士		

续表

急救责任区	区域范围（包括地下层、消防通道、绿化带等）	急救医疗小组组长	急救医疗小组成员	抢救车	支援人员及职责
综合楼轴心高地区	自5号楼侧医疗废弃物中转站起，沿坡至高知楼区域，包括2号病房楼楼后	麻醉科二线医师	麻醉科急救小组护士	放射治疗科病区护理站	
行政教学区		班内：医务部副主任医师职称及以上医师 班外：麻醉科二线医师	班内：护理部护理人员 班外：麻醉科急救小组护士	护理部	3. 各病房楼地下层发生急救事件时，一楼科室急救小组同时出动支援，携带抢救车

资料来源：厦门大学附属第一医院。

3. 建立医院急救广播系统

为了保证患者在5分钟内都能得到高级生命支持急救，医院建立急救广播系统，终端设置在总值班室，当医院某地有患者需要急救时，拨打医院总值班室电话，总值班室即向全院广播。急救医疗小组带着自动除颤仪和急救包5分钟内赶到现场。

4. 重新购置分配急救设备，规范急救药物、器械、仪器管理

医院统一布置各科室、楼宇、场所应配备的各种抢救药品、器械和仪器，保证在急救工作中能立刻使用。全院统一的抢救标准设备包含了抢救车、除颤仪、急救药品等，急救医疗小组配置急救包，全院统一更换抢救车，相关区域和抢救设备上悬挂急救流程图，所有卫生间配置急救铃，终端连接护士站。

各抢救车、除颤仪除指定专人保管外，还定点放置、定期消毒、及时更新、定期检查并记录。抢救车内物品/药品按照示意图放置及配备，确保物

品/药品在有效期内，器械功能呈良好备用状态，使用后在本班内完成补充。急救仪器维护情况需每班清点检查并记录，保证功能呈完好备用状态，仪器设备出现故障及时报修，做好维修保养记录。

5. 全院各科室进行急救演练

2015 年医务部组织对 48 个科室进行了两轮共 96 次的急救演练，对演练中出现的问题运用 PDCA 方法进行改善，所有区域均能确保急救医疗小组 5 分钟内到达。

6.5 分钟急救成效

医院从 2015 年 1 月成功建立急救系统后，医院抢救成功率明显提高，心肺复苏成功率较 2014 年提高许多，保证了第一医院的医疗安全。

三　信息化临床路径健康教育模式

医院致力于打造智慧护理服务体系，提升智慧护理信息化建设水平。医院基于现代护理学，以患者为中心，利用云计算、大数据、物联网、移动互联网、人工智能等新一代信息技术，构建标准化、系统化、智能化、平台化的新一代护理信息系统，构建多学科联合的医疗护理服务体系和提升患者就医体验的技术支撑体系，为广大患者提供优质的院中服务和院后服务，改善全民健康生活。

1. 临床护理路径下健康教育

医院以 HIMSS EMRAM 7 级认证标准开展护理信息化建设，对电子病历、移动护理及信息自动采集等软硬件系统做了大量的改进，逐步建立对治疗护理有时间性、顺序性的临床护理路径，维护各专科健康教育知识库，帮助护士做综合判断，减少人员的主观疏漏，打造护理健康教育的"智慧"系统。

运用临床路径思维，引入 PDA 健康教育模块作为工具，按疾病临床路径对患者及家属进行健康教育及解释工作，充分利用 PDA 健康教育模块的快速及时、可重复、可更新和储存的性能对患者进行健康教育。

健康教育知识库主要从两方面进行建设，由临床护士在电脑端维护健康教育知识库。一方面是以护理临床路径思维及专科疾病护理指南为标准建设健康教育知识库；另一方面则以住院一般流程为路径建设健康教育知识库，如入院 30 分钟内、入院 24 小时内、入院第二日、术前一日、手术后 30 分钟、手术后 6 小时、手术后 24 小时、住院期间、出院前 24 小时、出院当日、出院后维护等。知识库包含 416 种疾病、2277 种症状体征、13638 种护理健康教育条目。

2. 电子病历健康教育流程

电子病历健康教育流程是护士评估患者发现问题、知识库护理评估决策推荐措施、推荐健康教育内容、生成健康教育单。

3. 移动电脑终端的健康教育模块

医院以临床路径的思路建设健康教育模块，完善对患者从入院至出院全过程的健康宣教内容：住院环境介绍、基础设备设施介绍、责任医护介绍等。医生开具检查化验单，系统自动关联病人检查项目，护士即可根据检查项目对患者做针对性的检查注意事项宣教。完善对患者术前、术后、用药出院的健康宣教内容，实施标准化床边健康教育，PDA 健康教育模块为各层级护士同质化的健康宣教奠定基础，保证护理宣教质量。

运用 PDA 健康教育模块，护士可对患者快速准确地用药、检查、评估，可随时查询健康教育内容并核对患者的身份；护士有更多时间为患者做宣教以及进行各种知识的讲解，同时实时知晓患者的相关检查结果并做好解释工作，使不同层级护士宣教的效果一致。PDA 健康教育模块的临床应用流程是：PDA 健康宣教内容维护进入、护士床旁宣教、床边宣教联动完成护理记录。

4. 创新健康教育模式成效显著

（1）缩短护理文件书写时间

护士对患者进行 PDA 护理健康宣教，相应的记录自动呈现在健康教育记录单，医院根据工时测算结果，每日护士可节约 20 分钟。

（2）提高患者服药依从性

医院采用问卷调查法对出院 1～3 个月的患者进行调查，设置问题评价患者出院后居家治疗服药依从性，患者服药依从性由 68.33% 提升至 90.67%（见表 2）。

表 2   服药依从性比较

单位：个，%

项目	例数	依从性好	依从性差
使用前	300	68.33	31.67
使用后	300	90.67	9.33

资料来源：厦门大学附属第一医院。

（3）提高患者满意度

患者满意度由健康教育模式使用前的 91.12% 提升至健康教育模式使用后的 98.37%（见图 1）

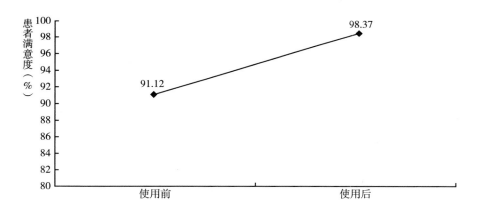

图 1   健康教育模式使用前后的患者满意度

资料来源：厦门大学附属第一医院。

（4）提高护士工作满意度

护士工作满意度由健康教育模式使用前的 81.64% 提升至健康教育模式使用后的 92.19%（见图 2），护理文书书写负荷满意度由健康教育模式使用前的 63.74% 提升至健康教育模式使用后的 91.21%（见图 3）。

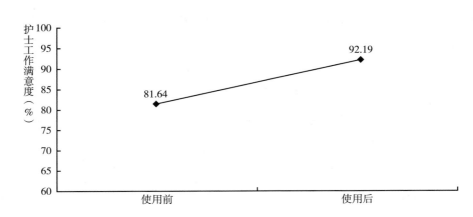

图2 健康教育模式使用前后的护士工作满意度

资料来源：厦门大学附属第一医院。

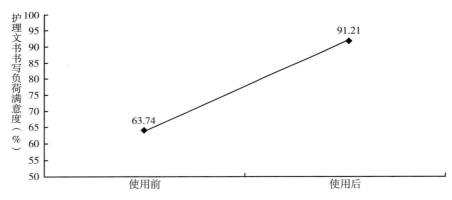

图3 健康教育模式使用前后的护理文书书写负荷满意度

资料来源：厦门大学附属第一医院。

四 药事管理信息化助推药房精益管理

药物一直都是医院重要的治疗手段。药学部作为医院的一个组成部分，承担着医院大量繁重的日常工作任务。作为一个重点辅助科室，药学部是否能井然有序地工作是医师的治疗是否能够高效进行的决定因素之一。

医院开发了安全用药智能辅助决策系统（以下简称"系统"）和智能静配管理平台（以下简称"平台"）。

系统通过集成平台，自动采集病人信息与药品使用形成并行或交叉关联，实现药品数据的充分集成和共享，实现大数据的再加工，为临床安全用药提供实时大数据决策支持，有针对性地解决目前审方系统存在的实际问题。

平台则借助信息数字化以及物联网技术，将信息自动化监控系统融入静配管理中，同时对静配过程的每个环节进行信息采集、分析、传递，管控中间过程各节点，构建医、药、护沟通交流和数据共享的新平台，真正实现有效管控静配中间流程，确保静配质量，激发员工的积极性和主动性。

1. 系统:五大模块有机组合

安全用药智能辅助决策系统由五大模块组成，包括药品过敏模块、疾病与药物禁忌症模块、药品剂量运算模块、药物饮食禁忌模块和危急值模块。系统各模块结合患者实际情况，基于大数据的分析运算，提供最佳用药方案。

药品过敏模块的基础是建立过敏药物库，按照药物种类进行归类。医院将 16 万多条药品数据进行梳理，去除剂型和厂商等因素，同时将复方药品进行组分拆分、通过规则运算将通用名称相同的药品归为一个集合，鉴于许多患者习惯使用药品商品名，医院也将药品商品名和通用名称进行匹配归集。与以往过敏药品数据库不同的是，系统还对不同药品成分和母核、药用辅料等关联因素进行逻辑数学运算，形成交叉过敏药物关联数据集，填补了目前审方系统药品交叉过敏审核的空白。系统可以自动获取 HIS 系统中患者既往药物过敏史、过敏药物名称或过敏类信息、患者院外用药信息等，与过敏药品数据库进行匹配运算，提示病人用药处方中是否存在与病人既往过敏物质相关的、可能导致类似过敏反应的药品，从而避免医生误开过敏药物的情况发生。

疾病与药物禁忌症模块的基础是建立标准疾病代码库，利用规范的 ICD-10码建立疾病代码库并进行归类，有效避免医院由疾病名称不完全一致而造成的审方疏漏。自动采集药品说明书中的使用禁忌症，与疾病代码进行映射计算。临床医生开具处方医嘱时，根据药物用药规则及使用注意事项，提取药物用药禁忌症信息，与采集的患者信息中的病种、病情等信息进行映射运算，对属于该药禁忌症范围的处方，给予以下用药警示。

纤溶酶溶栓治疗风险早于医生的危急值同步干预，严重高血压患者（180/110mmHg 以上）不能进行溶栓治疗，如果此时盲目加用溶栓药会增加患者发生脑血管意外的可能，系统自动提示医生及时禁用纤溶酶以减少风险。

对不合理配伍的警示。医院存在不少高浓度使用左西孟旦的情况。系统计算出此类处方存在浓度异常并判定为 6 级医嘱，系统多次提醒后要求医师写清理由并双签。

药品剂量运算模块从 HIS 系统中获取的患者信息，与用药规则库中的离散数据诊断、特殊疾病、体重、年龄、身高、性别、实验室检查、既往用药、基因检验结果、不良反应等数据进行映射计算，根据药物半衰期智能地对药物的疗程、剂量、累计用药量进行规则运算；对抗生素类药物、化疗药物、心脑血管药物等累计用药进行药代动力学分析，避免重复用药。

对用药超剂量的警示。例如肾功能损害与头孢哌酮舒巴坦的使用，医师为一位肌酐清除率只有 12ml/min 的患者开具普通患者的常用剂量。但此剂量是重度肾损患者的说明书用量的 3 倍，系统自动给出提示修改处方。

药物饮食禁忌模块建立了药物与食物配伍禁忌、疾病与食物禁忌数据库。当临床医生为患者开具某种药物的时候，系统通过规则运算，提示医生给出患者用药期间的饮食注意事项。由于某些药物与食物存在相互作用并会导致患者疗效降低或产生不良反应，这一模块的运行可有效降低此类现象的发生概率，提高用药教育质量和患者用药依从性，促进合理用药。

危急值模块建立危急值数据库，同时对药品的危急值剂量公式进行设置和维护，当获取的患者信息出现危急值时，系统能及时进行逻辑运算给出剂量调整或禁用的提示信息。

2. 多系统协调，各环节可追溯

智能静配管理平台包含药师审方系统、静配追溯管理系统、自动批次系统、自动排班系统、绩效考核系统、设备在线监控系统、效期管理系统等多个子系统。

平台重视各环节审核提示及可追溯性，每张处方均设有二维码，从审方、排药、冲配、空瓶核对、分拣、运送、输注等环节层层自动审核确认，而且通过信息技术，医院可进一步监控和追溯至该处方的每个操作环节及对应人员，保证了数字化实时监控，提高了责任意识，同时配置差错率有明显降低。

药品窜科信息实时更新在现场的显示屏上，使工人第一时间能够获知信息；实时药品追踪可以立刻知晓窜科药品的位置并及时调整到正确科室。

平台还优化处方管理配置，做到配置耗材、药品共享，降低了药品、耗材使用和患者的费用。平台自动生成相似处方配置归类，可以将半支或部分用药量的药品归为同一类别处方，通过归类同种药物、同种溶媒，在保证质量安全的情况下，降低医疗成本。系统能够实现非整支药品的自动归集和使用判断，大大节约了临床药品的使用，减轻患者的经济负担。专利产品"洁净电脑"助力医院实现了可视化工作流程，做到高危贵重药品的实时提示，便于工作人员谨慎添加和使用，以防漏配、漏加情况发生。

平台还设计了"一键停嘱"程序，医生下达停嘱指令，整个审方配置的使用环节在再次扫描时会显示该处方已被停嘱，该程序时效性强，范围广，缩短了停嘱反应不应期，避免药品浪费，和谐了医、护、药之间的关系。

平台根据临床用药实际和用药习惯，根据患者个人信息，通过大量的数据运算，自动给出最佳的药物配置批次排列，医护人员只要关注诊断和治疗，平台自动计算各种临时医嘱、长期医嘱、动态停嘱、患者输液速度、输液个体安全范围、手术检查区间规避、辅助用药控制等，合理安排输注次序。平台建设有完善的配置后药物的稳定时间数据库，静脉药物一旦配置完成，平台自动给该袋药品设置有效时间，便于临床应用识别，同时对于配置后存储效期比较短的药品，平台实时显示使用提示，静配中心对效期短暂的药物派专人配送，保证患者用药安全。

由于静配工作需要整个团队的团结协作，因此静配中心工作人员的管理也至关重要。平台设置了自动排班和绩效考核功能，根据算法排出最佳班次，同时分解并量化各种制度、职责、操作规范，并将这些纳入信息系统管理及考核。平台不但保证了绩效考核的客观性、公正性、透明性，而且激发了员工的工作积极性和工作热情，收到了良好的绩效考核效果，还实现了由"制度管理"模式到"数字管理"模式的转变。

3. 应用效果评价

借助安全用药智能辅助决策系统，医院将各系统药物数据充分集成，实现药物管理和数据共享。对患者用药过程中的影响因素——过敏史、体重、实验室检查结果、累积剂量、疗程控制等进行分析、自动计算，给出合理的用药决策和判断，提高临床用药的合理性；有效降低了不必要的临床用药、静脉用药、辅助用药、营养性用药以及无谓的电解质用药。据统计，医院门诊急诊静脉用药量，在用信息化决策系统后，由原来的 35.05% 降低为 0.05%；住院患者的静脉用药也大为减少，第一医院目前有 2500 张床位，静脉输液量每日在 6000 袋左右；第一医院用药占比由原来的 35% 左右降为 26.7%。

平台能够提供"一键提示"的患者用药清单，方便医生、药师用药与审核参考，对患者院前用药、院中用药、过敏史、累积剂量、个体剂量及疗程控制等均给予统计运算，并给出重复用药提醒。该平台借助信息化技术，实现大数据再加工，构建专家智能系统，给临床提供更深层次的信息和决策支持。

第一医院自 2014 年引入智能静配管理平台，不仅使医院质量安全获益，而且使医院获得很大的经济效益。智能静配管理平台在全院覆盖，依靠信息化、细化管理，结余药品、针筒和配置费达 900 多万元，足以冲抵人员投入等成本，每年所省费用相当于 65 个人的人力成本。

据统计，自实行全程信息化绩效安全考核后，医院年药品结余费用在

500万元左右，肿瘤药和肠外营养药配置结余费用近400万元，针筒结余费用100余万元。第一医院静配中心的占地面积仅为国家标准要求的50%，较小的占地面积，不仅降低了能耗，而且使人员配置得以优化。

平台运行后，人均配置耗时明显减少，配置差错率显著降低，不仅降低了批次排列耗时及批次混淆发生次数，月均首批药品送达时间明显提前，而且患者投诉次数减少。在人员管理方面，绩效考核后人均工作量明显增加，员工绩效考核收入与原来相比有明显变化，打破了原有管理模式下"大锅饭"的现象，通过奖勤罚懒，员工脱岗时间和脱岗频次明显减少，实现多劳多得，充分调动员工的积极性和主观能动性。管理的智能化，大大缩短了管理人员绩效考核时间，平台自动统计员工工作量和差错，大大提高了绩效考核的客观性，降低了管理成本。

智能静配管理平台的全覆盖，使医院实现了无纸化办公。平台对每位患者的每个处方都能够做到原始配置数据的记录和保存，降低了人工记录的工作量，提高了员工配置效率、配置记录的准确性和配置过程的可追溯性。无纸化实时记录系统充分体现了第一医院低碳环保的管理理念。

参考文献

［1］庄一强、刘庭芳主编《中国医院评价报告（2018）》，社会科学文献出版社，2018。

医院需要哪一种评价：广州市妇女
儿童医疗中心的故事

夏慧敏　曹晓均*

摘　要： 多年来，广州市妇女儿童医疗中心通过了国家等级医院评审、国家医院互联互通标准化成熟度五级乙等和国家电子病历系统应用分级评价六级等认证，跃入国内医院排行榜中前百名的行列。本文主要探究医院评审评价路径，描述医院评审评价给医院带来的收获。

关键词： 评审评价　信息化建设　智慧医院等级评审

广州市妇女儿童医疗中心（以下简称"广妇儿"）的故事要从两家老牌医院的合并开始讲起。广州市儿童医院，1953 年 8 月 1 日正式成立，前身为达·保罗医院。广州市妇幼保健院，建于 1956 年。2006 年 9 月，两家医院合并。然而合并之初问题就接踵而至，特别是在珠江新城院区投入使用后问题更加明显。例如，门诊流程不畅，制度规定不一致，诊疗标准不一致，无法同质化治疗，麻醉值班无法安排，院间转运患者出现问题等。这些困难都让广妇儿的领导班子一筹莫展。2015 年年初，在行政班子务虚会上，院长提出以国家等级医院评审标准为抓手的医院精细化管理思路得到班子成员一致同意。多年来，医院通过了国家等级医院评审、国家医院互联互通标准化成熟度五级乙等和国家电子病历系统应用分级评价六级等认证。

---

* 夏慧敏，广州市妇女儿童医疗中心院长；曹晓均，广州市妇女儿童医疗中心数据中心副主任。

一 认识差距，砥砺前行

第一次的国家等级医院评审摸底调查，就让大家心情沉到了谷底，发现了自己同国内优秀医院的巨大差距。但是这些困难没有吓到广妇儿的工作人员。"底子差不怕，我们正是要持续改进，只要每天进步一点点，我们就会赶上。"

零起点就是摸底调查专家对整个医院质量改进活动的评价。因为大家都不懂质量管理工具的使用，就先请了一些质量管理的专家对员工进行了培训。培训的效果就是课讲到一半的时候，学员们就有一半睡着了。因为大家认为老师讲得太理论化，接受不了，因此要调整培训思路。经过团队商议，先派出几个骨干将 PDCA、品管圈等概念做了专项的培训。培训团队先做了一两个成功的质量改进案例，这些自己医院的案例在培训会上进行分享后，培训的形式也从单一讲课变成边讲边做练习，这种培训方式效果非常明显。技术上的问题解决后，关键的问题是如何让大家都动起来。为此，领导请了香港专家对项目的形式做了全方位改进。院领导亲自带头认领项目，院党委书记带领督导组每天检查，每一个细节都不放过，一直到问题彻底解决为止。医院副院长领导下的后勤团队也喊出"后勤不后"的口号。最难管理的是急诊留观和抗生素使用问题，医院副院长亲自带队，彻底解决了长期留观和门诊抗菌药物使用超标的问题。经过无数次的讨论与争吵，这些项目最后都实现了预期的效果。

二 "要你做"变成"我要做"

如何正确理解标准是认证的关键，国家等级医院评审专家给广妇儿进行了多次的标准解读。比如在国家等级医院评审中对于床号的使用，大家就不理解为何限制床号，国家等级医院评审专家跟大家解释了这条标准设立的初衷。实际上非常多的医院在病人身份识别上出过问题，特别是床号的使用，国家等级医院评审设置这条标准就是为了防止医生在诊断和进行其他操作的时候保证患者身份与床号正确。同时，理解标准一定要以患者的医疗质量和安全为核心，不能刻板理解标准，让临床一线人员执行困难。国家等级医院评审专家的优势在于一是对标准理解正确，因为国家等级医院评审专家本人是部分标准的制定者；二是专家对中国医院的情况了如指掌，能够提供可参考的经验；三是能将标准与中国实际结合进行考量，有助于医院更深入理解和把握标准。最为重要的是，与过去命令式的推进认证不同，国家等级医院评审专家及其团队在指导中给予了耐心解释与沟通。特别是在临床一线，他们对大家提出的问题都进行了专业的讲解，不光让大家明白了该怎样做，重要的是让大家明白了为什么要这样设立标准，这样做对病人安全有什么益处，如果违反标准要求有什么样的危害。这样，被要求执行标准的一线员工就非常乐于接受标准要求，毕竟保证病人安全是医务人员的一致想法。负责人在跟随国家等级医院评审专家学习和深入了解标准后，也按照国家等级医院评审专家的要求转变了以前的做法，与临床医生进行了很好的沟通。一线的员工提出了很多好的建议。从"要你做"变成了"我要做"，认证的推进从举步维艰变成顺利改进。

三 持续改进，学无止境

国家等级医院评审的核心在于保证患者安全，并持续改进医疗服务质量。从国家等级医院评审的模拟评审到正式评审，再到国家医院互联互通标准化成熟度五级乙等和国家电子病历系统应用分级评价六级认证，都充分证实了这一点。

然而根据顾问专家团队给出的标准解释以及现场巡查的情况，发现医院还是存在很多问题。尤其是在国家医院互联互通标准化成熟度五级乙等和国家电子病历系统应用分级评价六级认证中，医院内部各系统的互联互通、各区域间互联互通的实现并非一个信息科就可以做好。国内信息化评审特别关注用户体验，这就要求使用者与设计者做好沟通，共同进行软件开发。即便是国家等级医院评审标准也会每四年更新一次，就算是大体相同的标准，但复审和初审对同一标准的要求程度也是不同的。比如对手术标记与暂停，可能初审时评审员关注大的中心手术室，但复审的时候就需要所有的门诊手术或手术性操作执行到位。

即使符合了标准，但做法不一定是最佳的，医院上下要努力做到最好。专家在评审中也会将他们看到和知道的一些最佳的实践方式与医院分享，使大家受益最多。广妇儿即使通过了国家等级医院评审、国家医院互联互通标准化成熟度五级乙等和国家电子病历系统应用分级评价六级认证，也要向同行以及国内最好的医院学习，努力提高自己，不断完善自我。

四 把该做的事做到最好

广妇儿多来年的认证经历所带来的改变与认真落实国内医院管理标准密不可分。广妇儿按照一流的标准要求自己，使自己成为医疗行业中最优秀的一员。总结起来，广妇儿的成功离不开以下几个方面。

1. 熟读标准

一切以医院评审评价标准为核心与基础，但如何正确理解标准是非常关键的。标准的内涵是以质量与安全为核心，具体做法是一切以病人为中心。标准中相关的含义、名词解释甚至参考文献都是帮助医护人员加深对标准理解的工具，要认真学习理解。应由医院负责人和科室联络员重点学习，转化为制度规范后全员学习制度规范并执行即可。

2. 计划与分工

医院管理的基本职能包括计划和组织，医院评价认证也是如此。做好计划能保证项目顺利进行，设定目标会让医护人员有使命感及紧迫感。而组织分工工作可以明确医护人员的责任及权利，每个成员都明确自己的工作任务及完成时限后，整个认证项目就变得清晰与具体。当然，在项目推进过程中因任务之间的交叉，各部门间难免要沟通，为此，广妇儿专门制定了跨部门协调管理规程及部门负责制，以制度确定责任分工及沟通协调机制，保证整个认证项目的顺利进行。

3. 修章建制

制度规范是认证最基础的工作，也是第一个难点。在认证初期，因为不理解相关标准，广妇儿走了弯路。特别典型的例子是直接让临床的护士对照从外院拿到的评估表格进行评估操作，造成的后果是临床人员非常不习惯甚至对整个认证工作产生怀疑。可见，需要在熟读和正确理解标准的前提下制定制度，虽然可以参考其他医院的做法，但仅限于参考，关键还是要结合自己医院的实际制定标准。为此，广妇儿专门制定了制度的管理流程，规范制度的出台需要经过相关临床人员及职能科室充分讨论以及办公会批准后才可以发布实施并定期回顾及更新。

4. 培训演练

制度流程确定后，如何让大家学习制度流程的任务则更加艰巨。广妇儿年门诊接待患者数量超过 400 万人次，在这样巨大的工作压力下如何保证培训质量是非常麻烦的一个问题。广妇儿采取了联络员制度。由每个科室派出一名高年资住院医生甚至主治医生作为联络员，每周三下午 4：00～6：00 为固定培训时间，然后由联络员回科室进行培训。同时，对一些预案进行实战式演练，院领导随机启动各类应急预案，检验应急效果。这些机制在广妇儿多次认证工作中起到重要作用，一直沿用至今。为了简化制度提取制度关键点，广妇儿总结了制度要点形成"知道做到小手册"，便于大家学习。同时，实施网上考试，每个员工只有通过考试才能拿到当月薪酬。考试不设次数限制，目的就是让大家反复学习制度要点。

5. 督导考核

知道不易，做到更难。为了保证执行力，广妇儿设置了督导队伍。队伍由两部分组成，一部分督导组成员是部门负责人和部门联络员，该类督导组对自己部门在标准的执行情况方面进行检查督导；另一部分职能科室虽未有明确的检查督导人员，但职能科室中的高年资医生负责相对简单但执行困难的监督任务，比如佩戴工卡、禁烟等。督导组由中心领导带队，每周进行检查，检查结果与科室绩效挂钩。这些检查与督导确保了国家等级医院评审相关制度的落实。

五　厚积而薄发　向智慧型、研究型医院转变

国家等级医院评审让广妇儿知道了要做该做的事，国家医院互联互通标准化成熟度五级乙等和国家电子病历系统应用分级评价六级认证让广妇儿知道了怎样把该做的事做好。国家医院互联互通标准化成熟度五级乙等和国家电子病历系统应用分级评价六级评审与国家等级医院评审三大认证，像夜空中最亮的星星，指引着广妇儿人前进的道路。经过多年的实践积累，广妇儿出版了"医院精细化管理"丛书、《小儿内科、小儿外科、妇产科疾病诊疗流程》《儿科常见疾病临床诊疗路径》，将医院的管理制度与流程，常见疾病的诊疗路径及流程梳理整合，为同行的医院管理与疾病治疗提供借鉴。广妇儿依托信息技术对流程再造，解决患者的就医难、就医烦的问题，实现主要业务闭环管理，保证患者就诊安全，实现物流配送自动化、健康教育与随访在线进行、可穿戴设备使用等工作和服务流程的跨界融合、集成共享、优化重构。为建设"互联网＋医疗"等医学科技创新平台，建设智慧型医院做出努力。

按照国家医院互联互通标准化成熟度五级乙等和国家电子病历系统应用分级评价六级认证与国家等级医院认证的要求，广妇儿在结构化电子病历的基础上，建成表格式病历模板，构建标准化、规范化的数据元、数据集和文档，存储于临床数据中心（CDR）以便数据分析与挖掘。运用后结构化语义分析技术对于以前的病历进行分析，构建数据仓库。在大数据的基础上开发"咪姆熊"儿科疾病智能诊疗助手，其实质就是为患者提供"大数据＋认知计算"的诊疗方案。以患者电子病历档案为基础，结合循证医学的特点，建立基于知识库的疾病诊断模型。通过对大量患者高质量电子病历的深度学习，机器可理解自然语言，能够实时根据患者不同阶段的病历通过语义分析技术等为医生提供不同阶段的临床辅助诊断意见，以及该阶段与其相似

的病人病例与检查项目、治疗方案等，极大地提高医生诊疗效率及诊断准确率。

在结构化电子病历的基础上，广妇儿遴选了25个病种，对疾病队列进行深入研究，为专病的治疗提供最佳的解决方案，为实现高水平精准医学诊疗努力。广妇儿以大数据为依托，着力建设国家级重点实验室，推进精准医学转化中心和大数据中心建设，以疾病队列研究为导向，向研究型医院转型。

参考文献

［1］夏慧敏、丁春光、曹晓均：《我国医院信息化评价的发展与成就》，载《中国医院评价报告（2018）》，社会科学文献出版社，2018。

"星级"现代化物流中心：医院耗材物资精细化管理实践

王斌全　汪华彪　姜增誉　朱永梅*

摘　要： 近年来，山西医科大学第一医院一直以建立标准化现代医院管理为目标，全面提升医院的医疗质量、服务标准及管理水平，全面推行现代医院精细化管理制度。医院通过广州艾力彼星级医院评价，以评促建，进行了全方位、多角度、多部门的改进。特别是建立了现代化物流中心，通过 SPD 系统的建设提升医院院内物流服务水平；建立医院耗材科、总务科现代物流体系，提高耗材、物资供应链的整体运营效率，有效降低医院运营成本，推动了医院高品质的战略发展。

关键词： 星级医院评价　现代医院管理　供应链

2018 年 5 月，山西医科大学第一医院（以下简称"山医大一院"）正式启动广州艾力彼星级医院评价（以下简称星级医院评价），星级医院评价专家团队对山医大一院进行了模拟认证辅导，并结合医院实际提出了全面、高效、简洁、精准的辅导建议。历时 10 个月，山医大一院全院上下以建设五星级医院为目标，对专家提出的整改建议逐条梳理，细化责任，

---

* 王斌全，山西医科大学第一医院院长；汪华彪，山西医科大学第一医院党委副书记；姜增誉，山西医科大学第一医院运营部部长、后勤保障处总务物业科科长；朱永梅，山西医科大学第一医院运营科科长、医学装备管理处耗材科科长。

逐一进行整改落实，经过培训、改进、自查、再改进，各项工作有了明显改善和提高。让病人享受到安全、高效、适宜和便利的医疗服务，同时还要让病人有良好的就医体验，提高病人满意度和忠诚度，同时也提高了医院的竞争力。

一 医院耗材物资管理的实践

为符合广州艾力彼星级医院评价中后勤服务相关要求，山医大一院依据 6S 管理理念，以规范内部管理、服务临床一线及精细化管理为目标，新建现代化的物流配送中心，并引入省内首个医院 SPD（Supply Processing Distribution）物流配送系统，以医院物资管理部门为主导、以物流信息手段为工具，通过合理使用社会资源，建立医院耗材（物资）供应链统一管理平台，实现耗材（物资）采购、供应、使用全程信息公开和全程监管。SPD 系统是一种包括耗材（物资）的供应、管理和配送在内的第三方物流系统，通过医院信息系统（HIS）与物流平台相对接，借助条码识别等技术，对物资的库存、流转情况进行监测，改变了以往耗材（物资）从供货商到患者使用各个环节不可查询的模糊状态，实现并保证了准确、高效、可靠、便捷、可追踪的耗材（物资）供应。

1. 采购、入库环节

采用 SPD 系统后，临床申报计划可直接生成采购计划，采购计划订单通过系统直接发送给供货商，同时通过系统将接收到的供应商出货信息自动生成入库信息，这既缩短了沟通时间、减少了人工录入，又保证了信息传送的及时准确。入库时，工作人员扫描入库单，手持终端即会显示该物资摆放位置、现在的存储量、提示摆放位置，货物上架以后，同时在系统内增加该物资入库数量。

2. 库存管理环节

通过医院物流系统，库房内的物资用计算机网络直接管理，建立标准、科学的集中供应管理模式，将临床科室的需求、物流中心的情况等通过网络

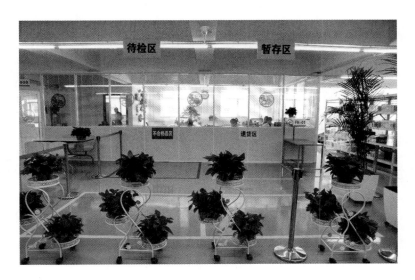

图1　物流中心物资库验收区

资料来源：山西医科大学第一医院。

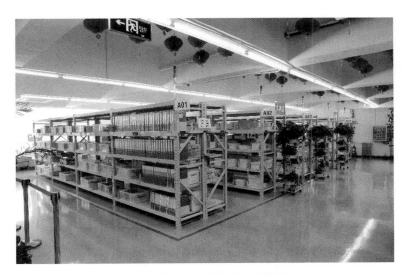

图2　物流中心物资库智能货架

资料来源：山西医科大学第一医院。

连接起来，解决了信息不对称问题，避免了库存积压的情况。同时实现了各
环节相关信息记录的电子化。将物资采购等工作记录保留在SPD系统中，

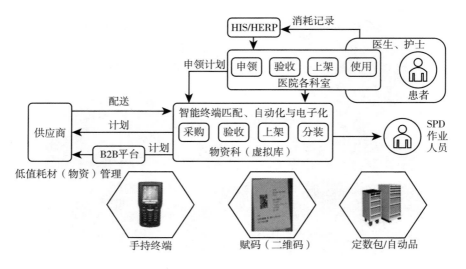

图3　低值耗材（物资）模块

资料来源：山西医科大学第一医院。

可对物资使用信息进行准确分析及监管。

3. 领用、出库环节

引入智能化设备，通过手持终端、电子标签辅助拣货系统，工作人员的工作流程变得简单清晰，SPD系统减少了人为判断过程，避免了人为差错。出库时，工作人员扫描出库单，手持终端即会显示该物资摆放位置、现在的存储量、提示取货位置。货物取下以后，系统内就会减少该物资出库数量，全程电子化控制，方便快捷，在大大节省时间的同时提升出库准确率。

二　医院耗材物资管理的成效

（一）实现院内外物流和信息流的共享统一

库房管理信息系统、SPD系统与医院HIS系统的对接，实现医院与耗材（物资）供应商之间的信息共享。

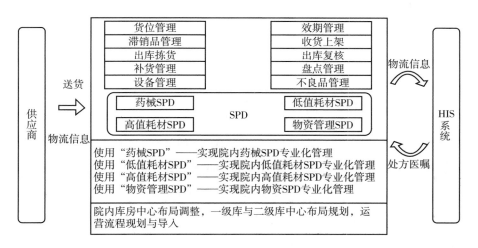

采购计划				
订单审核				
入库管理				
出库管理				
术间借出				
骨科管理				
低值耗材出库				
无单出库				
退货管理				
储位调整	盘点计划	PDA权限分配	骨科包维护	B2B平台接口
移库管理	权限分配	供应商管理	ERP接口	自动化设备模块
临时盘点	用户分组管理	骨科类别维护	第三方系统接口	PDA模块
院内物流系统功能				

图4 院内物流系统功能及操作界面

资料来源：山西医科大学第一医院。

图5 SPD系统框架

资料来源：山西医科大学第一医院。

以总务库房为例，库存资金周转率由83.62%提升至97.19%，物资周转天数明显减少。

表1　2018年与2019年各月物资在库周转天数比较

单位：天，%

月份	2018年	2019年	下降比例
1	21.7	12.8	41.01
2	20.2	11.2	44.55
3	16.6	9.1	45.18
4	13.6	8.2	39.71
5	16.2	8.7	46.30
6	19.9	10.8	45.73
7	14.5	10.2	29.66
8	13.9	9.5	31.65
9	12.4	8.9	28.23
10	13.6	7.3	46.32
11	15.7	8.4	46.50
12	17.5	9.6	45.14

资料来源：山西医科大学第一医院。

（二）提高耗材（物资）管理水平

SPD系统可以对耗材（物资）的库存、流转情况进行监测，可实现各环节相关信息记录的电子化，数据清楚、直观、详细，且配有分析结果。

总务物资库存盘点平均耗时由22.3小时缩短至3.1小时，下降86.10%，准确率由96%提升至100%，可见，耗材（物资）的管理工作更加精细、准确、高效（见图6）。

（三）降低医院的运营成本，提升医院服务质量

SPD系统可实现耗材（物资）准确、及时的供应，因此可减少医院库房中耗材（物资）的实时库存量。工作人员能将更多的精力投入到为临床人员和患者的服务上，降低了医院运营成本，提升医院服务质量。

总务库房原有票据核查及库存清点员和配货人员各3人，现在缩减为1

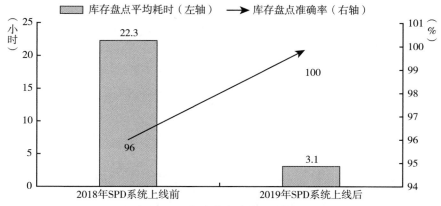

图6　2018年和2019年库存盘点平均耗时和准确率比较

资料来源：山西医科大学第一医院。

人，有效降低了人力成本。同时，临床人员的计划申领平均耗时由13.6小时缩减至1.2小时，下降了91.18%，临床满意度由86%提升至98%（见图7）。

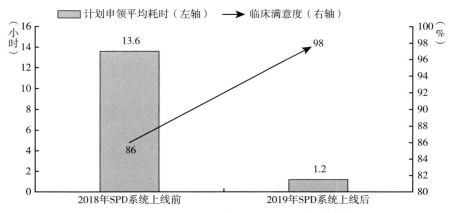

图7　2018年和2019年临床人员计划申领平均耗时和满意度比较

资料来源：山西医科大学第一医院。

三　展望

任何系统要被人们所接受，都需要经过各方面的磨合和时间的考验，在应用中不断改进、提高、完善，逐步成为被各方都能认可的科学的、合理的、系统的管理方法。山医大一院 SPD 物流管理模式还可以在以下方面进一步完善。

（1）标准化互联互通管理：统一基础数据，统一分类，统一编码，提高采购配送效率。

（2）流程优化，精细化管理，精准配送，提高总务科配送人员运营效率。

（3）全流程闭环可追溯。

（4）实现"少库存"或者"零库存"管理，大幅降低库存和损耗成本。

SPD 系统以规范内部管理、服务临床一线及精细化管理为目标，实现了耗材的全供应链闭环管理，全面提升医院的耗材（物资）管理水平，全面提高了耗材（物资）管理的工作质量和工作效率，使山医大一院物流管理向精细化、标准化迈进。

参考文献

［1］杨柴、谷玮、刘同柱：《医院物流管理系统在临床科室的应用分析》，《中国医疗设备》2019 年第 2 期。

［2］武文成、秦利荣、徐海青：《运用 SPD 模式加强医院医用耗材采购的精细化管理》，《江苏卫生事业管理》2019 年第 1 期。

［3］靳胜亮、李卫东、贺辉：《医院耗材精益化供应链运作模式研究》，《电脑知识与技术》2018 年第 12 期。

［4］刘同柱、沈爱宗、胡小建、童贵显、谷玮、杨善林：《基于 SPD 模式的医用耗材物流管理流程优化策略》，《中国卫生事业管理》2017 年第 2 期。

［5］王伟明、许翔、刘唯清：《医院医用耗材应用 SPD 物流管理服务模式的效果评价》，《中国卫生产业》2018 年第 34 期。

摘"星"建"组"星级医院评价加速医院快速反应小组（RRT）建设

张　娟*

摘　要： 2018 年 10 月，广州艾力彼星级医院评价专家到沈阳市第四人民医院进行评估指导，沈阳市第四人民医院踏上了艾力彼五星医院摘"星"之旅。RRT 作为急诊急救体系和重症医学科建设内容之一，得到医院领导大力支持。2019 年 4 月 1 日医院快速反应小组（RRT）正式组建运行，6 个月来共启动 246 次，启动科室 33 个，抢救成功率达 83%，转至 ICU 的患者达到 67 人。启动科室对快速反应小组满意度为 100%。沈阳市第四人民医院建立了医院内快速反应系统（RRS）——"院内120 + 移动 ICU"，使 RRT 运行模式得到检验，设备药品配置更合理，可快速高效地解决问题，得到医院各科室、患者及家属与社会的广泛认可。

关键词： 星级医院评价　快速反应小组

一　RRT 的国内外现状

医院内危重症或病情不稳定的患者大都收住在 ICU，但大部分意外死亡

---

* 张娟，沈阳市第四人民医院院长。

事件却经常发生在普通病房或门诊与急诊病房。患者在心脏骤停或转入 ICU 前数小时往往已经出现病情不稳定的预警信号，但经常由于医务人员未监测到或未能及时转运至 ICU 而发生患者院内死亡事件。2011 年，Cardoso 等研究发现住院患者延迟转入 ICU 可导致死亡风险的显著增加（每延迟 1 小时，死亡风险增加 1.5%）。快速反应小组（RRT）不同于传统的心肺复苏小组（在患者发生心脏骤停后才进行紧急处置），是快速反应系统（Rapid Response System，RRS）的核心组成部分。

目前很多欧美国家的医院已经建立 RRT，并成为医院的一种标准化管理模式，但 RRT 在国内却很少见。因此建立适合我国医疗环境的 RRT，提高国内住院患者的生命安全刻不容缓。

二　广州艾力彼星级医院评价促使医院 RRT 成功落地

沈阳市第四人民医院（以下简称"医院"）从 2018 年 10 月开始启动广州艾力彼星级医院评价，于 2019 年 11 月通过正式评价，是《星级医院标准》获得 ISQua 国际认可证书后评定的首家五星级医院。RRT 按照广州艾力彼星级医院评价标准的要求被分配在重症医学科。2019 年 3 月，院长亲自参与并开始正式组建 RRT，作为"一把手"工程，RRT 于 2019 年 4 月 1 日正式成立。

1. RRT 组织框架和人员组成

医院首先确定 RRT 成员，明确工作职责。RRT 办公室设在 ICU 内，组长由 ICU 主任兼任，ICU 护士长同时负责对 RRT 设备及药品的管理。医务科监管 RRT 运行，每季度总结 RRT 运行情况并向 RRT 反馈；完善运行机制、定期组织教育培训。信息网络中心负责建立相关信息平台，平台信息包括抢救记录、评估系统等。

RRT 的领导小组由医疗副院长、医务科科长、护理部主任、麻醉科主任、ICU 主任、心内科主任、急诊科主任、ICU 护士长、急诊科护士长、信息网络中心主任组成。RRT 成员有重症医学科、麻醉科、呼吸内科和心内科的医生各 2 名，急诊科护士 2 名。为了发现重症病人、初步救治及启动

RRT 并协助 RRT 救治，各科室成立以主治医师为组长的应急小组，值班医生和护士组成科室当班应急抢救小组。

2. 配置设备

（1）配置通信设备

手机 1 部（全院公布号码便于启动），手台 13 部（用于呼叫组员）。

（2）RRT 设备

包括除颤仪、心电监护仪、脉搏氧饱和监护仪、简易呼吸器、便携式呼吸机、可视喉镜、气管插管、中心静脉穿刺包、复苏用药等。

三　RRT 的运行

1. 设置住院患者启动指征

呼吸系统 4 项：气道紧急情况（如窒息），呼吸窘迫、呼吸暂停，明显发绀、供氧状态下血氧饱和度（SaO_2）＜90%，呼吸频率小于 8 次/min 或大于 30 次/min。

神经系统 3 项：突然语言障碍、突然意识水平下降（GCS 下降＞2 分）、反复或持续的痫样发作。

循环系统 2 项：收缩压低于 90mmHg（1mmHg＝0.133kPa）或低于基础值 20% 或大于等于 200mmHg，心率大于 130 次/min 或小于 40 次/min。

其他 3 项：低尿量（小于 200 ml/24 h），异常血气（PH＜7.20），医务人员认为紧急的其他任何情况。

2. RRT 的运行

启动科室呼叫 RRT，提供患者所在病房科室及简要病史，在 RRT 到达之前，启动科室应做如下准备：心电图、血气分析；专科医师和管床护士应在病人床边动态监测病人生命体征，包括体温、心率、血压、呼吸频率、指氧饱和度。RRT 到达前完成下列急救措施维持气道通畅：吸痰、给氧、辅助通气等、静脉快速补液或静脉呋塞米等。RRT 接到电话后 5 分钟内到达现场，迅速评估病人、启动急救处置和药物治疗，与主管医师交流病情和治疗方案，与主管医师商量决定患者是否需转至 ICU，如果患者的生命指标符合转运标准，则将患者转运至 ICU，完成 RRT 记录单和随访。

3. RRT 的成绩

医院自 2019 年 4 月 1 日至 9 月 30 日共启动 RRT 246 次，（其中 4 月 59 次，5 月 50 次，6 月 36 次，7 月 30 次，8 月 35 次，9 月 36 次），平均到达时间是 3 分 22 秒，启动科室 32 个（见表 1）。

表 1　启动 RRT 的科室及次数

单位：次

科室	急诊	胸痛中心	卒中中心	手术室	肝胆一	肝胆二	消化科	骨科	呼吸科	干诊	非住院
次数	71	4	3	1	5	4	9	7	9	46	16
科室	肾内科	脑外科	神内三	神内二	神内一	肿瘤内	泌尿外科	普外	心内一科	心内二科	心内三科
次数	3	3	4	5	2	3	2	5	6	8	7
科室	肛肠	眼科	耳鼻喉	内分泌	透析室	胸外	妇科	中医康复	介入	导管室	
次数	1	4	1	1	2	1	1	1	7	1	

资料来源：沈阳市第四人民医院。

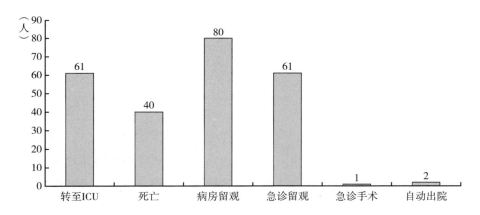

图 1　RRT 小组抢救患者转归情况

资料来源：沈阳市第四人民医院。

四　案例

案例一　RRT 创奇迹　ICU 亚低温治疗显神奇
——救治眼科心梗猝死患者纪实

2019 年 8 月 22 日对于眼科三病房患者安福生来说是一个不平凡的日子。61 岁的他在儿女陪同下等待次日做青光眼手术，正与家属交谈时安福生突然抽搐、神志不清。家属立即呼叫了眼科王辉及曹毓医生。医生发现此时患者神志不清，大动脉搏动消失，立即给予心脏按压，连接心电监护，18：08 拨打了 RRT 电话启动了医院快速反应小组。RRT 成员麻醉科朱海医生不到 2 分钟从 3 楼麻醉科到达 12 楼眼科病房，并立即为患者进行了气管插管，接简易呼吸器维持氧合。其他 RRT 成员 ICU 医生刘冬、心内科医生王阳、呼吸内科医生赵鹏、急诊科护士詹云达 4 分钟内均先后到达。在刘冬指挥下立即开始高级生命支持，患者先后出现心脏停搏、反复室颤。RRT 成员经过两次电除颤、持续心脏按压及球囊通气，半小时复苏，虽然患者恢复自主心律，但仍然神志不清，并出现躁动。19 时患者被安全转运至 ICU 病房进行深静脉置管，并泵入升压药物。心电图的动态改变提示病人病因为急性心肌梗死。RRT 立即请心内科医生会诊。经诊断，患者需要打通梗阻血管，但患者病情重、意识不清，呼吸机通气、休克等情况表明，介入手术的风险很高。RRT 组长兼 ICU 主任冯伟、心内科主任栗印军、医务科科长田宏及心内科介入医生邢宇、李赛和导管室护士刘颖、田丽、杨艳芳等均来到医院。救治人员在短时间内已经到位，第二场救治在紧张有序中进行。RRT 最后决定将患者护送至导管室治疗。抢救工作有条不紊地进行着，为防止患者躁动，RRT 成员麻醉科朱海为患者进行了全麻，ICU 医生董哲调整升压药速度维持血压稳定。在栗印军主任指挥下邢宇和李赛医生在病人前降支植入两枚支架，看着再通的血管，导管室外间屏幕旁响起了掌声！医生们打赢了第二场战役——血管再通。

RRT 组长兼 ICU 主任冯伟清楚心肺复苏中最难复苏的是神经系统复

苏——脑复苏，所以，争取患者神志的恢复迫在眉睫。回到 ICU 后冯伟主任与郭轶男副主任商量后决定给患者实行亚低温治疗。在给患者持续使用镇痛、镇静、肌松药物后对其实施亚低温治疗。患者的直肠温度逐渐下降至 34℃，代谢降低，心率下降到 50 次/min，持续 24 小时后开始以每小时 0.2~0.3℃ 的速度对患者进行复温。8 月 24 日晚患者体温升至 36.5℃。停用肌松药、镇静药物后，17：23 患者神志清醒，虽然不能讲话但用手写出了儿子的名字。ICU 的医生许熙熙先是一惊，继而和护士一起兴奋了起来。患者的复苏是对医者最好的回报，通过亚低温治疗复苏患者神经系统成功。

2019 年 8 月 26 日患者转入 ICU 第五天，成功脱离呼吸机，并拔出气管插管、胃管、尿管。患者已经可以与医生、家属正常交流。患者被救治成功，家属欣喜地握着医生的手，不知如何表达感激之情。抢救父亲的一幕幕画面让他无法忘怀，医院的救治速度、救治能力让他惊讶，四院医者大爱无疆的精神令他终生难忘！沈阳电视台《看今天》栏目对这次抢救进行了报道，对沈阳市第四人民医院这支"特种部队"给予了高度评价！

案例二　RRT 院外启动　彰显大爱

2019 年 7 月 15 日 RRT 的呼叫电话响了，电话那端传来紧急的呼救声："我是医院南边的丽晶酒店经理，我们一名房客在二楼电梯厅昏迷，打 120 没有车，你们能来吗？"接线员："马上去，你们一定先要进行心脏按压！"之后 RRT 立即出动，RRT 组长冯伟主任、副组长李景栋副主任以及 RRT 成员跑步奔向院外的丽晶酒店。在二楼电梯旁，一名中年男子已经没有呼吸和心跳。RRT 成员立即进行抢救。在进行胸外按压、开放气道并进行面罩球囊通气的同时，小组麻醉成员为其完成了气管插管。大家在胸外按压以及球囊通气的情况下，将患者送到外边的救护车上。李景栋医生跪在患者的担架上为其进行胸外按压。路上交警为急救车调整了红绿灯。担架车载着李景栋主任和患者到达急诊室。经过积极抢救，虽然患者没有救治成功，但是当家属从外地赶来看了所有的监控录像，对 RRT、对医院感激不尽。酒店经理、现场群众更是交口称赞。

五　快速反应小组成为医院重症患者救治的保障

2019 年 4 月 1 日至 9 月 30 日 RRT 共启动 246 次，其中为非在院患者启动 RRT 7 次，平均到达时间为 3 分 22 秒，启动科室 32 个，抢救成功率达 83%，转至 ICU 患者 61 人，启动科室对 RRT 满意度为 100%。

医院因重症患者抢救造成的医疗纠纷较 2018 年同期下降 56.52%，因抢救造成的医疗纠纷较 2018 年同期减少 80%，RRT 的救治缩短了患者住院时间，减少了患者住院费用。

目前国内也仅有几家医院建立了 RRT。通过广州艾力彼星级医院评价，医院借鉴了国内外相关经验，结合自身情况及顶层设计。沈阳市第四人民医院 RRT 具有稳定的人员配备及先进的仪器设备。RRT 成员经过专业培训，做到业务精湛、技术优良、到达及时、救治高效。医院快速反应系统及 RRT 建成虽然时间短，但是成绩喜人，反应迅速，对患者救治更及时。死亡率及发生心肺骤停患者数量均明显下降。启动科室、患者及家属均高度认可和满意！

医院建立内部快速反应系统（RRS）——"院内 120 + 移动 ICU"，RRT 运行模式得到检验，设备药品配置合理，快速、高效地解决了救治不及时的问题。

广州艾力彼星级医院评价的核心之一是安全，RRT 成为患者安全的重要保障。沈阳市第四人民医院通过建立快速反应系统及快速反应小组让医院范围内的患者、家属及每一个人更加安全！迅速成为沈阳医疗圈里一张亮丽的名片，多起案例得到电台、电视台、报纸、新媒体的争相报道！在沈城百姓心目中成为最安全的医院！

生命救治是一个完整的、连续的过程，融合互通会成为急诊急救体系发展过程中必不可少的环节。沈阳市第四人民医院 RRT 的建立正是顺应急救发展的潮流，打通急救"最后一公里"的关键环节。在急诊急救体系的构建中，沈阳市第四人民医院探索出一个行之有效的方法，同时也为其他医疗机构提供可借鉴的新样板。

参考文献

［1］庄一强、刘庭芳主编《中国医院评价报告（2018）》，社会科学文献出版社，
2018。

［2］黄仁彬、吴志坚、李仕周主编《医疗应急演练与救援》，科学技术文献出版社，
2019。

［3］王得坤主编《院前急救管理与应急预案》，人民卫生出版社，2009。

以评促建 拓展精细化管理内涵

——漯河市中心医院"摘星"之路

田 凯 谷运岭 赵林冰*

摘 要: 如今医院管理越来越受到各大医院的重视,漯河市中心医院以广州艾力彼星级医院评价为抓手,利用现有资源,为病人提供最优质的医疗服务,为员工创造更安全的工作环境,将精细化管理的概念深入人心,逐步完成从经验式管理到科学化管理的转变。

关键词: 精细化管理 质量管理 医院评价

一 医院概况

漯河市中心医院始建于 1916 年。现有在职职工 2003 人,其中副高以上职称拥有者 257 人,博士、硕士研究生 347 人。医院注重品牌学科的打造与提升。现有河南省医学重点学科 8 个,河南省医学重点培育学科 1 个,设有 ICU、EICU、CCU、RICU、NICU、PICU 重症医学科 6 个。医院先后与美国南佛罗里达州大学莫桑尼医学院、英国爱丁堡大学皇家医学院等国际医学院校建立学术交流机制。

近年来,医院为打造地区医疗中心,找准定位,积极担当作为,强化内

---

* 田凯,漯河市中心医院主任;谷运岭,漯河市中心医院宣传科主任;赵林冰,漯河市中心医院质控办科员。

涵建设，核心竞争力、综合实力和地区影响力不断增强。医院顺利通过中国医院竞争力五星级认证，成为河南省首家通过五星认证的医疗机构，在中国医院竞争力地市级医院和省域综合医院排名榜上的名次连年攀升，2018年医院在中国医院竞争力地市级医院排行榜上排名第166，在中国医院竞争力省域综合医院排行榜上排名第18。医院连续两年荣获"全国改善医疗服务示范医院"。院长王海蛟被评为"全国优秀医院院长"，医院相继荣获"全国百佳医院""全国百姓放心示范医院""全国卫生系统先进集体"等奖项。

医院重视管理，在质量与安全、科研教学、绩效考核分配、运营、服务等方面积极探索，始终牢固树立以病人为中心和以人为本的工作理念，坚持"人才立院、科技兴院、管理强院、文化塑院"的办院方针，努力打造人才一流、技术一流、设备一流、创新一流、管理一流、文化一流、服务一流的健康品牌。

二　医院摘星之路——河南省首家"五星医院"

为全面提升医院质量管理水平，2017年11月上旬，医院正式启动"中国医院竞争力星级认证"，在过去的一年里，全院上下拧成一股绳，对照标准进行反复自查、培训、演练、整改，2018年11月，医院正式通过广州艾力彼五星医院认证，成为河南省首家通过五星认证的医院。

2017年12月，医院成立星级认证办公室，专门负责协调全院星级认证工作，并对照认证标准，结合模拟评审中发现的问题和整改建议，统筹部署，分解任务，各职能部门在主管院长的指导下分别制订改进行动计划，多部门协作，定期召开星级认证推进会，全员上下积极参与，密切配合，逐项落实认证标准中每一大章和每个小节的要求，全院人员的服务水平和管理意识明显提高。

根据认证标准中对文件控制程序的要求，医院对1153项制度、471项规程文件、79项服务范围、276项职责、329个知情同意书、113个其他医疗文书进行修订完善并统一编号，推进医疗质量持续改进。

（一）建章立制，管理更加规范

为落实"精细化"管理内涵，通过解读认证标准，医院为全院各科室统一更换新抢救车共计 45 辆，并规范抢救药品摆放，增加儿童用药品、气管插管、儿童用药换算表、小氧气筒、除颤仪等物品，提高蓝色应急启动时医务人员工作效率。

为保障医疗安全和员工安全，全院安装应急广播系统，并在 87 个点安装一键报警装置，危化品使用科室统一配备危化品柜 58 台，定位存放，并配置危化品安全数据表、危化品标签等。

全院配备职业暴露处理箱 75 个，血液体液溅洒处理箱 73 个，防护用品箱 75 个，汞泄漏应急处置包 75 个，增加灭火器 370 余个，为科室的精密仪器新配备二氧化碳灭火器 118 个，提升员工安全感。

为改善科室环境，医院对 1 号楼病房墙壁、天花板进行装修，统一配备晨护车、标本盒、塑料储物盒等物品，更换病区原有手开式水龙头为脚踏式水龙头，对病区窗户进行限宽处理（11 厘米），病房卫生间挂钩统一更换，病区面貌焕然一新。为妇科加装门禁系统，在门诊及病房等多处患者集中的地方加装扶手，安装人体秤扶手 46 个，对全院热水器加装防护栏，在抽血处加装隔断，患者隐私保护和就医安全感大大提高。

医院按照 6S 管理要求，设立标杆科室，以点带面，全院统一制作宣传展板及各种标签、标识，做到标识明确、整洁有序，物品分类分区存取先进先出，使用整理箱、地标线、二维码标签等工具对物品及工作现场进行规范。重新制作门诊及病房的各类标识，使地点和分布指示更加清晰明确。

医疗质量和医疗安全是医院的生命线，在对标准的认真学习和任务分解的过程中，针对一些新概念和重点要求，医院以星级认证为动力，进一步加强医院管理，强化科室建设及整体内涵建设，提升医院综合管理水平。

（二）强化内涵，质量更加提升

医院严格手术及高风险操作授权管理，细化手术授权标准，并按照高风险护理技术相关要求，对人员进行 PICC 置管及维护、床旁血滤、POCT、化疗药物使用、动脉采血及血气分析、内镜检查、高营养制剂配置等培训、考核及授权；组织优秀病历评比，利用 8 个月时间完成对 323 名医师的手术授权和再授权，对护理人员进行 863 人次的特殊设备、特殊技能操作培训授权。

药库重新设置独立办公区域，实现药库与库房分离。药品存放实行分类定位，安装 24 小时远程温度监控报警系统，避光药品统一使用专用避光盒，对麻醉药品、精神药品、高警示药品等全院统一标识。新增摆药 70 余种，基本实现住院患者口服药品全部单剂量摆药，目前共摆药 315 种。

升级临床合理用药管理系统，对高警示药品等医师处方权限进行信息化限制，完善临床合理用药处方点评系统。优化审核医嘱信息模块，医技科室、审方药师可调阅患者病历信息，对患者检查结果及处方的合理性做出判断，对滴速有特殊要求的 104 种药物新增维护和查看功能。

制定全院设备消毒目录及大型设备清洁、消毒操作指南，张贴设备管理标签 11000 余张，设备时间校准 800 余台次。调整监护仪报警设置，降低监护仪假报警和疲劳报警率并全院推广。

设立医院应急代码系统；完善医院不良事件报告制度和流程；医护共同制订诊疗计划，重视对患者的疼痛、营养评估，完善患者术前、术后病情评估指标；重视员工安全和患者隐私保护等，通过一系列战略性管理措施强化医院内涵建设，提升医院竞争力。

（三）转变思维，服务更加优化

医院在模拟认证后，根据各职能部门梳理出的质量与安全的重点内容，建立院、科两级培训制，先后组织两轮共计 61 场院级培训，210 余名科室骨干积极参加，并于每场院级培训后三日内培训本科室全体人员。

在培训过程中，医院以重基础、重细节、重过程、重落实、重质量、重效果的管理思维，反复组织培训、演练，通过"E 答"平台组织考试检验员工理论知识掌握情况，通过实战演练考验员工应急处变能力，医院先后组织 6 次理论考试和 72 次实战演练，理论与实战结合，强化培训效果。

针对心肺复苏、手术卫生、消防安全、职业防护、应急代码等需要全员掌握的内容，院领导分工合作，多次深入临床、医技、行管、后勤等科室进行全方位督导，现场考核员工各项技能掌握情况，确保人人过关。

对照认证标准，多部门联合修订危急值报告制度，针对成人和儿童制定不同的危急值报告标准。全院统一印制"冰箱温湿度登记本"和"库房温湿度登记本"，就病区冰箱和库房日常管理要求及登记本填写注意事项对医护人员进行集中培训。制作"病人的权利和义务"展板和宣传册，制定医护共用的健康教育记录单。增加跌倒温馨提示和警示标识，印发《跌倒十知》宣传画，对易致跌倒的药物进行梳理，方便护士宣教。

多部门联合制定 SBAR 沟通程序，医学伦理委员会对 DNR 医嘱及各种伦理困境的处理流程进行了明确。确定 RRT 核心成员，并反复演练。构建医院质量与安全监控指标体系，形成结构、流程、结果三类指标，选择院级优先监测指标纳入医院质量重点改善项目，明确分子、分母定义，有效提高医院各项服务质量。

通过对星级认证标准的反复学习，全院人员深刻认识到，这是一个理念先进、具有国际视野和本土特色的医院评价标准，实用性、操作性强，是指导医院构建和完善内部质量管理体系的重要指南。在认证过程中，我们学习落实了很多新理念、新方法，例如警讯事件、幸免事件、RRT、SBAR 沟通、应急代码等，让全院人员获益匪浅。

全院人员在工作中不断总结，不断改进，把一系列管理工具，例如 6S 管理、根本原因分析等应用到实际工作中，进一步开拓了管理思路，锻炼了管理队伍，提升了中层干部和一线员工的总体素质及能力。

通过星级认证，医院质量安全文化、风险管理文化、精细化管理文化深入人心，员工的服务理念、综合素质得到较大提高。医院采取的一系列改善患者就医体验、确保患者安全的举措，使医院收获了良好的口碑，全院上下主动学习意识高涨，主动发现问题并积极解决问题，各部门沟通配合密切，齐抓共创，努力把医院打造成一流质量型强院！

参考文献

［1］左伟主编《医院评审评价下质量改进理论与实践案例集医院评审评价与精细化管理新模式系列》，浙江大学出版社，2017。

［2］王亚东、李军主编《卫生应急管理关键技术的开发与应用》，北京大学医学出版社，2017。

［3］范关荣主编《医院质量管理——制度与规程》，世界图书出版公司，2014。

智慧医院建设助力"全院一张床"管理模式的落地与实现

刘杰雄　程忠才　简燕宁　陈子文*

摘　要：　为解决"看病难""住院难"等问题，广州医科大学附属第六医院清远市人民医院打破传统的床位使用模式，通过信息改造优化床位管理系统，有效落实跨科调配，实现"全院一张床"管理模式。2019年，广州医科大学附属第六医院清远市人民医院获评中国医院竞争力智慧医院HIC 5级，这标志着在智慧医疗数据管理方面清远市人民医院已达到同行领先水平。信息化床位统筹系统切实有效地解决了危急重症病人"一床难求"的难题，进一步满足人民群众对医疗卫生资源的需求。

关键词：　床位管理　跨科调配　智慧医院HIC

广州医科大学附属第六医院清远市人民医院（以下简称"清远市人民医院"）作为一所综合性医院，实际开放床位1780张，共设临床科室、医技科室等52个，年门急诊就医人数达191.94万人次。床位作为医院重要的医疗资源，一直都是现代化医院管理中的重点。清远市人民医院本着以病人为中心，保障安全质量，提供优质便捷服务的理念，以信息化建设为

---

*　刘杰雄，清远市人民医院等级评审办主任；程忠才，清远市人民医院等级评审办副主任；简燕宁，清远市人民医院床位管理中心护师；陈子文，清远市人民医院信息科工程师。

推手，通过打造床位预约系统，推出"全院一张床"的管理模式，全面开展床位调配工作，解决病人收治困难的问题，缩短病人入院候床时间，提高床位使用率，缩短患者平均住院天数。

一 传统床位管理模式瓶颈与改进方向

传统住院办理流程，门诊患者就诊后如需入院，应手持医生开具的纸质手写入院通知书，到达住院病区护士站，咨询能否办理入院，确认当天可入院后再到收费处办理登记入院，如果病区没有床位则护士手工登记患者联系方式，另行通知。

1. 传统床位管理模式瓶颈

（1）床位监管

以往各科室之间的床位使用情况、空床数量等方面的信息缺乏互联互通，转科或急诊新收患者时，工作人员只能致电相应科室询问当时空床情况，过后通过计算床位使用率反馈科室的床位使用情况，由于缺乏实时监管，收治积极性低的科室已造成的资源浪费无从补救。同时，由于各科室自行登记预约床位，医院管理缺乏整体数据，缺乏预约情况统筹数据，例如预约率、流失率、流失原因占比等，管理者难以直接掌握全院科室床位需求情况。

（2）床位使用

在传统固定床位管理模式中，住院床位由科室或医生控制，不能跨科收治患者。对于大型综合医院，住院科室按专科划分病区，各科业务发展不均匀，各科床位使用率也不平衡。另外，部分病种易受季节、气候等影响，加之寒暑假期等影响因素，各科室旺季淡季错综交替，院内出现既有人无床住，又有床无人住的情况。

（3）转诊模式

在传统的转诊模式中，基层医院将患者运送至清远市人民医院急诊科，若住院科室无床位，则患者在急诊科等候，直至有床位才可入院。

基层医院非危重患者需自行来院就诊预约床位，若再返回当地等候，既影响急诊患者周转也影响患者治疗时机。

2. 床位管理的改进思路及目标

为提高床位使用率，缩短患者住院等待时间，提升患者满意度，清远市人民医院探索实践了"全院一张床"管理模式。电子化预约把传统入院服务流程的相关节点用信息化手段打通，从医生进行床位预约到患者成功入院的整个流程都在系统登记记录。门诊医生在诊疗过程中，利用门急诊系统为患者申请入院预约，登记预约成功后，该患者的预约记录在床位预约系统显示。全院候床患者信息均在系统内，医院管理人员可直接知晓各科室候床状况、候床人数、科室床位需求等管理信息。

二 "全院一张床"的创新整合与实施效果

基于对床位管理需求的深入研究与分析，清远市人民医院将与入院服务相关的医疗工作流程通过信息化的技术整合，搭建床位管理信息系统。床位预约系统的设计需要与多个信息系统对接，包括门诊医生工作站、收费系统、住院护士站、住院医生工作站、移动护理文书等。系统功能集登记预约、取消预约、资料查询、床位查询、入院占床、跨科调配、报表统计于一体，一站式便捷操作。

1. 系统改造与整合

（1）门急诊系统改造

床位预约作为门诊和住院部的中间环节，很多数据来自门诊和住院部，门诊系统与医院信息系统（HIS）对接，主要分享床位信息、病人基本信息和预约信息。床位预约的患者信息来源于医生门诊工作站，门急诊系统数据与诊疗卡数据库对接，自动默认患者个人资料，由门诊医生通过门诊工作站，为有需要进行住院治疗的患者提供预约，将登记的信息导入床位管理系统中。

（2）住院收费系统改造

住院收费系统增加了预约系统患者导入功能，通过该功能可以了解到经床位管理系统占床入院的患者信息，收费员可以快速调用患者登记的资料，无须重复录入，核对无误后为患者办理入院。随后，病区护士站系统实时新增待接收患者资料，病人即可到达住院科室接受病区安排。

（3）住院病历系统改造

病历 EMR 改造主要针对跨科收治患者的数据进行改造，专科医生在无须跨科登录系统的情况下，可处理医嘱并书写病历。跨科调配病人由收治专科医生进行诊查治疗，却由占床科室护士进行护理，调配病人同样可能需要转科、临转等，因此系统设计时需尽量细化患者借床后的状态，同时对接住院系统的重要接口需要确保获取到的患者科室正确，避免患者所属科室错乱而影响到患者的诊查治疗。

（4）搭建床位管理信息系统

床位管理信息系统版面实时更新全院各科室的床位情况，例如空床数量、出院数量、床位类型、所属房号等一目了然。床位管理中心需与首诊医生互通的病情状况，例如，医生根据患者病情选择的收治范围，医生根据患者病情选择是否优先收治，是否重症监护，是否指定入院日期等，床位调配员需向首诊医生获取的信息，通过系统就可获得，体现信息化沟通的效果。

2. 实施效果与效益

（1）提质增效——患者不动信息动

门诊患者在医生诊间完成预约，无须移步至住院科室，在门诊中区的床位管理中心前台即可确认床位情况。床位管理系统实时更新查询预约的患者信息，每新增一个预约患者，预约信息瞬间对接传送，预约系统实时显示患者预约资料。

可查询当前所有住院病区空床数，各个床位的明细状态，确认患者可否当天入院。若无床可用，床位管理中心人员进一步核实患者的联系方式，新增登记家属电话号码、家庭住址等信息，并根据诊断、病情、登记时间、预约要求等告知患者等候排名序号，完成资料确认。患者只需在门诊取药治疗并回家等待床位管理中心致电通知入院。

床位管理中心为入院患者占床后，患者即可凭手机短信或诊疗卡、ID 号

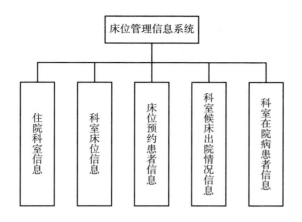

图1 床位管理信息系统对接

资料来源：清远市人民医院。

等前往收费处办理入院手续。据统计，收费员在办理入院手续过程中，通过系统办理占床的患者比通过手工录入资料办理占床的患者可节省0.5分钟操作时间。2018年，需候床科室32个，通过系统预约31526人次，经预约系统入院患者26130人次，为收费处节省工时约13065分钟（217.75小时）。

（2）资源共享——信息技术落实跨科调配

跨科调配是指属于某专科治疗的病人因本科室无空床而占用其他科室床位，但仍由原科室医生治疗，由病床所属科室护理的行为。跨科收治病人以地域相邻、专业相近为依据，但在特殊情况下床位调配可跨片进行，实现床位资源的相互利用。从安全的角度考虑，危重病人不纳入床位调配对象。调配床位前须征得病人同意，使他们理解和配合，避免患者对医院的做法产生误解而引起不必要的医疗纠纷。此外，根据科室患者来源特点，对床位做出更合理、科学的调度。跨科收治还减少了以往加床带来的安全隐患，为病人创造优越的住院环境。

自2018年至2019年7月，医院共跨科调配患者3200人次。跨科患者的医疗费用归属，由联合运营管理科、信息科，通过成本测算等划拨，

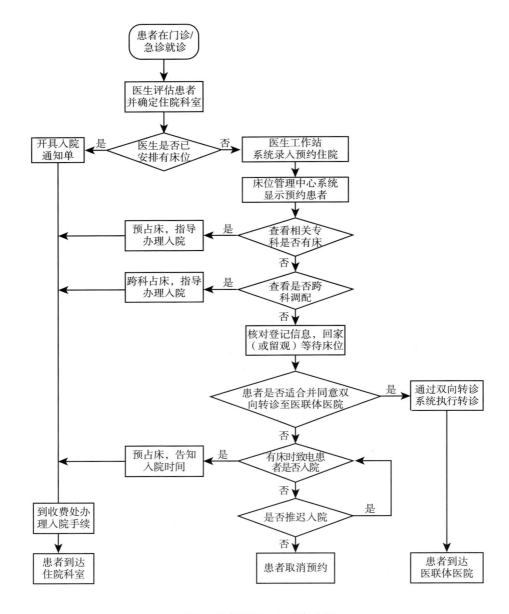

图2 患者预约、入院全流程

资料来源：清远市人民医院。

通过信息系统实现跨科借床病人经济数核算，护理收益与医疗收益分别归属相应团队，充分体现多劳多得并调动员工工作积极性。

（3）一目了然——全院床位实时动态监管

床位管理信息化可通过系统对全院床位实时掌控。明天出院人数是指在住院病区医生计划患者明天出院的情况下，住院医生站开具"明日出院"医嘱，系统自动汇总明日出院人数。床位管理中心人员根据预出院人数对床位进行安排，统筹预入院名单，选择可入院的患者时，需参考的多项内容可以列表显示，包括患者来源（门/急诊/医联体双向转诊）、诊断、是否优先、收治范围、预约日期、特殊要求等，一目了然地挑选可安排入院的患者。对科室闲置床位的及时使用，可有效杜绝科室浪费资源。2017 年清远市人民医院空置床日数 27705 天，2018 年空置床日数 6710 天，有效缩减 20995 天空置床日数。

动态生成统计报表，包括预约人数、入院人数、取消人数、调配人数等，管理人员可依据统计数据分析各科室预约率、调配率等运营情况，为日后做床位资源调控打好基础。

（4）紧密相连——基层医联体系远程预约

床位预约系统对医联体双向转诊的促进起到重要作用。2015 年国务院明确要求建立医联体完善双向转诊制度来改善医疗服务。清远市人民医院从 2019 年 4 月开始通过"多学科诊疗及智能远程医疗系统"将双向转诊智能信息化。医联体机构可通过电子系统申请转诊、预约床位、传送病情记录、检查检验结果等。患者家属接到入院通知再到达本院，直接免除患者家属在医院与医院之间来回奔波及复印资料的步骤。

通过以上实践证明，利用信息系统实施床位统一管理后，清远市人民医院优化了服务流程，改善了服务环境，提升了服务体验。提取 2017 年与 2018 年床位使用率、平均住院日、床位周转次数的数据进行对比，床位使用率上升 3.23 个百分点（见表 1），床位周转次数上升 2.11 次（见表 2），平均住院日下降 0.15 天（见表 3），年度增加收治患者 3995 人次。

表 1　实施前后床位使用率比较

单位：天，%

时间	实际开放总床日数	实际占用总床日数	床位使用率
实施前（2017 年）	649700	621995	95.74
实施后（2018 年）	649700	642990	98.97

表 2　实施前后床位周转次数比较

时间	出院人数（人）	床位总数（个）	床位周转次数（次）
实施前（2017 年）	84350	1780	47.39
实施后（2018 年）	88117	1780	49.50

表 3　实施前后平均住院日比较

单位：天，人

时间	出院患者占用床日数	出院人数	平均住院日
实施前（2017 年）	627458	84350	7.44
实施后（2018 年）	642440	88117	7.29

资料来源：清远市人民医院。

三　总结与展望

　　管理模式及信息系统的持续创新，将使全院床位使用更加合理化和智能化，使全院床位资源的利用最大化。"全院一张床"管理模式既增强了医护人员的服务意识，又提高了医疗护理质量；既缩短了床位的周转利用周期，又减轻了患者的经济负担。从而提升患者就医满意度，获得社会效益和经济效益的双赢。

　　目前清远市人民医院关于床位预约系统信息还有两个努力方向，一是通过功能设置统筹收治原则，结合患者病情严重等级、疾病诊断 CMI、预约登记时间等，系统智能地整理出预约优先序列，通过服务器将床位预约排序信息推送给患者，患者及家属可了解预约排序的动态，并通过推送平台反馈是否按时入院,以及与床位管理中心的工作人员信息互动;二是通过系统整合改造,医院简化了患者从门诊申请入院到住院科室报到的过程,例如患者在申请入院时医生便同步开出住院所需的检验检查项目,入院登记时即可完成抽血及相应检查,缩短患者住院前期检验检查等待时间,改善患者就医体验,缩短平均住院日,提升床位周转率。

随着大数据时代的到来,大数据越来越靠近人们的日常生活,智慧医院建设及评价,通过"以评促建、以评促改"的方式将继续加速推进清远市人民医院信息化的发展,这一切也将全面带动医院在医疗质量、医疗安全、患者服务、运行效率、统计分析、管理能力等方面的发展。展望未来,智能化的飞速发展,将助力清远市人民医院向高水平医院、智慧医院及星级医院迈进。

参考文献

[1] 严谨、王少波、陈廷寅、胡建中:《大型三甲综合性医院床位预约管理系统的应用实践》,《中国数字医学》2017 年第 10 期。

[2] 沈鑫彪、周小甲、周庆利:《医院床位预约闭环管理信息系统的设计与实现》,《中国医疗设备》2016 年第 7 期。

[3] 邓立柳:《床位预约系统的设计与应用》,《中国卫生产业》2018 年第 11 期。

[4] 徐玉莲等:《预约住院患者的信息化管理》,《护理与康复》2014 年第 9 期。

[5] 朱振焱、林传洲、金光波:《应用信息系统优化床位管理》,《当代医学》2017 年第 8 期。

[6] 阎家骏、孙亚玲:《床位统一管理 跨科收治病人》,《中国医院》2010 年第 3 期。

[7] 余立慈、关月嫦、吴春英:《我院实行床位统一调配的实践与成效》,《护士进修杂志》2007 年第 1 期。

[8] 李蕾、肖海、宋斌等:《我院床位优化调整与利用效益分析》,《解放军医院管理杂志》2005 年第 1 期。

携手星级医院评价　完善质量改进体系

易　群*

摘　要： 构建完善的医院质量改进体系是新时代我国医院评审对医院的新要求，医院必须通过加强自身建设与日常监管，促进医疗质量和管理水平提升。本报告主要阐述乐山市人民医院通过开展广州艾力彼星级医院评价工作，构建了医院新质量改进体系，应用新理念，创新服务模式取得的部分成果。

关键词： 质量改进　星级医院评价　医院评价服务

乐山市人民医院是一所历史悠久的百年老院，具有深厚的文化积淀。随着国家高质量发展要求的提出，医院领导层紧跟国家政策，调整医院战略，提出了全面提升内涵质量，促进医院高质量发展的理念。全院经过长达 11 个月的持续改进，医院各项管理工作得到了大幅改善，于 2019 年 1 月被艾力彼评为五星级医院。

一　基于患者安全的质量改进体系建设

广州艾力彼星级医院评价（以下简称星级医院评价）的核心理念是患者安全与持续质量改进，质量管理体系的构建是星级医院评价对医院质量管理的必然要求，与国家卫生健康委对三级甲等综合医院建立质量管理责任体

---

* 易群，乐山市人民医院院长。

系的要求一致。医院在认证专家的建议下，成立了质改部，抽调专人组建办公室，负责推进全院医疗、护理、行政、后勤等方面的质量改进工作。

（一）质改部建立前医院质量管理存在的问题

一是缺乏完善的医院质量管理机构。医院质量管理职能主要分散在医务、护理等职能部门，没有相应的专门机构负责全院的医院安全和质量改进工作，组织、协调、监督、评价等流程缺乏连续性和系统性。

二是缺乏科学的医院质量管理流程。医院已经建立起的各个质量管理委员会与职能部门之间职责划分不明，缺乏统一协调的运行机制，质量管理没有计划性。此外，科室层面的质量管理随意性大，院科两级管理有脱节的现象，阻碍了医院质量的持续改进。

三是缺乏医院质量管理专业人才。乐山市人民医院质量管理人才培养相对滞后，在质量管理方面缺少中青年骨干和多学科人才，缺乏系统、规范、专业的质量管理培训，制约了医院医疗质量提高和可持续发展。

四是缺乏医院质量安全文化氛围。医院大部分员工质量安全意识不够，临床医技科室重技术、轻管理以及后勤行政科室对大安全的认识不足，认为质量安全是临床医护人员责任的观念普遍存在。

（二）重铸质改部下的医院质量管理体系

一是成立质改部，统筹全院质量管理工作。医院抽调专人成立质改部，将医院质量与安全管理委员会调整并入质改部，改变以往医疗护理等部门各自开展质量管理工作的情况，由质改部对医院安全和质量改进工作进行连续系统的组织、协调、监督、评价等。

二是推进质量改进与患者安全计划制订工作。质改部通过收集全院各部门的各项监测指标，在全院进行风险评估问卷调查，结合医院现状和发展要求，筛选出 20 个医院质量改进及病人安全重点改进项目，每个项目由职能部门牵头推进，定期监控和汇报。

三是建立医院内部督导组织。在工作中我们发现，单纯依靠质改部或者职能部门很难对全院每个科室起到全面的监管和指导作用，要激发医院自发性的质量改进动力，必须要调动更多的人员，充分发挥普通员工的智慧。为此，医院成立了党群、大内、大外、门技、护理、行政、后勤7个质改督导组，组建院内质改督导组成员库，开展日常督导与专项督导，与职能部门的督导工作形成联动和互补。

四是塑造科室安全管理文化。医院每周四定期举办全面质量管理及安全管理培训，开展全员安全警示教育，增强全员医疗安全意识及风险防范意识，让每一名员工都养成以质量安全为重的职业习惯；组织各部门开展QCC、CQI活动，通过多部门协作开展多种质量改进活动。通过实践，员工将患者至上的质量安全理念贯穿于医院服务全环节、全过程、全方位。

总结回顾一年多以来质改部的运行情况，事实证明质改部在推进医院内部质量改进体系建设、强化日常监管上起到了重要的作用，特别是医院内部督导组织不仅对职能部门的工作进行了补充，而且起到了监督职能部门履职的作用，同时也为医院培养了大量年轻的后备人才。

二 基于应急代码平台的服务能力提升

在认证官的指导下，根据全新的医院评价理念乐山市人民医院对各类涉医暴力、消防安全事件的统一联动处置提出了有效的解决方案，即建立院内应急代码快速响应平台。该项目于2018年底开始建设，2019年1月正式投入使用。

（一）应急代码平台建设体系涵盖的内容

第一，在全院各处新配96台具备快速拨号和录音功能的电话座机，由保卫部门提前预设快捷拨号键（M2），按动快捷拨号键即可直接接通控制中心并发起应急代码。

第二，立项新建消防广播系统。新建的消防广播系统全面覆盖院区门诊楼，第一、二、三、四、五号住院楼，做到应急播报不留死角。

第三，在前期建设完成36个"一键报警"点位的基础上，新增建设

135 个"一键报警"点位，覆盖门诊所有诊断室和所有临床科室，"一键报警"同时联动"平安医院"监控系统平台中的无线对讲子系统；通过前端一键式触发装置和后端平台自动联动推送信息和播报等功能，形成快速报警、快速传达、快速处置的一体化响应体系，完善医院应急代码响应体系。

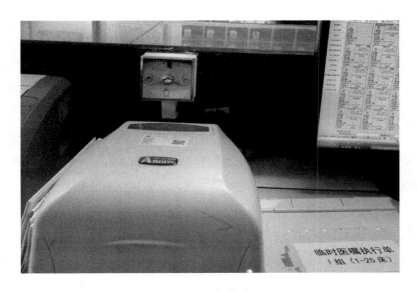

图 1　一键报警装置

资料来源：乐山市人民医院。

第四，根据工作实际，医院设置四类专用应急代码，分别是红色代码（火灾应急代码）、黑色代码（暴力事件应急代码）、黄色代码（危化品泄漏应急代码）、绿色代码（医疗事件应急代码）。并根据四类代码类型，建立"一代码一播报"的处置流程；各代码在不同播报区域有不同响应的处置规则。同时，制定代码播报操作的规范流程和应急响应分工原则，做到每一类代码、每一个代码都能得到及时准确的响应处置。

（二）应急代码平台使用培训和演练

应急代码平台在 2018 年底建设完成后，医院组织全院所有部门 1000 余名工作人员参与培训。同时，四类应急代码分别由相关负责科室及时对接，组织医院安保人员、临床医护人员、消防支队官兵和外包服务人员等参与演练，对应急代码平台的熟练操作和使用提供保障。

（三）持续完善和成效

2019 年，乐山市人民医院共进行 4 次应急代码演练，针对演练中暴露出的问题，例如控制中心播报区域模糊、操作流程不熟练、多部门应急反应协调性不足等，医院组织各部门及时改进完善。保卫部门建立每周强化培训机制，重点对控制中心值守人员进行应急代码操作和播报培训，并要求值守人员认真做好联动通报工作和代码处置记录工作；医务部门推进医疗应急事件响应流程完善工作和各医疗分区应急责任落实培训工作；后勤保障部负责危化品泄漏事件优化处置和应急物资配备工作；各部门有机协作，及时规范地做好应急代码系统性完善工作，提升应急代码及时性、有效性、实用性。

应急代码平台建成至今，乐山市人民医院的应急事件处置能力大幅提升，及时服务患者的能力也得到进一步强化，据统计，2019 年乐山市人民医院应急代码平台响应播报 10 次，其中黑色代码播报 3 次、绿色代码播报 7 次，未发生黄色、红色代码播报事件，涉及应急响应部门 10 余个，参与应急响应人员近 300 人。

在 10 次应急代码播报事件中，值守人员快速响应，均在接报后的 1 分钟内成功播报，并联动通知相关部门和人员到场处置；成功处置涉医暴力事件 3 起，紧急救助院内突发疾病或受伤患者和群众 6 人，所有涉医、安防事件均得到了有效、及时的处置，具体情况如表 1 所示。

表 1   2019 年 1～7 月应急代码播报事件

单位：次，人

月份	响应次数	涉及科室（代码分类）	现场应急人数
1 月	2	1 月 18 日儿科(黑色代码)	8
		1 月 24 日康复医学科(绿色代码)	8
2 月	2	2 月 15 日露天车场(绿色代码)	8
		2 月 18 日急诊科(黑色代码)	7

月份	响应次数	涉及科室（代码分类）	现场应急人数
4 月	3	4 月 20 日第一住院楼康复医学科（黑色代码）	5
		4 月 28 日第一住院楼 7 楼（绿色代码）	6
		4 月 29 日第五住院楼（绿色代码）	6
5 月	1	5 月 17 日学术厅外（绿色代码）	9
6 月	1	6 月 15 日第一住院楼 6 楼（绿色代码）	7
7 月	1	7 月 18 日门诊楼 3 楼（绿色代码）	8

资料来源：乐山市人民医院。

三 基于多学科协作的流程优化

乐山市人民医院是一所百年老院，院区位于白塔山上，各科室位置在最初设置上存在一定问题，比如，急诊科在山脚，而 CT 检查室设在山顶，患者就诊流程始终存在问题。医院开展星级医院评价以来，在认证官现场指导下，全院转变思维，开展多学科协作下的流程再造，取得了较好的成效。在此，以卒中患者转运为例介绍医院在认证官指导下取得的成果。

急诊科作为窗口科室，率先开展改善项目：针对交通、停车、路面标识不清的问题，乐山市人民医院在医院周边地区的主要交通要道、医院门诊急诊的入口处设置醒目的指引标志，引导患者快速到达卒中中心；而分诊护士经过系统的培训，快速识别卒中患者，并协助患者到达相应位置。

急诊科卒中中心设立卒中患者抢救专用床，可快速测量患者体重，并配有卒中抢救相关药品和设备，减少医护用物准备耗时。建立标准化、团队化的卒中专职团队，并对其进行急诊卒中筛查培训，提高急诊医生对卒中判断的准确率和及时率。

提高各科室的沟通效率，加强多学科协作是改进的重点，急诊医生诊断出卒中患者后，提前与检验科、神经内科、CT 室联系，启动各科室卒中绿色通道，检验科快速出具检验结果，神经内科专职溶栓医生带好溶栓箱提前到 CT 室等候。检验科与急诊科约定卒中专用绿色抽血管，检验科收到后 10 分钟出具结果，为溶栓提前做好准备。急诊科与后勤保障部共同开通卒中绿色通道，卒中患者悬挂危重病人转运标识和警示灯，转运电梯提前等待，减少等待时间。急诊科、神经内科和 CT 室协作，医生们在 CT 室完成检查后，确诊脑梗死的病人在急诊科护士协助下由神经内科医生为其在 CT 室溶栓处溶栓，避免转运病人浪费溶栓时间，同时 CT 室配有卒中抢救设备。溶栓后复查 CTA，监测溶栓效果，使大血管闭塞患者及时到导管室取栓。

通过多学科协作下的流程再造，乐山市人民医院首创院内不同科室医护溶栓配合，即急诊护士和神经内科医生配合溶栓。对于医院布局的缺陷，在抢救设备和人员齐全的情况下让患者在 CT 室溶栓。这样，卒中患者能根据指示牌快速到达相应位置，卒中专用抢救床在减少操作耗时的同时，还能准确测量出患者的体重，为溶栓做好准备，各相关科室根据流程和制度相互合作，减少患者等待时间，最大限度地保障患者安全。

通过医院各科室的积极努力，2019 年 5 月，乐山市人民医院被国家卫生健康委脑卒中防治工程委员会授予"高级卒中中心"称号，2019 年 12 月被授予"五星高级卒中中心"称号。

四 总结

通过广州艾力彼星级医院评价工作，乐山市人民医院的内涵质量和医疗服务水平有了显著提升，以上仅是医院在认证官帮助下的个别案例。五星级医院也仅是乐山市人民医院质量改进的新起点，乐山市人民医院将始终以病人为中心，持续改进各项工作，保障医疗安全，改善医疗服务，更好地履行社会职责和义务。

参考文献

［1］庄一强、刘庭芳主编《中国医院评价报告（2018）》，社会科学文献出版社，2018。

［2］赵正宏主编《应急救援预案编制与演练》，中国石化出版社，2019。

［3］范关荣主编《医院质量管理——制度与规程》，世界图书出版公司，2014。

他山之石 可以攻玉

艾力彼星级医院课题组*

摘　要： 广州艾力彼星级医院评价以独立客观、数据说话为核心原则，从
医院的专业化管理（M）、医疗质量与安全（Q）、患者服务与就
医体验（S）、财务管理与费用控制（F）四个方面为医院做综合
评价。本文主要结合南宁市第二人民医院、西南医科大学附属中
医医院、成都市第三人民医院、深圳市盐田区人民医院、普宁市
人民医院的星级医院评价经验，简要梳理评价过程及对医院医疗
质量和患者安全的提升情况，阐述医院持续改进的经验，从医院
的角度展示医院评审评价所带来的改善。

关键词： 质量安全　医院评价　6S 管理

用"星"防护　助力职工安全
南宁市第二人民医院

广州艾力彼星级医院评价的多项条款提到职工职业安全防护设施配备和

---

* 李建民，南宁市第二人民医院院长；梁丹燕，南宁市第二人民医院感染管理科专员；甘泳江，
南宁市第二人民医院甘泳江科长；汪莉，南宁市第二人民医院护理部主任；杨思进，西南医
科大学附属中医医院院长；汪建英，西南医科大学附属中医医院宣传部部长；李银银，西南
医科大学附属中医医院质控办负责人；代旭锋，西南医科大学附属中医医院宣传部干事；曾
昭宇，成都市第三人民医院质控部部长；陶岚，成都市第三人民医院护理部主任；郭华，成
都市第三人民医院院感部部长；周箭，成都市第三人民医院医务部主任；丁丰华，深圳市盐
田区人民医院三甲办；张鹤涛，普宁市人民医院办公室主任。

个人防护用品使用的重要性。我院通过优化医院职业防护管理架构、挖掘职业暴露大数据，有针对性地开展职业防护知识培训等综合性干预措施，有效降低职工血源性病原体职业暴露的发生率，提高职工血源性病原体职业暴露的上报率。

一　增设职业防护专业小组，推进安全文化体系建设

2018 年 11 月，根据广州艾力彼星级医院评价工作要求及医院人事变动情况，经医院研究决定调整医院感染管理委员会，在院感染管理委员会下设置 7 个专业小组，其中包括血源性病原体职业暴露防护小组。根据艾力彼星级医院评价专家提出的建议及按照血源性病原体职业暴露防护组的工作职责，该小组成立后立即召开会议，通过以下决定：一是立即对我院目前登记的职业暴露数据进行总结分析，找出职业暴露的高危人群、高风险环节等；二是开展职业暴露的现况调查，掌握职业暴露真实数据；三是根据调查结果实施行之有效的预防职业暴露的防控措施。

二　挖掘现有信息，把握防控方向

根据血源性病原体职业暴露防护小组会议的决定，小组成员对我院2016～2018 年的职业暴露登记数据进行分析，结果如下。

（一）职业暴露人数

2016～2018 年，我院感染管理科共登记的医务人员职业暴露人数为333 人（分别为 2016 年有 105 人、2017 年有 116 人、2018 年有 112 人），我院医务人员平均职业暴露率约为 5.2%（见图 1）。三年中，锐器损伤总例数为 279 例，皮肤黏膜职业暴露为 54 例，说明我院职业暴露以锐器伤为主。

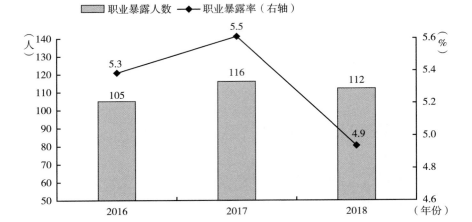

图1　2016～2018年南宁市第二人民医院职业暴露人数与暴露率

资料来源：南宁市第二人民医院。

（二）职业暴露高危人群

三年职业暴露总例数中，护士184人，医生99人，工勤人员50人（见图2）；其中护士职业暴露人数较多，占总人数的55.3%，说明我院职业暴露人群以护士为主。

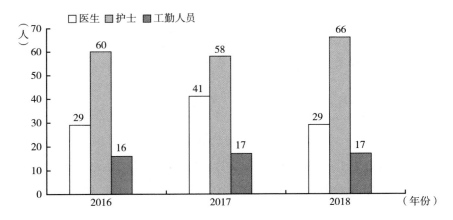

图2　2016～2018年南宁市第二人民医院各职业人群职业暴露人数

资料来源：南宁市第二人民医院。

（三）职业暴露发生的高危环节

拔针时刺伤、手术操作过程中被缝针刺伤、处理锐器物时刺伤、被不适当防治的锐器刺伤、给针头重新套上针帽时刺伤等为职业暴露发生的高危环节。

三　开展现况调研，构建高风险模型

（一）职业暴露发生率

我院通过自填问卷的形式对被调查人员进行调查，整理调查数据后，共1202 名医护人员完成调查。在 2018 年有 149 人发生过职业暴露，职业暴露发生率为 12.4%。职业暴露发生率明显低于职业暴露登记数据的结果，说明仍有部分职工在发生职业暴露后未及时上报。我院进一步对漏报情况进行分析，发现有 51 人在发生职业暴露后未上报，漏报率为 34.2%。

（二）医护人员职业暴露的危险因素分析

1. 单因素分析显示

医护人员的职业类型、性别、婚姻状态、学历及工作年限对发生职业暴露的影响无统计学意义；医护人员的职称、夜班间隔时间、日均工作时间、防护用品满意度以及是否参加年度职业防护培训均对职业暴露的影响有统计学意义；不参加年度职业防护培训的医务人员的职业暴露发生率最高，职业暴露发生率为 50.6%。

2. 二分类 Logistic 回归分析显示

经过矫正，最终确定年度职业防护培训（$OR=6.4$，$P=0.004$）、防护用品满意度（$OR=1.7$，$P=0.032$）、日均工作时间（$OR=1.5$，$P=0.042$）及夜班间隔时间（$OR=2.3$，$P<0.001$）是医护人员发生职业暴露的独立因素。

四　改进措施

根据以上调查结果，经血源性病原体职业暴露防护小组讨论，我院采取了以下措施。

（一）加强职业防护培训，规范各类锐器处理流程

我院根据实际情况，对职工开展多种形式的职业防护培训，不断提高职工职业防护意识，例如每年新入职的职工、实习护士及实习医生等必须完成院级岗前职业卫生防护培训才可以下临床；医院每年定期进行全员职业防护相关培训、鼓励报告所有事故等。

（二）制定可视化标准，规范诊疗操作流程

要求医护人员在操作医疗器具的过程中采用多种方法保护自己和其他医务人员，应在使用和操作锐器过程中执行安全的操作规程，例如减少不必要的注射、规范使用锐器盒等。

（三）减少加床，保证医务人员身心健康

血源性病原体职业暴露防护小组向医院提出建议：禁止临床科室加床，减少门诊及住院患者的输液；主要目的是减轻我院医护人员的工作负荷，保证医护人员的休息时间。经过医院各级行政部门领导讨论，最终接纳血源性职业暴露专业小组的建议。通过对比 2018 年 10 月与 2019 年 10 月同期的加床率及输液率发现，我院加床率及输液率均同比下降（见图 3、图 4）。

（四）加强医务人员职业暴露后的管理

我院感染管理科为发生职业暴露的医务人员提供"一站式"服务。医务工作者发生职业暴露后，可持职业暴露报告单至我院感染管理科，由感染管理科工作人员评估暴露风险，根据暴露风险给予免费的、适宜的检测及用

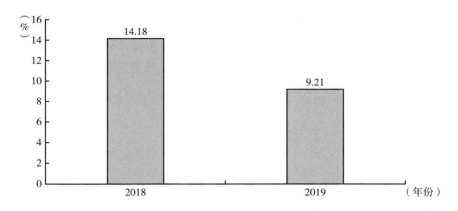

图3　2018年10月与2019年10月住院加床率比较

资料来源：南宁市第二人民医院。

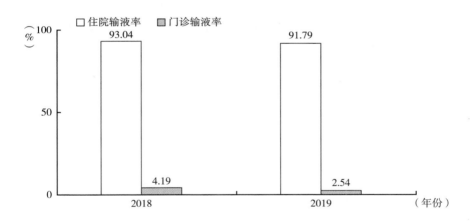

图4　2018年10月与2019年10月输液率的比较

资料来源：南宁市第二人民医院。

药；并将资料录入职业暴露信息库，以便进行定期追踪随访，保证医务人员的安全。如果职业暴露发生在周末或者节假日，可至医院总值班领取感染管理科暂存的化验单，及时进行职业暴露的评估及预防措施。所产生的费用都由感染管理科进行统计报销，不需要医务人员在各个科室来回跑动。

我院的乙肝免疫球蛋白储备在产房，评估为乙肝职业暴露后，如果医务人员乙肝抗体阴性时，则可24小时内随时取用。

　　根据艾力彼星级医院评价专家的建议，我院在急诊科设置医务人员 HIV 职业暴露评估点，在急诊药房配备 HIV 职业暴露预防药物，保障 HIV 暴露后的及时药物干预。另外，根据国家对 HIV 职业暴露的政策，医院配有专人负责联系疾控中心，为职工争取相关的补偿。

五　改进效果评价

　　2019 年 11 月，在血源性病原体职业暴露防护小组的组织下，我院对所有在院临床科室职工再次进行职业暴露问卷调查，调查其过去一年内发生的职业暴露情况。此次调查最终结果显示，经过综合干预措施后，纳入调查的1309 名医务人员中在 2019 年发生职业暴露的人员有 76 人，职业暴露发生率为 5.8%；其中有 5 人在发生职业暴露后未上报，漏报率为 6.6%，均较2018 年职业暴露发生率下降（见图5、图6）。

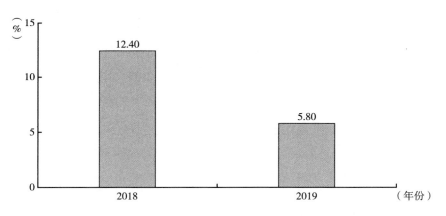

图5　2018 年与 2019 年职业暴露发生率的比较

资料来源：南宁市第二人民医院。

六　提升能力，持续改进

　　广州艾力彼星级医院评价的认证评审方式是综合性的，以点带面，把每

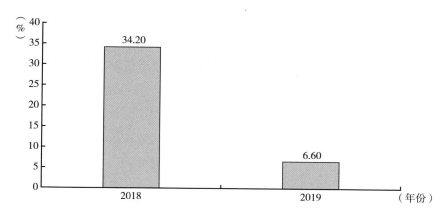

图6　2018 年与 2019 年职业暴露漏报率比较

资料来源：南宁市第二人民医院。

一个功能区域看成一个小生态，对其进行综合考评。通过此次广州艾力彼星级医院评价，我院职业暴露防控工作得到改进，真正做到用"星"防护，保障职工安全。工作的效率及质量和周围的环境息息相关，给职工家庭般的温暖，获得职工的认可，是医院"磁性文化"最宝贵的财富。

优化急诊服务　减少患者安全隐患
西南医科大学附属中医医院

2018 年 1 月 26 日，西南医科大学附属中医医院正式启动星级医院评价工作，全面从管理、质量、服务、财务模块查找问题、解决问题，以评促改。通过星级医院评价工作，医院的急救管理更加规范化、科学化和标准化，使危重患者就诊更快更好，合理引导患者按需就诊，减少患者安全隐患。

一　预检分诊方式优化

星级医院评价工作前，我院急诊科采用"四级分诊"法对患者进行分诊，对儿童的分诊和分级后的病情变化不能准确、及时地进行评估，预见性低。在专家的建议下，急诊科使用急诊危重指数（Emergency Severity Index，ESI）进行分诊，组织科室医护人员进行 ESI 分级系统学习和急诊培训，使预检分诊的准确率和速度明显提高。在 2 分钟内即可完成患者病情的初步评估，及时为患者的下一步救治提供依据。

二　急救仪器设备管理

星级医院评价前，医院对急诊仪器设备的检查、维修、保养、督导存在"形式化"问题，造成仪器设备管理的缺陷，从而严重影响急救的顺利进行。对此，医院在常规的 6S 管理基础上，根据医院具体情况采用可追踪的管理方法，建立科室急救仪器的交接班、督查及维修保养等规范的精细化管理模式。通过建立急救仪器设备维修、检查登记本，医院按照仪器设备规定的检查时间定期检查，对可走纸的仪器设备走纸后粘贴于检查登记本上，作为检查依据，进行可追溯管理。对每台仪器设备进行分类编号，以黄色地标线将仪器设备集中、分类放置，并在地标线内标注仪器设备的名称，便于科室全体人员了解仪器设备的数量。不定期进行急救仪器突发事故的安全演练，将仪器设备的管理由"形式化"转化为"制度化"，提高急救人员的工作效率及专业素养。加强仪器设备管理后，科室未发生一起仪器设备安全事故。

三　急救药品管理

医院对病区抢救药品进行检查并对药品管理工作做出整改，对抢救药品品种、基数、摆放方法进行统一，仅存放心肺复苏相关药品，并将儿童剂量换算表进行标示；对急救药品实行每班交接制，进行双人核对并签字，严格按照药品储存养护管理，对基数药品进行效期管理，每月双人查对 1 次，既提高急诊用药效率，也提高抢救成功率。

四　患者服务改进

　　缩短患者在急诊科的就诊时间，例如，加快建立静脉通道、生命体征的监测以及开检查单等服务的速度。通过情景模拟训练，增强医务人员在对危急重症患者抢救时的配合度，提升抢救效率，缩短患者在急诊科的停留时间。建立心肺复苏抢救蓝色代码应急系统，使医院工作人员能在第一时间接收信息，迅速到位处理紧急情况，提高心跳呼吸骤停患者的抢救成功率；除颤仪 24 小时充电，保证抢救需求，并对所有急诊患者的出入院时间、去向和基本情况进行记录，为急诊患者提供相关的健康教育，对于拒绝医生建议离院的患者进行风险告知，签字确认，保证患者安全。

　　患者刘某，47 岁，于 2019 年 1 月 21 日因车祸致头面部、胸部及右下肢严重创伤急诊入院，入院时面色苍白，神志不清。接诊后，预检分诊人员在 2 分钟内完成了对患者病情的初步评估，进入绿色通道，对患者立即展开救治，为患者实施生命体征监测、安置心电监护、建立静脉通道等抢救措施，并联系相关科室医生会诊，完善相关影像检查等。整个环节耗时 24 分钟，其中出诊准备耗时 3 分钟，联系会诊耗时 5 分钟，因抢救及时，患者生命体征状况维持良好，转入骨伤科进一步治疗。患者在院期间积极配合治疗，依从性高，恢复快。该患者为西南医科大学附属中医医院获得广州艾力彼星级医院评价后急诊科救治的众多患者中的一位。

　　医院不仅顺利地通过了广州艾力彼星级医院评价，而且进一步提高了医院的管理能力和服务水平，更增强了患者就医的获得感和医院的品牌能力。

协同创"星"　引领质量管理高水平发展
成都市第三人民医院

　　根据广州艾力彼星级医院评价标准，我院抓牢抓精医疗质量生命线，以国家、省、市相关政策为指导，以发现问题和解决问题为导向，不断精益求精，锐意创新，持续攻坚医院质量管理的痛点难点。

一 成都市第三人民医院质量管理的具体探索

一是健全质量管理制度，落实责任机制。广州艾力彼星级医院评价专家在初次评价中指出我院存在的缺陷：制度不健全、应急预案实用性较差。针对问题结合现代医院管理制度要求和国家三级甲等公立医院考核指标，2019年我院完成了《医院章程》编制，对全院规章制度、应急预案、岗位职责等进行持续性清理和规范，三年累计新增245个制度条款，修订143个制度条款，废止39个制度条款，以制度化、规范化方式探索出"非常规工作时间"与"常态工作时间"情况下医疗质量与安全管理的同质化路径。

二是重视质量安全，完善核心管理。对照广州艾力彼星级医院评价专家在初次评价中指出的缺陷，我院做出如下改善措施。

第一，加强安全教育，强化安全管理。定期组织法律顾问开展针对全院员工的法律法规培训和医患沟通技能培训，并对重点科室进行律师查房。

第二，加强对突发性事件等的应急预案管理。严格落实《重大医疗纠纷预警及应急处置预案》，加强对重危病人多和医疗风险度高的科室以及医疗突发性事件的医疗安全防范。

第三，重点推进专项质量与安全管理工作。在医疗技术上，我院建立了合理用药、高风险医疗技术、护理质量、临床用血合理评价等质量管理体系；在医疗管理上，建立了医院感染管理、不良事件报告、应急医疗等质量管理体系；在药品和耗材管理上，建立了处方审核质量监测指标体系，制定了中医药服务质量和安全保障制度，完善了高值耗材使用点评和异常使用预警机制等，并通过医疗质量内部公示、临床危急值报告等方式加大医院医疗质量管理制度的执行力度。

第四，强化围手术期管理。我院制定了《重大手术审批制度》《手术医师越级管理办法》等相关制度。关注术前讨论、知情同意、医患沟通、高值耗材使用等内容，加强对手术医师的授权、再授权管理。

二　具体案例分析

案例一　护理部指导 ICU 进行的鼻胃管非计划拔管持续改进

对护理质量而言，鼻胃管非计划拔管是重要的护理质量敏感指标之一。对患者而言，改善鼻胃管非计划拔管可减轻病患痛苦、避免治疗的中断和减少费用等。在广州艾力彼星级医院评价专家的初次评价中，2018 年 1~6 月全院鼻胃管非计划拔管统计中，胃肠管非计划拔管所占比例最大，26 例胃肠管非计划拔管中，ICU 占 18 例。护理部从 ICU 着手持续改进，2018 年 1~6 月 ICU 胃肠管非计划拔管率为 1.9500%，并以 2018 年上半年国家护理质量敏感指标数据平台胃肠管非计划拔管率中位数 0.6020% 为改善目标。

我院选择医疗失效模式与效应分析方法，将鼻胃管非计划拔管分为 5 个核心步骤，分别是确定主题、组建多学科团队、绘制流程图、进行危害分析、制定执行改善行动。其中，危险值（HAZ）=严重度×发生频率（当 HAZ≥8 分时，该医疗环节被认为是关键薄弱点）。通过科学的质量改进方法，2018 年 ICU 胃肠管非计划拔管率从 1.9500% 下降到 0.1047%。

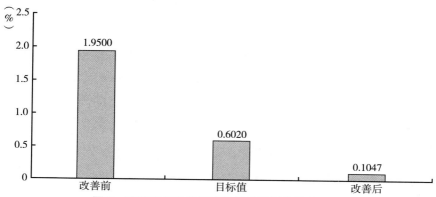

图 7　改善前与改善后胃肠管非计划拔管率比较

资料来源：成都市第三人民医院。

267

案例二　院感部管理 MDT，较量多重耐药菌

随着医学的发展，虽然诊疗技术水平不断提升，但是抗菌药物的大量使用，多重耐药菌已经成为威胁生命的重要原因，如何更好地加强多重耐药菌的管理？我院通过医院感染管理委员会建立多重耐药菌的项目管理——管理MDT，实现多重耐药菌的管控措施。包括以下步骤。

一是明确项目内容与目标，确定内容为多重耐药菌的管理、目标为控制多重耐药菌在院内传播、方式为多部门协同管理。

二是提高临床科室对多重耐药菌的重视程度。医院感染管理委员会将近3年全院多重耐药菌的情况进行分析，确定重点监控的多重耐药菌，为加强临床科室对多重耐药菌的重视，建立信息系统自动抓取多重耐药菌信息，形成信息系统管理界面，通过风险分析，建立多重耐药菌的预警机制，定期对数据进行评价，与抗菌药物使用相关联，建立数据分析模型，加强临床科室对抗菌药物使用以及多重耐药菌的重视程度。

三是落实多重耐药菌医院感染防控工作。通过对医院感染管理的风险评估以及构建失效模型与效应分析，确定多重耐药菌医院感染风险环节，针对重点科室进行布局流程改造，加强使用呼吸机、纤支镜的环节管理，加强病区的环境卫生管理，加强床上用品的管理，加强抗菌药物的管理，加强患者生活用品管理，加强科室设备设施的管理，全面落实多重耐药菌的防控措施。

四是科学督导与评价。医院感染管理部门分析临床科室的薄弱环节，加强周末以及节假日期间的督导，并进行调查采样，前后对比，通过采样结果、目标多重耐药菌检出率、抗菌药物使用强度等客观指标进行科学评价，并根据项目的进展情况进行分析评价，修订重点环节。

改进成效明显。新生儿病房的目标多重耐药菌检出率接近0，其他科室的目标多重耐药菌检出率呈下降趋势，并通过预警机制及时干预，大大降低了医院感染暴发的风险率。通过多部门的联合行动，大大提高医院的管理效能，对医院的可持续发展有着积极的促进作用。

星级医院评价　助力健全医院质量管理体系

深圳市盐田区人民医院

　　自 2017 年 9 月正式启动广州艾力彼星级医院评价以来，深圳市盐田区人民医院踏上了以评促建、以评促改的摘"星"之路。近一年来，我院打破传统的"保姆式、擦屁股"检查方法，推陈出新、另辟蹊径地采取以院领导带队的 A、B、C 分组督导巡查模式，带领职能科室成员分组对全院科室的规范管理、患者安全及体验、应急代码演练、质量提升工具、财务与费控系统不断进行自评与追踪，改进和督查，做好点对点衔接，面对面沟通，将持续整改工作推进到底。

　　以应急代码为例，我院根据星级医院评价标准的内容，梳理了相关应急代码的操作流程，提交给星级医院评价领导小组，在审核通过后下发至每一个科室，且跟进每一个科室的具体操作培训，要求建立组织、下发流程，做到全院人人都知晓，人人都掌握。我院加强全员培训，做好应急训练。按要求开展应急代码演练（黑色代码 9 场，红色代码 11 场，合计主导演练 20 场，参与各种应急演练 36 场）。

　　以内部暴力事件黑色代码演练为例，处置流程与步骤见表 1。

表 1　应急代码处置流程与步骤

步骤	程序	内容	备注
第一步	报警	现场护士启动一键报警（护士站桌抽屉下方）	医院指挥人员未到场时报警区域医务人员，在场最高管理人员或最高职称医生负责现场指挥和协调，确定并组织疏散人群
第二步	接警	应急指挥中心人员接到报警电话后，1 分钟内在指定区域内用标准语言进行广播（1 号楼 1 层急诊科，启动黑色应急代码）	启动应急代码广播 须重复 3 次
第三步	监控中心处置	启动黑色代码后应急指挥中心立即通知在班保安人员，并向医院应急指挥人员汇报。将监控画面调整至纠纷现场	实时掌握事态发展情况，及时向院领导汇报情况

续表

步骤	程序	内容	备注
第四步	现场处置	保安人员携带反恐器材到达现场。应急指挥人员迅速到达现场，将闹事人员带离急诊科至医院警务室或医患调解室，并向应急指挥中心报告事态发展，有必要时报警求助	应急指挥人员负责指挥安全生产，安保人员负责维持现场秩序及控制闹事人员，医务部负责调解
第五步	解除报警	根据事态发展，经医务部人员确认并通知应急指挥中心解除黑色代码	应急指挥中心在原广播区域播报黑色代码解除

资料来源：深圳市盐田区人民医院。

要全力推进黑色代码的运行，需要从具体的人、机、料、法、环等细节充分运用 PDCA 工作方法，星级医院评价领导小组成员深入医院各科室、护士站、医生办公室查看"一键报警"装置，查看病区语音播放器运行情况，查看应急指挥中心人员及设备反应速度，力争在每一个步骤中全面梳理和解决问题。医务部联合护理部统一规范报警科室人员报警启用的标准用语；安全办对应急指挥中心规范工作人员接听用语，理顺处置程序和步骤，并对全体保安的应急工作流程进行有效培训。经多方位多部门联合提升应急防暴意识，通过全面的梳理汇总，不断重复、不断演习、不断改进，如此循环往复，累计组织临床医技科室与院内义务消防队联动的黑色代码演练 32 场次，最终我院黑色代码应急处置在两个月内已成熟运用，保安救援团队最短响应时间为 1 分 30 秒。事实说明，医院的管理工作只要肯下决心，只要敢下功夫，将逐项工作落到实处，医疗服务质量的目标也将逐步实现。

我们坚持以务实求进的精神，严格对照《星级医院标准》对医院管理、医疗、护理、药事、后勤保障等各项工作进行全面多次自查；采取病人追踪、系统追踪法对医院的专业化精细管理、医疗质量和患者安全、优质服务与就医体验、财务与费控等方面进行了全方位、立体化、严格细致的自纠自查和及时整改。

历经一年的持续整改，我院医院管理制度和体系的建设、制度流程的规范性、学科建设的科学性和医疗质量都得到了很大提升；从后勤保障管理、医疗设备、高危药品监控、医院感染控制，尤其从医疗护理流程管理上全方位提高了员工的安全意识并规范了员工的安全行为，也更加有效地保障和提高患者的安全，为实现我院创建三级甲等综合医院的愿景迈出了坚实一步。我们将不负重托、不辱使命，秉承创建五星级医院的精髓思想，将现代化医院的管理模式继续推进。

医院评价促发展　创新驱动谱新篇
普宁市人民医院

2017 年 7 月，医院决定开展星级医院评价，对照《星级医院标准》逐条梳理，细化责任，分层次、按步骤进行整改落实，对存在的问题进行逐条整改，为百姓提供了优质的星级医疗服务。

一　加强制度改革，创新管理理念

为获得最佳的资源配置和最好的经营效益，医院领导班子结合《星级医院标准》，强化医院管理、提高医疗服务质量。进一步规范医院文件管理系统，完善制度流程，各类制度、流程及医疗护理文书统一格式、统一编码，方便存档和查阅。

二　加强细节管理，增强病人就医获得感

星级医院评价的一项重点内容就是注重细节管理。开展星级医院评价以来，医院严格对照 6S 管理标准，逐条落实，从小处着手，以处处体现规范有序为目标，营造整洁规范有序的医疗环境。具体而言，一是升级全院的标识导引系统，使全院所有的标识导引清晰易懂，一目了然，方便病人就医；二是规范科室和病房管理，所有物件均严格按要求有序摆放，摆放位置均划定范围，所有物品均贴上标签，既整洁有序，又方便取用；三是实施"厕

所革命"，全面升级改造全院的厕所，例如，在病区的所有厕所均安装扶手及防滑地垫、求助铃、助力扶手、限重挂钩等，打造干净整洁、温馨舒适的厕所环境；四是在门诊、急诊的候诊室放置便民储物柜，设置自助饮水机等，进一步满足病人的不同需求；五是安装感应水龙头，在楼梯一侧增设扶手，为行动不便的病人提供方便等。通过采取一系列措施，不断增强病人的就医获得感，进一步提升了医院的品牌形象。

三　加强安全管理，确保安全发展

安全生产，责任重于泰山。在《星级医院标准》中，最重要的一点就是安全。没有安全，其他的工作都是徒劳。通过创建五星级医院，医院的领导更加重视安全发展，把安全管理纳入重要的议事日程，不断加强管理。

一是加强防火安全管理。坚持全院安全生产检查和日常巡查的管理制度，发现安全隐患，及时整改落实；强化消防演练和应急技能培训，提高全院员工的消防应急能力。例如对 HVA 排名靠前的风险事件和应急代码系统进行演练。同时，通过启动应急代码系统，医院能高效、有序地采取应急行动并使损失降至最低水平。

二是加强病人安全管理，包括医疗安全、护理安全，把安全管理各项措施融入各项医疗护理的管理规章制度。例如进一步规范抢救车管理，提高抢救用药及设备获得的及时性；在院内所有场所配置除颤仪，提高急救效率。

三是加强用药安全管理，不断加强合理用药管理，在确保病人用药安全的同时，也降低了用药占比。

四是加强院感安全以及医疗废物管理等。医院院感部门结合星级医院评价工作，编制并下发《普宁市人民医院感染管理核心制度》，不断加强培训，严格落实医疗消毒效果监测、院感病例监测、MDR 防控、职业暴露防控等，确保院感防护安全。通过加强安全管理，从细节处入手，确保医院的安全发展，特别是保证病人的就诊安全。据统计，2018 年，医院的医疗纠纷赔付金额仅为 12.9 万元，比 2017 年减少约 12 万元。

通过星级医院评价，医院整体水平跃上了一个新台阶，各项制度和指标均得到有效落实，有力地推动了医院的进一步发展。医院将严格对照《星级医院标准》，紧密结合国家三级公立医院绩效考核评价工作的深入开展，坚持以病人为中心，不断提高综合服务能力。

参考文献

［1］庄一强、刘庭芳主编《中国医院评价报告（2018）》，社会科学文献出版社，2018。

［2］范关荣主编《医院质量管理——制度与规程》，世界图书出版公司，2014。

［3］王得坤主编《院前急救管理与应急预案》，人民卫生出版社，2009。

［4］赵正宏主编《应急救援预案编制与演练》，中国石化出版社，2019。

［5］孔悦、王晓霞、李妮主编《医院护理管理实践》，社会科学文献出版社，2019。

附　　录

Appendix

中国医院竞争力星级医院评价标准简介

庄一强　刘先德　刘　莎*

　　艾力彼医院管理研究中心于 2015 年编制了第一版《星级医院标准》，并于 2018 年修订完成第二版，标准主要包括四个模块：专业化管理（M）、医疗质量与安全（Q）、患者服务与就医体验（S）、财务管理与费用控制（F）。艾力彼《星级医院标准》（2018 年版）于 2019 年 7 月获得 ISQua 国际医疗质量协会的国际认可证书，是中国大陆首个获得国际认可的医院评价标准。

　　为了方便医院能够对星级医院评价有更进一步的认识，我们将在本文分别简述四个板块的内容。

---

　　* 庄一强，艾力彼医院管理研究中心；刘先德，艾力彼医院管理研究中心星级医院认证专家；刘莎，艾力彼医院管理研究中心助理。

一　Management——专业化管理（M）

专业化管理模块包括六个小节，分别是有效领导、依法执业、人力资源管理、信息管理、医疗设备管理、后勤管理，共 44 条条款、275 个检查要点。本部分将主要呈现"专业化管理"模块各个小节设置依据，以"M.1.2.6 医院及职能部门领导对风险和应急管理负责"条款为例，简述专业化管理模块关注的方向（见表1）。

表1　M.1.2.6 医院及职能部门领导对风险和应急管理负责

条款编号	检查要点	设置依据
M.1.2.6 医院及职能部门领导对风险和应急管理负责	1. 医院建立有风险和应急管理管理组织体系和程序 2. 医院有开展系统风险的危害脆弱性分析（Hazard Vulnerability Analysis HVA）并对医院存在的各类风险进行评估 3. 医院有应急指挥系统组织架构图（Hospital Incident Command System，HICS），员工明白在应急处理时的角色及职责 4. 医院有应急处理计划（Emergency Operation Plan EOP） 5. 医院有基于危害脆弱性分析（HVA）结果的应急准备，如应急计划、应急代码和应急处理预案 6. 医院有针对大规模伤亡事件（每年一次）、急性传染病暴发（每年一次）、火灾等重大事件（每年两次）的演习计划，并按计划进行演练	1. 医疗风险管理和突发事件应急管理体现一个医院的管理水平，完善的应急管理体制能够帮助医院从容应对风险和事故，树立良好的品牌形象 2. 在医院管理中，职能部门缺少利用管理工具对风险和应急事件进行管理，且较难形成清晰的处理程序 3. 从制度上、流程上帮助医院对于风险和应急处理形成体系，形成规范 4. 通过培训－演练－评估要求，设置应急代码等，提升医务人员对突发事件处理应对能力，及时处理突发事件

第一章各小节内容见表2。

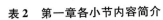

表2　第一章各小节内容简介

小节名称	内容简介	设置依据
1. 有效领导	该小节主要关注医院组织架构、服务范围、愿景和使命、医院的战略规划、院内会议决策制度、明确职能部门参与对院内医疗质量等实施监管及持续改进的责任及方法等	医院建立起一套完整的管理规范，并形成管理体系，做到任何决策、管理行为都有据可依 1. 组织架构：从院领导、职能部门到临床科室明确各自的职责范围及分工，以"链式"管理方式，加强职能部门与临床科室间的联系 2. 服务范围：医院应严格按照服务范围开诊疗活动，对于超出诊疗范围或能力的疾病应及时转诊，降低医疗风险，保障患者安全 3. 愿景和使命：是医院的宗旨，构建医院的价值体系 4. 战略规划：标准强调，医院战略规划设置应与医院发展目标、实际情况相一致，并对规划进行定期的回顾与分析 5. 会议决策制度：规范医院管理行为，做到事事有来源、有依据 6. 职能部门之间、与临床科室之间普遍存在管理效能不高的现象，星级医院评价标准的设定希望明确职能部门在诊疗过程中的角色和职责，担负起应有的监管责任，参与和促进持续改进
2. 依法执业	该小节主要关注医院的运行和管理是否符合国家、地方相关部门的法律法规和行业标准，对医院的诚信经营提出"一票否决四要素"要求	1. 明确医院的执业许可与开展的诊疗活动是否一致，诊疗项目的技术准入是否得到妥善的管理 2. 医院的诊疗行为是否以病人为中心，提供适宜的诊疗方案 3. 医院在医疗费用、宣传等方面是否建立相应的管理措施
3. 人力资源管理	该小节主要关注医院人力资源管理制度、人员配置计划、人员资质及培训、医务人员授权管理及员工职业安全	1. 医院的人力资源管理应有完整的制度，从人员配置、招聘、培训及聘用都要有明确的职责规定，例如，科室的人员需求应由使用科室根据岗位需要，将所需人员职称、工作经验等上报人事部门，再由人事部门负责完成招聘流程 2. 医院对于人员的执业资质应有明确的规定，通过制定员工岗位说明书等方式规范医务人员授权管理，特别是有技术准入的岗位，定期评估 3. 医院按照规定为员工缴纳社会保险、公积金等，保障员工权益，对高危的岗位，强调医院应有合适的职业安全防护措施，并得到有效执行

续表

小节名称	内容简介	设置依据
4. 信息管理	该小节主要关注医院信息化、信息的互联互通、病人信息保护及管理、医院文件管理	1. 通过认证标准对信息系统安全性,医院信息化程度是否满足实际需要,互联互通及整体效果,如远程会诊和移动医疗 2. 病人诊疗信息,如病例保管,应有明确的规定,保障病人隐私,同时,促进病人就医连续性 3. 统一医院书面文件管理,从制度上规范文件收发文
5. 医疗设备管理	该小节主要关注医疗设备的配置、采购、使用、维护、召回及报废,特别是生命支持类设备。关注设备的预防性维护与资产管理	1. 从制度上规范医疗设备管理程序 2. 有计划地配备设备,对设备采购进行成本效益分析 3. 规范医疗设备的使用、评价、预防性维护、时间校准、更新制度 4. 规范生命支持类设备的种类、数量、分布位置、有效使用等
6. 后勤管理	该小节主要关注医院环境安全、消防安全、公用设施管理、危化品及医疗废物管理	1. 后勤管理应有统一的流程、规范及行业标准 2. 通过"6S"管理方法改善医院环境 3. 对医院危化品、医疗废物、布草类应有书面的管理制度及明确的处理流程,避免安全事故及院感事件发生 4. 公共设施,如氧气瓶、医疗气体等的管理可有效避免不良事件发生

二 Quality & Safety——医疗质量与安全（Q）

医疗质量与安全是星级认证标准的核心内容,通过提升医疗质量可更好地保障患者安全是艾力彼星级医院评价的主要目标。该模块共包含 8 个小节,分别为医院质量改进与安全、住院诊疗管理、手术与麻醉管理、重症医学与急诊管理、医技科室管理、护理管理、药事管理及病人安全,共 124 个条款、826 个检查要点,本部分将以"Q.1.1.3 不良事件报告"条款为例,简述医疗质量与安全模块的内容（见表 3）。

表3　Q.1.1.3　不良事件报告

条款编号	检查要点	设置依据
Q.1.1.3 不良事件报告	1. 医院建立不良事件报告体系，对不良事件有明确的定义和范围界定 2. 不良事件集中报告到医院质量改进管理部门，同时报告给主管部门，主管部门能够及时收到不良事件的报告，并组织调查和分析。对认为重要的不良事件，质量改进管理部门对不良事件报告进行整体监督和协调，必要时要参与调查和分析；主管部门对不良事件的调查分析结果都有向质量改进管理部门报告 3. 不良事件报告应为质量改进优先级选择时考虑的内容 4. 医院对警讯事件（Sentinel Events）有明确定义、报告和处理程序 5. 医院对不良事件的报告采取鼓励政策，员工能积极报告，并参与调查分析和改进行动。除主观故意等因素外，原则上不针对人为因素进行惩罚。尤其是对警讯事件，原则上要从系统管理上找出根本原因，采取改进行动 6. 医院对幸免事件（Near Miss）有明确的定义，并能及时报告，有调查分析和改进行动 7. 在质量改进和病人安全计划中要包括有不良事件的报告	1. 医疗安全是医院的首要责任，对于不良事件的上报，不仅能够及时发现问题解决问题，也能够有效预防重大医疗安全事故发生。通过贯彻全面质量管理达到持续改进的目标 2. 不良事件上报管理需要贯穿"上报—处理—持续改进"整个过程，医院应建立完善的不良事件上报制度，包括不良事件级别、分类、定义、可能造成的伤害等，医务人员要进行培训，及时识别事件，按照医院既定程序处理，对警讯事件等持续开展根因分析

第二章各小节内容简介见表4。

表4　第二章各小节内容简介

小节名称	内容简介	设置依据
1. 医院质量改进与安全	该小节主要关注医疗质量持续改进、医疗风险预防评估及处理、疼痛管理、医院感染	1. 医疗质量关乎医院的发展，是医院管理的关键环节，认证标准从制度、流程、计划、监测等环节关注医疗质量，并要求有明确的责任部门对此负责 2. 通过风险管理提前识别和预防重大不良事件发生，标准中要求建立，例如快速反应小组（RRT）等，提高医院对病情变化患者的早期识别与及时处理能力 3. 疼痛评估帮助医务人员了解病人情况，安排合理的诊疗计划与镇痛措施，同时，体现了医院对病人的人文关怀 4. 通过对院感管理规范化管理减少院内感染发生

续表

小节名称	内容简介	设置依据
2. 住院诊疗管理	该小节主要关注临床科室管理、病人评估、医疗核心制度执行、病人转科或转诊、新生儿病室管理	1. 明确临床科室管理制度、责任人,职能部门应参与临床诊疗工作 2. 病人评估关系到诊疗计划及病人安全,特别关注诊疗计划的整体性、预见性与可操作性 3. 高度重视医院在执行以核心医疗制度为代表的制度、标准方面的实际效果 4. 病人收治应与医院服务范围相一致,对于超出服务范围或诊疗能力的病人,医院在转出过程中也需要进行评估,帮助做好衔接工作
3. 手术与麻醉管理	该小节主要关注手术室的建设、布局和管理,手术室人员资质,病人病情评估	1. 手术室人员资质,特别是中深度镇静人员,要有相应的执业资格和定期评估 2. 病人手术前后评估、复苏,术后治疗应有书面计划及记录 3. 手术知情同意程序与实施标准化,保障患者权利,减少医疗纠纷
4. 重症医学与急诊管理	该小节主要关注急危重症病人的处理能力与规范化,急诊分诊制度、流程、标准等的制定,院前急救、病人留观;ICU 病人准入制度、人员配置、设备配备、病人病情评估等	1. 急诊患者标准化分诊能够有效缩短病人就诊时间,急、慢分级能够提升危重病人抢救成功率,提高急诊科的系统工作效率 2. 拟定合理的 ICU 病人转入、转出标准,有效评价收治患者的适宜性及临床诊疗质量
5. 医技科室管理	该小节主要关注检验、医学影像、病理的操作制度、流程、质控、职业安全、与临床科室的沟通协调机制等,以及病案室管理	1. 医技科室的流程管理、标准化服务(如报告时间、与临床的沟通协调机制),能够充分了解临床需求,缩短检查报告时间 2. 检验、病理、放射都会涉及或是危化品,或是放射物质,或是医疗废物的问题,完善的质控、操作制度和职业安全防护是必需的 3. 病案管理及病历的质控能够有效提高病历质量和管理水平
6. 护理管理	该小节主要关注护理管理制度与程序,护理评估,人员配置,消毒供应中心的管理	1. 从制度层面规范护理从业人员的管理、培训、评价 2. 对病人的初步评估能够有效识别病情严重程度,帮助医生制订合理的诊疗计划 3. 人员资质、数量应有合理的计划 4. 消毒供应中心对物品的消毒、处理程序关系到医疗安全的基本问题

续表

小节名称	内容简介	设置依据
7. 药事管理	该小节主要关注处方审核、药品调配、发放、召回、抗菌药物使用规定，特殊药品管理，药物使用追踪及药品储存，PIVAS 的设置	1. 发挥临床药师的作用，提升用药安全 2. 抗菌药物使用合理化，特殊药品管理规范化 3. PIVAS 设置能够有效节省医院成本，同时，提高病区护士工作效率，保证静脉用药安全
8. 病人安全	该小节主要关注患者身份核对、紧急情况下医嘱和检验结果的有效沟通、不良事件评估与上报、应急代码设置	1. 医疗质量持续改进的最终目的就是保障病人安全，在具体的临床诊疗过程中，对于病人身份核对是诊疗计划实施的前提 2. 应急代码是针对紧急事件时，能够迅速调动医院人员处理，如心肺复苏应急程序，能够有效提高病人心肺复苏成功率

三　Service——患者服务与就医体验（S）

服务与就医模块包括七个小节，分别是病人服务，门诊流程管理，住院、转科、转院流程管理，病人与家属的权利，来访接待管理，就诊环境管理，病人满意度管理，共 26 条条款、172 个检查要点。本部分将以"S.5.1 落实《医院投诉管理办法（试行）》，实行'首诉负责制'"条款为例，简述患者服务与就医体验模块的关注点（见表5）。

表5　S.5.1 落实《医院投诉管理办法（试行）》，实行"首诉负责制"

条款编号	检查要点	设置依据
S.5.1 落实《医院投诉管理办法（试行）》，实行"首诉负责制"	1. 医院由统一的一个部门接受和处理来自内部、外部的投诉或建议 2. 有投诉与反馈管理制度及流程 3. 有明确的投诉与反馈处理时限并得到严格执行 4. 有完整的投诉与反馈登记，体现处理的全过程 5. 实行"首诉负责制"，科室、职能部门处置投诉的职责明确，有完善的投诉协调处置机制 6. 建立健全投诉档案，包括书面、音像资料 7. 医院建立有医疗服务质量缺陷主动调查制度，定期（每周或每月）有"神秘顾客"（如社会监督员、义工等）以患者身份体验医院服务流程，或主动向住院病人、门诊病人、周围群众主动调查医院服务病人体验情况，对病人的表扬要宣传鼓励，对病人提出的批评意见，要认真调查研究，寻求改进 8. 建立社会监督员参与制度，医院邀请社区各行各业热心群众担任医院社会监督员，定期或不定期收集社区群众对医院的反馈意见 9. 医院对社交媒体反映出来的问题和病人的就医不良体验，医院要有程序启动调查、分析和改进，培训医院员工如何正确面对各类媒体 10. 定期对投诉资料进行归类整理、分析，提出改进建议提供给相关管理部门和科室	1. 根据《进一步改善医疗服务行动计划（2018－2020年）》在全国范围内进行患者满意度调查，重视患者就医体验 2. 明确投诉机制、流程，及时的处理可改善医院病人服务，提高病人就医体验，树立优质品牌形象，打造医院知名度及美誉度

第三章各小节内容见表6。

表6　第三章各小节内容简介

小节名称	内容简介	设置依据
1. 病人服务	该小节主要关注病人隐私保护、人身及财务安全、营养需求、转运管理及健康教育	1. 重视病人权利与义务，病人信息保护体现了医院的服务文化 2. 诊疗计划中应包含饮食医嘱，提供营养支持 3. 规范病人转运机制，保障病人安全
2. 门诊流程管理	该小节关注门诊服务及流程管理	以病人为中心，减少病人的流动距离和地点，减少等待时间，方便病人并保障安全
3. 住院、转科、转院流程管理	该小节主要关注病人住院、转科、转院机制、流程、安全保障及信息传递	为病人提供适宜的诊疗技术，对于超出诊疗能力或服务范围的病人的转科、转院应从制度、流程上保障病人安全，信息传递可确保病人诊疗连续性

续表

小节名称	内容简介	设置依据
4. 病人与家属的权利	该小节主要关注病人及家属权利、对终末病人关怀、参与诊疗计划制订	1. 以病人为中心的观念要求医院摈弃过去医生主导的模式，充分尊重患者、家属权利，让其参与到诊疗计划中 2. 对终末病人的临终关怀体现医院的人文文化
5. 来访接待管理	该小节主要关注参观人员接待、医疗纠纷防范和处理	1. 医院医疗纠纷处理，及定期到满意度测评能够帮助发现、了解病人关注点和需求 2. 标识系统让病人在使用中感到方便、自然
6. 就诊环境管理	该小节关注就诊环境整洁程度、标识、私密性等	
7. 病人满意度管理	该小节主要关注病人满意度调查制度、时限、结果处理及运用	

四 Finance——财务管理与费用控制（F）

财务管理与费用控制模块是艾力彼星级医院评价标准中区别于其他认证或评审标准的特点，该模块共包括八个小节，分别是经营环境分析与战略决策、财务制度健全、财务决策规范、成本核算与管理、资产与负债管理、价格管理、社会医疗保障管理、商业医疗保险管理，共 26 个条款、138 个检查要点，本部分将以"F.3.1 有规范的经济活动决策机制"为例，简述财务管理与费用控制模块关注点。

表 7　F.3.1 有规范的经济活动决策机制

条款编号	检查要点	设置依据
F.3.1 有规范的经济活动决策机制	1. 有经济活动决策机制和程序，相关的财务人员知晓决策流程与自己的职责。例如：医院有证据显示，医院大型设备的购置、医院开设新的科室或开展新的诊疗项目、医院的改扩建、医院的其他重大投资，有财务分析和财务数据作为决策的基础；在经济活动的决策过程中，有财务人员的参与 2. 医院有证据显示，医院的财务决策有实用效果例如：财务决策为医院管理决策提供依据，项目资本的选择；财务决策医院财务风险管理提供依据，减少或避免管理决策风险；财务决策收到了预期的经济效果等 3. 对经济活动决策实行权限管理、分级负责 4. 对重大经济项目有评估分析与报告 5. 对重大经济项目实行跟踪评价，有成本效益分析	1. 财务决策应有完善的决策程序，避免财物风险 2. 对医院经济项目评估作为设备的购买、基建等项目的决策依据之一，规范医院经济活动

第四章各小节内容简介见表8。

表8 第四章各小节内容简介

小节名称	内容简介	设置依据
1. 经营环境分析与战略决策	该小节主要关注内外部经营环境	充分了解医院所处经营环境,识别和预防运营管理活动中的机遇和风险
2. 财务制度健全	该小节主要关注财务制度、人员资质、岗位设定	1. 财务管理要求有规范的管理架构、制度、流程,预算管理适合医院实际情况 2. 人员和岗位设置应符合医院财务管理需要,且对人员资质进行审核
3. 财务决策规范	该小节主要关注内部财务决策程序、成本效益分析、内部审计	财务决策做到有据可依,及时了解内部财务状况,识别和评估财务风险
4. 成本核算与管理	该小节主要关注医院成本核算与管理	成本管理要求构成清晰,核算分摊合理,杜绝浪费,提高成本效益
5. 资产与负债管理	该小节主要关注医院资产、负债管理制度、设备清查、债务评估	及时了解医院资产、负债情况,把控运营风险
6. 价格管理	主要关注物价管理、社会医疗保险及商业保险的规范性	1. 医疗服务价格应符合相关政策要求,并公示 2. 医疗保险作为主要的支付方式,关系到医保支付方、医院、病人的利益,需要保障其规范性
7. 社会医疗保障管理		
8. 商业医疗保险管理		

五　结语

艾力彼医院管理研究中心是独立的医院第三方认证机构,而星级医院评价作为第三方医院认证体系,广泛地借鉴和吸收了国内外医院认证的科学内涵,结合本机构十多年从事医院管理咨询的经验与数据,秉承"先进性与实用性平衡原则"和"质量与成本平衡原则",为我国的医院管理和变革注入新的活力。其内容具有客观性、公正性特点,标准内容紧扣国家医疗政策、医院运营和社会效益,将医院的人、财、物等制度化、标准化、规范化。截至目前已经为约100家三级、二级医院提供了服务,受到广泛好评。医疗质量与患者安全是医院管理的核心,星级医院评价以多维度视角量化评价指标,注重患者就诊体验,提高医疗质量安全,帮助医院达到以评促建的目的。

中国医院竞争力智慧医院 HIC 分级标准2020版简介

庄一强　吴庆洲　陈培钿　王文辉*

艾力彼医院管理研究中心于 2018 年编制发布 HIC 分级标准第一版，并于 2019 年升级发展为智慧医院 HIC，修订发布第二版智慧医院 HIC 分级标准，2020 年将修订正式发布智慧医院 HIC 分级标准 2020 版。

表 1　智慧医院 HIC 分级标准 2020 版

级别	智慧医院 HIC 分级标准 2020 版
8	智慧区域健康管理,医疗健康云平台信息整合 建成医疗健康云平台,区域健康信息整合、趋势分析与干预,新技术赋能医疗健康管理 医疗健康云平台信息整合,全面持续提升医疗质量安全及管理效果
7	智慧财务与运营管理,大数据驱动精细化管理 建成运营管理数据中心,全面移动化办公,全院病历无纸化,创新技术应用 全院业务系统有完善的灾难恢复体系;大数据驱动精细化管理,保障医疗质量安全、降低医疗成本、提升经济效益和科教管理服务能力
6	智慧数据治理与医疗管理,全流程医疗数据闭环管理 建成信息集成平台,医疗数据治理,高级决策支持,办公自动化整合,互联网医院,人工智能初步应用 主要业务系统有异地的灾难恢复坐标系;全流程医疗数据闭环管理,明显提升医疗质量安全、医疗服务能力和员工满意度
5	智慧医疗数据管理,全院系统相互联通,全院医疗数据共享 建成临床数据中心,医疗数据标准化管理,中级决策支持,财务一体化管理,物联网应用 核心业务系统有灾难恢复体系;全院医疗数据共享服务,提升医疗质量安全和社会效益

---

* 庄一强,艾力彼医院管理研究中心主任;吴庆洲,艾力彼医院管理研究中心智慧医院 HIC 首席顾问;陈培钿,艾力彼医院管理研究中心智慧医院 HIC 管理部总监;王文辉,艾力彼医院管理研究中心智慧医院 HIC 评价专家;

级别	智慧医院 HIC 分级标准 2020 版
4	智慧患者服务管理,院级主要系统相互联通 建立健全建设组织与沟通机制,初级决策支持,患者服务管理,移动互联应用 基本业务系统有灾难恢复体系;系统流程规范化,提升工作效率、医疗质量安全和患者体验
3	局部科室间系统相互联通 规则检查提示;有系统应急预案
2	部门内系统相互联通
1	系统有相互联通基础
0	未形成相互联通基础

智慧医院 HIC 分级标准 2020 版分为 9 级 (0~8 级),其中 0~3 级属于初级水平,4~5 级属于中级水平,6~8 级属于高级水平。智慧医院 HIC 从医院管理与业务应用、互联通与数据应用、新技术整合应用等三个维度,分成四章 27 节细化评价标准。第一章:管理与规划 (Management & Planning);第二章:质量与安全 (Quality & Safety);第三章:服务与创新 (Service & Innovation);第四章:财务与运营 (Finance & Operation),对医院的智慧医院建设进行诊断与辅导、规划点评及全面评价管理。

为了方便医院对于智慧医院 HIC 分级标准有更进一步的了解,我们将在本报告分别从初级、中级、高级等三级水平简述 9 个级别的要求。

一 初级水平

0~3 级属于初级水平,主要体现了医院基础业务系统应用从无到有,从单机版到局部科室网络联通的发展过程。此阶段医院的水平主要处于信息化基础建设阶段,不具备智慧医院形态。针对此阶段水平的医院不做现场评价授牌,智慧医院 HIC 项目主要通过现场的诊断与辅导、规划点评,结合医院阶段目标及智慧医院 HIC 分级标准要求,帮助医院全面了解所处的智慧医院建设发展阶段,为医院建设和持续改进提供依据和参考,平衡政策要求、效果目标、投入产出三者之间关系,整体提升医院建设水平。

0级：未形成相互联通基础

挂号、收费、药房、药库、检验、检查等业务未全部上线使用系统。

1级：系统有相互联通基础

挂号、收费、药房、药库、检验、检查等业务已全部上线使用系统，但尚未实现网络联通。

2级：部门内系统相互联通

挂号、收费、药房、药库、检验、检查等业务已上线系统内有统一的数据字典，通过局部网络实现内部连通。

3级：局部科室间系统相互联通

门诊处方、住院医嘱等业务已上线使用系统，系统间有统一的数据字典，能依据基础字典内容进行核对检查，有规则检查提示；有系统应急预案，满足业务开展基本需要。

二　中级水平

4~5级属于中级水平，随着医院建设组织与沟通机制的建立健全，系统逐步实现院级的相互联通、医疗数据共享。而因移动互联、物联网等技术应用深入，此阶段水平开始具备智慧医院形态。智慧医院 HIC 项目除项目现场的诊断与辅导、规划点评外，智慧医院 HIC 4 级以上加入评价授牌管理。通过"以评促建、评建结合"的方式，帮助医院营造建设氛围、加强系统应用部门与信息部门的沟通；促进医院系统质量提升、系统互联通、系统有效应用，固化管理流程制度及提高管理效果；达到智慧医院建设助力提升医院医疗质量安全和社会效益的目标。

4级：智慧患者服务管理，院级主要系统的互联通

建立健全建设组织与沟通机制，有完善的建设规划；医、护、技，人、财、物等主要业务的管理已经上线使用系统；建成以电子病历为核心的业务平台，医护技主要业务（包括处方、医嘱、检验、检查、护理、手术、治疗及费用等）在全院范围内实现数据共享；系统有规则引擎支持，可进行

简单的冲突校验，实现药品配伍、相互作用自动审核等合理用药监测、前置审方与处方点评等功能；移动互联应用，智慧患者服务体系已建立；基本业务系统有灾难恢复体系，信息安全等级保护至少达到二级水平；系统流程规范化，提升工作效率、医疗质量安全和患者体验。

5 级：智慧医疗数据管理，全院系统相互联通、全院医疗数据共享

建成临床数据中心；全院术语和字典统一标准化管理；医疗文书实现结构化改造；系统有可维护的临床路径、检验、检查、病历质控等知识库，实现基于知识库的辅助决策支持；医护技主要业务（包括处方、医嘱、检验、检查、护理、手术、治疗及费用等）实现信息集成与共享；人、财、物主要业务（包括人力资源、物资供应、固定资产、成本预算、绩效考核等）实现信息集成与共享，满足财务一体化管理要求；移动互联基础上实现物联网的院级应用，例如，智慧药房、智慧病房、智慧后勤、智慧物流等；核心业务系统有灾难恢复体系，信息安全等级保护至少达到 3 级水平；全院医疗数据共享服务，提升医疗质量安全和社会效益。

三　高级水平

6~8 级属于高级水平，信息集成平台建设及系统标准化整合，数据闭环、辅助决策支持等应用的深入，人工智能、大数据、云计算的全面应用，将智慧医院建设推向高水平发展。智慧医院 HIC 项目助力医院建设工作的持续改进，强化医院数据治理与数据应用意识；帮助医院通过大数据驱动医院精细化管理，构建医疗健康云平台实现患者医疗健康档案的全生命周期管理，提升医院区域卫生健康服务能力；最终实现全面持续提升医院医疗质量安全及管理效果的目标。

6 级：智慧数据治理与医疗管理，全流程医疗数据闭环管理

建成开放的信息集成平台，通过数据治理满足数据完整、一致、规范、严谨的管理目标，实现全院各系统的标准化整合；系统有完善的症状、体征、诊断、检验、检查、用药、手术、护理、治疗等知识库体系，实现多维

度知识库联动的辅助决策支持；用药、检验、检查、手术、输血、治疗等实现全流程信息闭环管理；建成人、财、物一体化运营管理系统，实现办公自动化整合；互联网医院有完善的在线服务体系，人工智能在影像诊断、疾病筛查、语音录入、病历质控等领域实现初步应用；主要业务系统有异地的灾难恢复体系，信息安全等级保护至少达到 3 级水平；全流程医疗数据闭环，明显提升医疗质量安全、医疗服务能力和员工满意度。

7级：智慧财务与运营管理，大数据驱动精细化管理

建成运营管理数据中心，全面移动化办公，实现临床数据与运营数据的有效整合，大数据挖掘分析为医院临床管理、运营精细化管理提供辅助决策支持；全院病历无纸化，形成患者健康档案，实现院际的互联通；创新技术，例如，5G、区块链等开始应用于医疗实践；全院业务系统有完善的灾难恢复体系；大数据驱动精细化管理，保障医疗质量安全、降低医疗成本、提升经济效益和科教管理服务能力。

8级：智慧区域健康管理，医疗健康云平台信息整合

建成医疗健康云平台，实现与区域健康信息的整合，院际医疗健康信息广泛用于临床辅助决策支持；新技术在临床医疗、健康管理、风险管控、趋势分析与干预等方面得到全面应用，实现患者医疗健康档案的全生命周期管理，助力提升区域卫生健康服务能力；医疗健康云平台信息整合，全面持续提升医疗质量安全及管理效果。

四 结语

"未来已来，慢进则退。"智慧医院建设永远在路上，智慧医院 HIC 将继续秉承广州艾力彼医院管理研究中心的发展愿景，致力于帮助医院提升智慧医院建设水平，为我国医院在第三次医院改革中注入动力，整体提升中国医院竞争力。

Abstract

Chinese Hospital Evaluation Report (*2020*) is written by Guangzhou Asclepius Management Consulting Co., LTd, Asclepius Hospital Management Research Center. Editors are Zhuang Yiqiang and Wang Xinglin. Deputy editors are Liu Jilan, Li Yongbin, Li Zhong, Liu Xiande and Wu Qingzhou. This study mainly adopts a combination of quantitative and qualitative methods. The quantitative method is mainly based on the comprehensive evaluation of data analysis and mining while the qualitative method mainly summarizes the health policy environment, market prospects and competition situation related to hospital evaluation.. The book consists of four parts, which are General Reports, Evaluation Technology Reports, Surveyors Practice Reports and Case Studies.

General Reports include one articles, which are "Hospital Evaluation Science: From The Hidden to The Visible", which mainly studies Overview of Hospital Evaluation Science, Theories and Practices of Hospital Evaluation as well as Future Trends of Hospital Evaluation.

Evaluation Technology Reports include ten articles, which are "The Mission and Connotation of Hospital Evaluation", "Principles and Objectives of Hospital Evaluation", "Types, Methods and Procedures of Hospital Evaluation", "The Current Situation and Future Development of Hospital Accreditation from International Perspective", "Review of Hospital Evaluation and Thoughts on Social Responsibility of Third Party Evaluation in China", "The Policy Environment and Development Strategy of the Construction of the Credit Evaluation System for Medical Institutions in China", "Guangzhou Asclepius' Integrity Service Evaluation Improves Hospital Competence of Risk Control", "Future Development of Smart Hospital Evaluation", "Modern Hospital Management System: Human Resource Reform and Evaluation", "The Research of Scientific Research Support System in Matured Countries and Its Enlightenment to Chinese Hospital Scientific Research Evaluation". These are to show the current situation and developments of hospital evaluation systems.

Surveyors Practice Reports include seven articles, which are "Role and Responsibility of Surveyors", "Selection, Training and Dismissal of Surveyors", "Document Review and Site Inspection by Surveyors", "German KTQ Hospital Accreditation Practice", "Significance of Tracer Methodology in Hospital Evaluation", "Chinese Standards, International Recognition: The Development and Practice of Guangzhou Asclepius Star Hospital Accreditation", "External Evaluation Boosts the Establishment of Smart Hospital: Development and Practice of Asclepius HIC".

The last part is Case Studies, which include eight articles. It shares the experience of the hospital evaluation and covers from the emergency codes, rapid response team and other aspects to show how the hospital improves healthcare quality and patient safety in the accreditation process, and demonstrates the significant improvement that the hospital evaluation brought to the hospital. .

I hope "Chinese Hospital Evaluation Report (2020)" can, through quantitative scientific analysis and theory, provide certain help for the health development of hospital evaluation in China.

Keywords: Hospital Evaluation; Hospital Evaluation Science; Hospital Accreditation; Hospital Surveyor

Contents

I General Report

Abstract: Hospital evaluation science is a discipline that studies the law of development in the practice of hospital evaluation, and is an applied discipline which is formed by refining the tools, processes and practices used in the process of hospital evaluation and which is about tools, processes and laws of hospital evaluation. This paper mainly summarizes the theory and practice of hospital evaluation science, and explores the future trend of hospital evaluation.

Keywords: Hospital Accreditology Hospital Evaluation Science; Hospital Evaluation; Hospital Evaluation System

II Evaluation Technology Reports

Abstract: This paper mainly explores the mission and connotation of hospital evaluation, analyzes the importance and continuous improvement of hospital evaluation from view of definition and importance of hospital, and aims to study the effect of hospital evaluation on the industry.

Keywords: Hospital Evaluation; Mission and Connotation; Quality and Safety

Principles and Objectives of Hospital Evaluation

Zhuang Yiqiang, Zheng Huirong / 018

Abstract: As the guarantee of effective hospital evaluation, principles and objectives are the basis and direction of hospital evaluation and the basis of ensuring the development of hospital evaluation in the right direction. This paper mainly explores the principles and goals of hospital evaluation, analyzes the internal basic elements of hospital evaluation, and discusses the correct path of hospital evaluation now and in the future.

Keywords: Hospital Evaluation; Evaluation Principle; Evaluation Objective

Types, Methods and Procedures of Hospital Evaluation

Zhuang Yiqiang, Zheng Huirong / 024

Abstract: This paper mainly explores the types, methods and procedures of hospital evaluation. From the perspective of evaluation behavior, hospital evaluation is divided into active evaluation and entrusted evaluation; from the perspective of evaluation content, hospital evaluation is divided into quality and safety standardization and evaluation, information construction and intelligent hospital evaluation, integrity service evaluation, sequential evaluation, etc. Evaluation methods are also different. From the theoretical method dimension, it can be divided into qualitative evaluation, quantitative evaluation and comprehensive evaluation; from the operational channel dimension, it can be divided into online evaluation and offline evaluation; from the practical method dimension, it can be divided into document review, on-site inspection and information method inspection.

Keywords: Evaluation Type; Evaluation Method; Evaluation Procedure

Contents ↖↘

The Current Situation and Future Development of
Hospital Accreditation from International Perspective

Zhuang Yiqiang, Liu Xiande, Zhuo Jinde, Shan Tao,

Liu Zhaoming, Cai Guanghui and Zheng Huirong / 034

Abstract: Since The Joint Commission launched hospital accreditation in the United States in 1951, many countries in the international community have successively carried out hospital accreditation programs, which greatly improved the quality of health care and patient safety. Based on the international perspective, this paper is to analyze the current status and commonalities of international hospital accreditation, and to observe the changes in the international healthcare service system, thus analyzing the development trends of hospital accreditation in the future.

Keywords: Medical Health; Hospital Accreditation; Hospital Evaluation

Review of Hospital Evaluation and Thoughts on Social
Responsibility of Third Party Evaluation in China

Ruan Xiaoming, Ke Xianzhu / 041

Abstract: This report reviews and summarizes the social responsibility orientation of hospital evaluation work in China, sorts out the problems existing in the social responsibility orientation of hospital evaluation work, analyzes the importance and necessity of hospitals to fulfill social responsibility, and proposes scientific and objective evaluation and multidimensional supervision for the effective fulfillment of hospital social responsibility. Based on the practical experience at home and abroad, this paper discusses and forecasts the social responsibility of third-party hospital evaluation in China

Keywords: Hospital Evaluation; Social Responsibility; Third-party Hospital Evaluation

The Policy Environment and Development Strategy of the Construction of the Credit Evaluation System for Medical Institutions in China
Li Yongbin / 058

Abstract: The social credit system is an important practice to promote the modernization of the governance system and governance capacity. It can play an important role in innovating the way of social governance, transforming the functions of the government, and strengthening the in-and-out supervision, so as to provide strong moral support and institutional guarantee for economic and social development. In order to meet people's needs for multi-level and diversified health services, China has gradually formed a basic pattern of coordinated development between public hospitals and private hospitals. Under the combined effect and influence of internal and external factors, the establishment of credit self-discipline and industry governance system of Chinese medical institutions is particularly important.

Keywords: Hospital Evaluation; Credit Evaluation; Medical Institution credit; Integrity Evaluation

Guangzhou Asclepius' Integrated Credit Evaluation Improves Hospital Competence of Risk Control
Zhuang Yiqiang, Xu Quanguang, Chen Zhong, Chen Feifeng, Le Liquan and Liang Yuanping / 070

Abstract: This report analyzes the significance and current situation of hospital credit system construction, highlighting the importance of third-party integrated credit evaluation. Hospital integrity provides a strong support for implementing the healthy China strategy and ensuring people's health in an all-round and full cycle. As an authoritative institution for third-party hospital evaluation, Guangzhou Asclepius will develop the integrated credit evaluation project in 2019, which is committed to improving the hospital's risk prevention and control ability and enabling the hospitals to achieve sound development.

Keywords: Credit System; Risk Control; Public Credit

Future Development of Smart Hospital Evaluation

Wu Qingzhou, Cao Xiaojun, Chen Peidian and Zhuang Yiqiang / 080

Abstract: This paper mainly introduces the development process of smart hospital and smart hospital evaluation at home and abroad, and forecasts the future of smart hospital and smart hospital evaluation.

Keywords: Smart Hospital; Smart Hospital HIC Evaluation; Hospital Evaluation

Modern Hospital Management System: Human Resource
Reform and Evaluation

Zhao Zuowei / 090

Abstract: Taking the opportunity of promoting the reform of public hospitals and establishing and improving the modern hospital management system, the Second Affiliated Hospital of Dalian Medical University (hereinafter referred to as the "Dalian Second Hospital") has made great efforts to promote the reform of personnel training, use, incentive and distribution mechanism, so as to realize the win-win situation of invigorating human resources, enhance service efficiency, reduce operating costs and improve employee satisfaction. From view of reform and evaluation of human resources, this paper explores how hospitals promote the development by management, and how to seek benefits from management through constantly optimizes the management process by improving the governance structure, reforming the personnel and salary system, etc.

Keywords: Human Resources Reform; Modern Hospital Management System; Hospital Evaluation

The Research of Scientific Research Support System in
Matured Countries and its Enlightenment to Chinese
Hospital Scientific Research Evaluation   *Lin Guiping* / 100

Abstract："Innovation is the primary driving force for development". At home and abroad, world-renowned top hospitals are all research-oriented hospitals, which drive the overall development of hospitals through medical science and technology innovation. At present, China advocates the evaluation of institutions and individuals need to prevent five only, namely "only papers, only titles, only education, only awards, only hats" and other unilateral, simple identification. In the process of constructing a new evaluation system, obtaining scientific research projects at all levels is an important reflection of institutions and individuals' ability to undertake national or provincial research tasks, which should be given a certain weight. In the application and evaluation of scientific research projects at all levels, the necessity, innovation, scientificness, feasibility and systematicness of the projects will be comprehensively considered, so that the outstanding ones can be supported. Therefore, institutions or individuals can be comprehensively evaluated based on the level, type and implementation status of high-level research tasks.

Keywords：Scientific Research Evaluation；Hospital Scientific Research Capacity；Hospital Scientific Research System

Ⅲ Surveyors Practice Reports

Role and Responsibility of Surveyors

Liu Jilan, Ren Anjie and Wang Zhimou / 120

Abstract：Surveyors play a vital role in hospital validation and accreditation programs, who are considered to be the 'walking standards'. This article describes their role requirements, contents and process of their work in China from an 'insider' perspective using the Joint Commission International (JCI) hospital accreditation and Healthcare Information and Management Systems Society (HIMSS) validation as examples. We summarize the responsibilities and abilities required of them to fulfill their role and aim to offer references for future practices.

Keywords: Surveyor; Hospital Evaluation; Surveyor Standards

Selection, Training and Dismissal of Surveyors

Liu Xiande, Liu Sha and Zhuang Yiqiang / 129

Abstract: The star accreditation program is a core business of Guangzhou Asclepius, and the Star Accreditation Standards for Hospitals also was certified by the International Society for Quality in Health Care (ISQua) in July 2019. Regarding the surveyor team, the selection, training, assessment and dismissal of surveyor is an essential part of human resources management. With reference to major accreditation and certification organizations' requirements for surveyors, as well as selection criteria for surveyors by popular evaluation organizations at home or abroad, this article illustrates the procedural mechanism of surveyor selection in the surveyor management policy of the Guangzhou Asclepius.

Keywords: Surveyor; Selecting and Training; Assessment

Document Review and Site Inspection by Surveyors   *Li Zhong* / 140

Abstract: The concept of evaluation and evaluation of medical institutions has changed. More and more attention are paid to the actual work results and service quality. It is no longer possible to meet the requirements by rushing to fill in various account information. Whether it is document review, or process interview, medical institutions are required to pay attention to daily quality control and improvement, constantly find shortcomings in actual work, and improve shortcomings. This article mainly uses document review and site inspection as examples to explain how the certification officer evaluates the relevant diagnosis and treatment process.

Keywords： Hospital Evaluation； Document Review； Site Inspection

German KTQ Hospital Accreditation Practice

Ma Liping, Wang Hua / 151

Abstract： Cooperation fuer Transparenz und Qualität im Gesundheitswesen, KTQ（hereinafter referred to as KTQ）, is one of the most influential medical institution accreditation systems in Germany and even the European Union. It is because of its "systematical, simple, reasonable, effective" characteristics. KTQ has been not only widely recognized by the German medical institutions, but also widely praised by the international medical industry. This paper mainly introduces the background, concept, organizational framework and functions of KTQ accreditation system, and expounds KTQ accreditation standards, procedures and characteristics.

Keywords： Hospital Evaluation； KTQ Accreditation； Hospital Accreditation

Significance of Tracer Methodology in Hospital Evaluation

Zhuo Jinde, Liu Zhaoming, Cai Guanghui,

Shan Tao and Zhuang Yiqiang / 169

Abstract： As a common method of hospital evaluation, tracer methodology has brought positive and far-reaching influence to the on-site hospital evaluation after more than ten years of exploration and application. Based on the practice of Guangzhou Asclepius in the accreditation of nearly one hundred star-evaluated hospitals, this paper sorts out the basic theory of tracking methodology and its application and development in hospital evaluation. At the same time, it conducts instructive exploration and thinking about how to give full play to the application value of tracking inspection in hospital evaluation based on the practice of Guangzhou Asclepius star evaluation.

Keywords: Tracer Inspection; Tracer Methodology; Hospital Evaluation

Chinese Standards, International Recognition: The Development and Practice of Guangzhou Asclepius Star Hospital Accreditation

Zhuang Yiqiang, Wang Xinglin, Liu Xiande and Zheng Huirong / 177

Abstract: Guangzhou Asclepius is a third-party hospital evaluation institution in China. In 2015, by studying the related criteria and requirements of hospital evaluation at home and abroad and combining international advanced practice and national situation, Asclepius formulated the "Star Hospital Accreditation" standard and localized the international standard. At the same time, Star Hospital Accreditation also actively keeps pace with the International advanced practice. In 2019, it won the International recognized certificate of ISQua (International Society for Quality in Health Care) that is the certification authority of the certification authority in the field of hospital evaluation, which is in line with the International standards. Since its launch, about 100 hospitals have conducted Star Hospital Accreditation This paper mainly tells the Development and Practice of Star Hospital Accreditation and reviews the development process of hospital evaluation from birth to development, from industry recognition to international recognition.

Keywords: Star Hospital Evaluation; Star Hospital Accreditation; Guangzhou Asclepius

External Evaluation Boosts the Establishment of Smart Hospital：
Development and Practice of Asclepius HIC

Wu Qingzhou，Chen Peidian，Wang Wenhui and Chen Feifeng / 184

Abstract： This paper mainly introduces the important role of smart hospital construction in the "third shuffle" of hospital development in China, and the development processes of smart hospital HIC ranking, smart hospital HIC management as well as tells the stories of conducting smart hospital HIC project.

Keywords： Smart Hospital HIC Ranking; Smart Hospital HIC Management; Smart Hospital Development

Ⅳ　Case Studies

The Story of The First Affiliated Hospital of

Xiamen University

Jiang Jie，Wang Zhanxiang，Zhuang Liangjin and Hong Yaling / 194

Abstract： The First Affiliated Hospital of Xiamen University focuses on the forefront of international medical development, combines medical reform policies and hospital management practices, dares to explore and practice, constantly improves the medical and health service system, focuses on safety, quality, efficiency and patients' medical experience, and constantly builds the core competitiveness. It attaches great importance to the construction and improvement of medical quality and safety, comprehensively implements the core system of medical quality and safety, and establishes and improves the evaluation and supervision system of medical quality and safety. This paper mainly introduces the hospital's construction achievements of standardized hospital management system under JCI (Joint Commission International) and HIMSS accreditation standards.

Keywords： Standardized Management; First Aid System; Nursing Information; Pharmacy Lean Management

Contents ⌐⟩

What Hospital Needs Which Kind of Evaluation: The

Story of Guangzhou Women and Children Medical Center

Xia Huimin, Cao Xiaojun / 210

Abstract: Over the years, Guangzhou Women and Children's Medical Center has passed the national hospital level hospital evaluation, the national hospital interconnection standardization maturity level 5 b and the national electronic medical record system application grading evaluation level 6 and other certifications, and has become one of the top 100 domestic hospital. Step by step, the hospital finally produced qualitative change from quantitative change . This paper mainly explores the road of hospital evaluation and describes the benefits brought by the evaluation to the hospital.

Keywords: Accreditation Evaluation; Informatization Construction; Smart Hospital Evaluation

"Star" Modern Logistics Center: Fine Management of

Hospital Consumables

Wang Binquan, Wang Huabiao, Jiang Zengyu and Zhu Yongmei / 217

Abstract: In recent years, the First Hospital of Shanxi Medical University has been focusing on implementing a standardized and modern hospital management system. Great efforts have been made to improve the healthcare quality, service standards and management capability as well as to implement the lean management system on all fronts. The hospital, making use of the evaluation model, has made all-around and multi-dimensional improvements in a dozen departments including the establishment of the Modern Logistics Center. SPD (Supply, Processing and Distribution) system has been applied to improve logistics service. The modern logistics system has been constructed and developed in the Equipment and Material Department and the Logistics Department so as to boost the efficiency of the supply chains of medical consumables, lower the operating costs as well as promote the high-quality and strategic development of the hospital.

Keywords: Star Hospital Evaluation; Modern Hospital Management; Supply Chain

Get "Stars" and Build "Teams": Star Accreditation
  Accelerates the Construction of the Hospital Rapid
  Response Team   *Zhang Juan* / 225

Abstract: In October 2018, Asclepius Star Hospital Accreditation experts went to the hospital for evaluation and guidance, and opened the Asclepius Five-Star Hospital Star Tour. RRT was supported by the hospital leadership as one of the emergency first-aid system and the intensive care department and was officially set up and running on April 1, 2019. A total of 246 times were operated in 6 months, involved 33 departments, the rescue success rate was 83%, 67 patients were transferred to ICU. Satisfaction is 100%. Hospital has established the hospital rapid response system (RRS) and in-hospital mobile ICU, the RRT operation mode was tested, the equipment and drug configuration was reasonable, and it was fast, efficient and solve the problem. It has been widely recognized by hospitals, patients, families and society, and has become the fastest-acting group in China.

Keywords: Asclepius Star Hospital Accreditation; RRT

Promote Construction by Evaluation and Expand the
  Connotation of Refined Management
                        Tian Kai, Gu Yunling and Zhao Linbing / 233

Abstract: Hospital management is more and more important and has attracted more and more attention of the hospitals. Luohe Central Hospital, under the help of

Asclepius star accreditation, uses existing limited resources to provide the best medical services for patients, to create a safer working environment for employees and make the concept of "Lean management" popular in the hospital, gradually completing the transition from experience management to scientific management.

Keywords: Lean Management; Quality Management; Hosipital Evaluation

Smart Hospital Construction Helps Creation and Practice of One-bed-for-the-whole-hospital Management Mode

Abstract: In order to solve the problems of "difficult to see a doctor" and "difficult to be admitted into hospital", Qingyuan People's Hospital breaks the traditional mode of bed use, optimizes the bed management system through information transformation, effectively implements the inter-department allocation, and realizes the management mode of "one bed for the whole hospital". Qingyuan People's Hospital was awarded Chinese Hospital Competitiveness Smart Hospital HIC 5 level, indicating that our hospital has reached the leading level in the field of smart medical data management. Since the implementation of information pooling beds in our hospital, we have effectively solved the problem of "one bed is difficult to find" for critical and severe patients, and made the existing bed resources to be used to the maximum extent by means of information and intelligence methods, so as to improve social benefits and further improve people's demand for medical and health resources.

Keywords: Bed Management; Inter-department Allocation; Smart Hospital HIC

Working with Star Hospitals Accreditation and Improve the Quality Improvement System

Abstract: Constructing a perfect hospital quality improvement system is a new requirement for hospitals in China in the new era. Hospitals must strengthen their own construction and daily supervision to promote the improvement of medical quality and management. This report mainly describes some of the achievements made by the People's Hospital of Leshan City through the evaluation of Chinese hospitals' competitive star hospitals, the establishment of a new hospital quality improvement system, the application of new ideas, and the innovation of service models.

Keywords: Quality Improvement; Star Hospital Evaluation; Service Improvement

The Stones of Other Mountains Can Attack Jade

Asclepius Star Hospital Research Group / 256

Abstract: The evaluation of Guangzhou Asclepius Star Accreditation is based on the core principles of independence and objectivity and data-speaking, from the hospital's professional management (M), quality and safety (Q), patient service and medical experience (S), financial management and expenses control (F) to make a comprehensive evaluation for the hospital. This article mainly combines the Star Accreditation experience of Nanning Second People's Hospital, Traditional Chinese Medicine Hospital of Southwest Medical University, Chengdu Third People's Hospital, Shenzhen Yantian District People's Hospital, Puning People's Hospital, and briefly reviews the evaluation process and medical treatment of the hospital. The improvement of quality and patient safety, expounds the continuous improvement experience of the hospital, and demonstrates the improvement brought by the hospital evaluation from the perspective of the hospital.

Keywords: Quality Safety; Hospital Evaluation; 6S Management

图书在版编目（CIP）数据

中国医院评价报告.2020：医院评价学：从隐学到
显学／庄一强，王兴琳主编．－－北京：社会科学文献
出版社，2020.7
　　ISBN 978 - 7 - 5201 - 6686 - 7

　　Ⅰ.①中…　Ⅱ.①庄…②王…　Ⅲ.①医院 - 管理 -
研究报告 - 中国 - 2020　Ⅳ.①R197.32

　　中国版本图书馆 CIP 数据核字（2020）第 082735 号

中国医院评价报告（2020）
——医院评价学：从隐学到显学

主　　编／庄一强　王兴琳
副 主 编／刘继兰　李永斌　郦　忠　刘先德　吴庆洲

出 版 人／谢寿光
组稿编辑／周　丽
责任编辑／张丽丽　徐崇阳

出　　版／社会科学文献出版社·城市和绿色发展分社（010）59367143
　　　　　　地址：北京市北三环中路甲 29 号院华龙大厦　邮编：100029
　　　　　　网址：www. ssap. com. cn
发　　行／市场营销中心（010）59367081　59367083
印　　装／天津千鹤文化传播有限公司

规　　格／开　本：787mm × 1092mm　1/16
　　　　　　印　张：20.5　字　数：306 千字
版　　次／2020 年 7 月第 1 版　2020 年 7 月第 1 次印刷
书　　号／ISBN 978 - 7 - 5201 - 6686 - 7
定　　价／128.00 元

本书如有印装质量问题，请与读者服务中心（010 - 59367028）联系

▲ 版权所有 翻印必究